张中华 编著

一本通

中医名方
验方偏方

U0247002

江苏凤凰科学技术出版社 · 南京

图书在版编目（CIP）数据

中医名方验方偏方一本通 / 张中华编著. — 南京：江苏凤凰科学技术出版社，2022.1（2025.3 重印）

ISBN 978-7-5713-2579-4

Ⅰ.①中… Ⅱ.①张… Ⅲ.①验方－汇编②土方－汇编 Ⅳ.①R289.2

中国版本图书馆CIP数据核字(2021)第253061号

中医名方验方偏方一本通

编　　　著	张中华	
责 任 编 辑	汤景清　　倪　敏	
责 任 设 计	蒋佳佳	
责 任 校 对	仲　敏	
责 任 监 制	方　晨	

出 版 发 行	江苏凤凰科学技术出版社
出版社地址	南京市湖南路 1 号 A 楼，邮编：210009
出版社网址	http://www.pspress.cn
印　　　刷	天津睿和印艺科技有限公司

开　　　本	718 mm × 1 000 mm　1 / 16
印　　　张	20
字　　　数	220 000
版　　　次	2022年1月第1版
印　　　次	2025年3月第2次印刷

标 准 书 号	ISBN 978-7-5713-2579-4
定　　　价	78.00元

前言

　　中医在我国有着悠久的历史，是我国独具特色的医学成就，被认为是我国的国粹。在中医发展壮大的过程中，出现了浩如烟海的医学典籍，如《本草纲目》《伤寒论》《千金翼方》《金匮要略》《笔花医镜》等，这些医书里不仅记载着关于疾病的各种理论、数量不等的中药材，还载有许许多多的方剂，对后世的中医学发展有着极大的影响。除了这些中医名著中记载的名方外，我国民间还流传着各种各样疗效显著的验方和偏方。

　　无论是中医名方，还是民间验方、偏方，都是古代医学大家及广大劳动人民在治疗疾病方面取得的伟大成就，它们经过长时间的实践最终成为治疗疾病的有效手段。大部分中药方剂所包含的药味数并不是太多，有些甚至只有一味药材或食材，但它们对相应的疾病却能产生良好的调治和预防作用。

　　《中医名方验方偏方一本通》是根据各类中医名著和现代医学理论而编写的一本以中医名方、民间验方和偏方治疗常见疾病的实用手册。根据具体的病症，本书分为八大章共 122 种疾病，基本涵盖了日常生活中的常见病症。本书在编写过程中，结合疾病的病因和病症表现，精心选取了许多容易操作、简单易得的名方、验方和偏方，不仅具有较强的实用性，还能发挥很好的疗效。

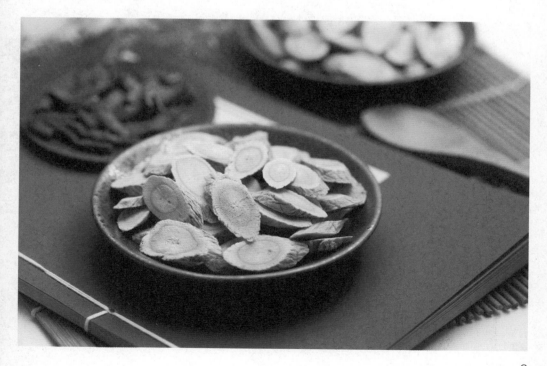

阅读导航

为了便于读者理解，我们设置了阅读导航这一栏目，对本书各个部分的功能、特色做了详细说明，以提高读者的阅读效率。

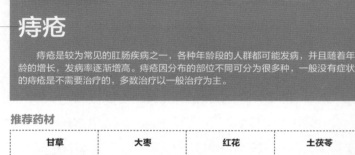

病症名称

介绍病症的基本概况。

痔疮

痔疮是较为常见的肛肠疾病之一，各种年龄段的人群都可能发病，并且随着年龄的增长，发病率逐渐增高。痔疮因分布的部位不同可分为很多种，一般没有症状的痔疮是不需要治疗的，多数治疗以一般治疗为主。

适用药材推荐

列出该病症适用的常用中药材，一目了然。

推荐药材

甘草	大枣	红花	土茯苓
防风	黄柏	苦参	花椒

疾病解读

介绍病症的病因、症状表现，以及常见的预防护理方法，让读者全面了解病症。

病因探析

中医认为，痔疮发病的原因与身体的风、湿、燥、热、气虚、血虚有关。在现代医学理论中，关于痔疮的病因有两种学说：一是静脉曲张说，二是肛垫下移说。此外，还有很多诱发因素，如便秘、长期饮酒、久坐、长期食用刺激性食物等。

症状表现

按照分布的部位，痔疮分为内痔、外痔、混合痔等，主要的症状表现为便血。内痔根据病情程度可分为四种，分别为Ⅰ度、Ⅱ度、Ⅲ度和Ⅳ度。外痔并无特殊的症状表现，一般在发生血栓或是炎症时会有肿胀、疼痛感。

预防护理

痔疮的发病率和复发率都较高，生活中要注意预防护理，主要有以下几方面：

（1）加强锻炼，增强抵抗力，促进血液循环；同时还可以自我按摩，以改善肛门的血液循环，这对痔疮的预防和调理有一定的作用。

（2）合理搭配饮食，少吃辛辣等刺激性的食物，以改善胃肠功能。

（3）便秘是诱发痔疮的原因之一，在日常生活中要注意对便秘的预防；若是有便秘症状，应及时调理。

26 中医名方验方偏方一本通

祛毒洗剂《当代中国名医高效验方1000首》

方剂组成 黄柏30克，防风、花椒、芒硝、地榆、甘草各15克。

制法用法 将所有中药材用水煎，取药汁熏洗患处，每日1~2次。

适用病症 痔疮等肛门直肠性疾病，症见便血、下坠疼痛、肛周肿胀等。

花椒

冰片樟脑液《浙江中医杂志》

方剂组成 冰片、樟脑各2克。

制法用法 将所有中药材放入容器内，倒入适量沸水，融化后趁热坐在溶液中，每次坚持30分钟，每日进行2~3次，一般坚持4~6日可治愈。

适用病症 痔疮。

枣炭散《新医药学杂志》

方剂组成 大枣90克，硫黄30克。

制法用法 将大枣和硫黄一同炒至大枣成为焦炭，然后研末，成年人用量每日3克，分3次饭前服用，一般6日为1个疗程，当便血不止时，可连续服用。

适用病症 内痔出血。

> 常用名方、验方、偏方
> 列出多种常见且实用的名方、验方和偏方，可让读者根据实际情况进行选择。

肖痔液《四川中医》

方剂组成 白矾90克，花椒、苦参各60克。

制法用法 将所有中药材用1500毫升清水煎煮，去渣后密封，上端开鸡蛋大的孔，然后趁热将肛门对着孔熏，之后再用药液洗，每次熏洗45分钟以上，每日熏洗2次，一般坚持5日左右即可。

适用病症 内外痔疮，症见出血、四周瘙痒等。

痔炎灵膏《辽宁中医杂志》

方剂组成 乌药、大黄、当归、血竭各150克，黄柏、石菖蒲、红花各75克，冰片、枯矾各50克。

制法用法 将上述中药材共研细末，过筛，加凡士林1500克调匀装瓶，高压消毒备用。局部用1:5000的高锰酸钾液坐浴后，将药膏涂敷患处，每日换药2次。

适用病症 炎性外痔、血栓性外痔。

中药档案·红花

【别名】红蓝花、刺红花。

【入药】花。

【性味】性温，味辛。

【归经】归心、肝经。

【功效】活血通经、祛瘀止痛。

【主治】经闭、难产、产后恶露不行、瘀血作痛、痈肿、跌仆损伤等症。

【禁忌】孕妇忌服。

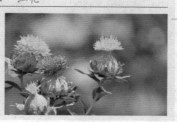

> 药材图典
> 选取一种针对该病症的常见药材，对其进行详细解读。

第一章 外科 27

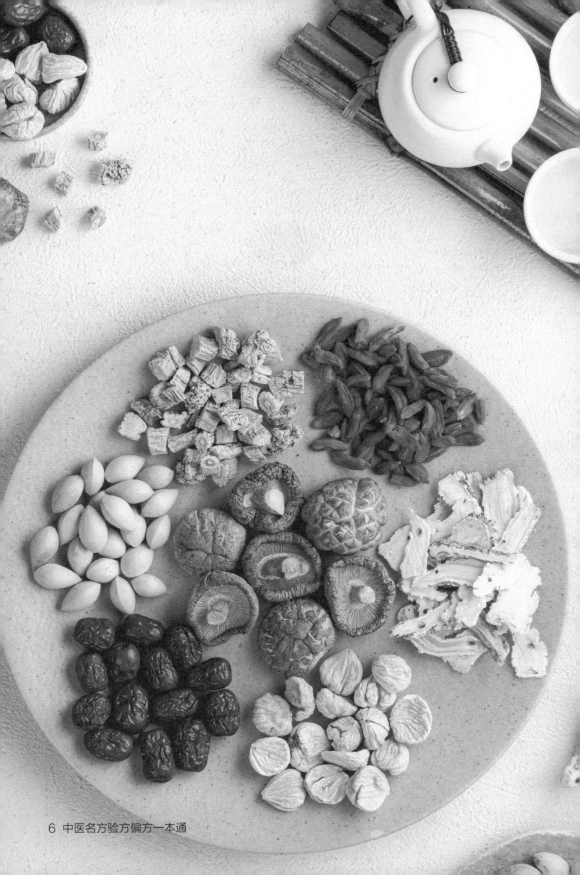

目录

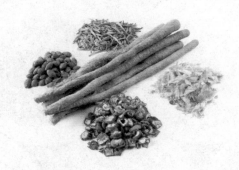

9　　中药方剂的发展历史
10　　中药方剂的组成原则
12　　中药材的鉴别与保存
14　　煎煮及服用中药材的注意事项

第一章　外科

18　　烧伤
21　　外伤性出血
24　　臁疮
26　　痔疮
28　　直肠脱垂
30　　尿路结石
32　　压疮
34　　面肌痉挛
36　　三叉神经痛

第二章　内科

40　　感冒
42　　咳嗽
45　　失眠
48　　支气管哮喘
50　　头痛
52　　眩晕
54　　肥胖症
57　　呕吐
60　　心悸
62　　腹胀
64　　腹痛
66　　腹泻
68　　便秘
70　　胃下垂
72　　呃逆
74　　噎膈

76　　绦虫病
78　　蛲虫病
80　　水肿
82　　疟疾
84　　黄疸型肝炎
86　　胆囊炎
88　　胆结石
90　　痛风
92　　麻木
94　　自汗盗汗
96　　癫痫
98　　糖尿病
100　　尿血

第三章　骨伤科

104　　腰痛
107　　颈椎病
110　　腰椎间盘突出症
112　　坐骨神经痛
114　　肩周炎
116　　足跟骨刺
119　　踝关节扭伤
122　　骨结核
125　　腱鞘炎
128　　风湿性关节炎

第四章　皮肤科

132　　白癜风
135　　瘙痒症

138　　手癣
141　　足癣
144　　头癣
146　　甲癣
148　　痱子
150　　斑秃
153　　疥疮
156　　牛皮癣
159　　痤疮
162　　黄褐斑
165　　带状疱疹
168　　丹毒

第五章　五官科

172　　牙痛
174　　牙痈
176　　龋齿
179　　口臭
182　　口疮
185　　舌痛
188　　口糜
191　　鼻炎
194　　慢性咽炎
196　　失音
198　　扁桃体炎
200　　鼻出血
202　　鼻息肉
204　　鼻窦炎
206　　麦粒肿

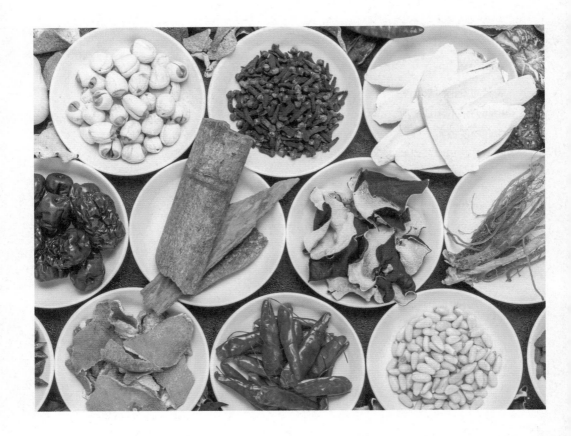

209　鼻疳
212　沙眼
214　旋耳疮
216　角膜炎
219　耳疖

第六章　妇科
224　乳腺炎
226　乳腺增生症
228　缺乳
231　回乳
234　阴道炎
236　月经不调
238　痛经
240　带下异常
242　闭经
244　子宫脱垂

246　妊娠呕吐
248　妊娠水肿
250　习惯性流产
252　先兆流产
254　产后腹痛
256　恶露不绝

第七章　男科
260　遗精
263　阳强
265　精液异常症
268　阳痿
271　前列腺炎

第八章　儿科
276　胎黄
278　百日咳

280　婴儿湿疹
282　小儿感冒
285　小儿哮喘
287　小儿厌食症
290　小儿疳积
293　小儿荨麻疹
295　小儿汗证
298　夜啼
301　遗尿症
304　流涎
306　泄泻
309　水痘
312　猩红热
314　麻疹
316　佝偻病
319　鹅口疮

中药方剂的发展历史

在世界古代医学体系中，我国的古代医学自成体系，拥有较为完整的理论系统和丰富多样的治疗手段，其中对中药的使用是我国古代医学中最为关键的部分之一，这就是中药方剂。中药方剂顾名思义就是用中药治疗疾病的药方，是由适当的中药按照一定的配伍原则、相应的剂量制定而成的剂型。在我国悠久的医学历史中，不同时期的医学大家们在实践及总结前人经验的基础上，不断找出治疗某种疾病的方剂，并将其汇集成册，这不仅丰富了我国的古代医学，也促进了我国中药方剂历史的发展。

论起中药方剂的发展，要从《五十二病方》说起，它是目前我国现存最早的方书，成书于汉代以前，里面有成熟方剂 283 方。作为著名的医学典籍，《黄帝内经》虽仅记载了 10 多个药方，但却是我国历史上最早阐述方剂组成原则及分类的综合性医学著作，由《灵枢》《素问》两部分组成，被称为"医之始祖"。之后的《神农本草经》记载药物 365 种，总结了汉代以前的药学知识和经验，为药学理论大发展奠定了初步基础。《伤寒杂病论》被称为"方书之祖"，里面记载有方剂 113 方，同时也奠定了理、法、方、药的理论基础。

两晋南北朝时期，主要的医学著作有陶弘景的《本草经集注》和雷敩的《雷公炮炙论》。其中，《雷公炮炙论》是我国第一部药物炮制学专著。到了隋唐时期，最为著名的医学著作要数《千金方》，它被誉为我国最早的临床百科全书。书中总结了唐代以前的医学成就，而且内有方剂 5000 多方，对后世影响极大。

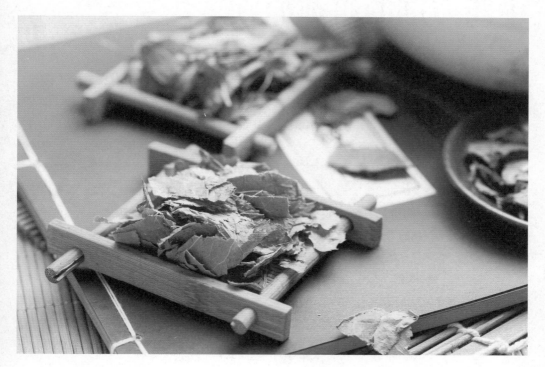

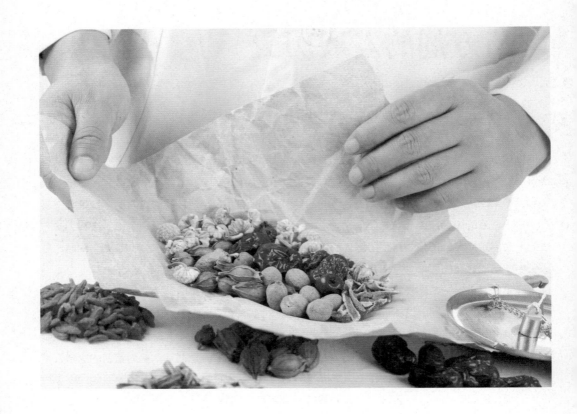

中药方剂的组成原则

　　当我们去看中医的时候，经过医生一番望闻问切之后，经常会收到一份写着各种中药材名字的药方。看着那些药材名字，总会让人发出这样的疑问：这个药方是怎样制定的呢？

　　中药方剂的搭配是一件严肃的事情，它不是把有功效的药材进行简单的混合和堆砌，毕竟药材的使用稍不注意就会引起严重后果。中药方剂的制定和组成有着严格的要求，必须遵循科学合理的搭配原则，这就是有着 2000 多年实践历史的"君、臣、佐、使"原则。"君、臣、佐、使"原则最早由《黄帝内经》提出，"主病之谓君，佐君之谓臣，应臣之谓使""君一臣二，制之小也，君一臣三佐五，制之中也，君一臣三佐九，制之

大也"。在此基础上，经过历代医学大家的完善，逐渐明确了各种药材的主从关系，在辩证立法的基础上确立了方剂的结构。

　　遵照"君、臣、佐、使"的原则，药材通过有机的搭配，首先要能够达到增强药物功效的作用，以提高治疗效果。各种药材之间根据药性形成合药，不仅能够适应病情的需要从而达到全面兼顾的目的，同时还能中和药材对人体的不利因素。这样的配方不仅使方剂中的各种药材分工明确，而且还能紧密配合，充分体现了古人在制定方剂时的智慧。在这种严格的搭配原则下，制定的方剂不仅具有较强的针对性和实用性，而且在药材匮乏的古代达到了所需药材少而精的效果。

"君、臣、佐、使"在方剂中有着各自不同的分工，其中君药在方剂中的作用最大，对病症起着主要的治疗作用。一般疾病的产生都有主要的病因，因此在一个方剂中必须有对疾病起主要治疗作用的药材，这就是主药，也即君药。犹如古代臣子对君王的辅佐，臣药在方剂中对君药的治疗效果起着增强的作用。佐药的作用比较特殊，它并不一定起到加强君药的作用，有时在一定程度上会制约君药的功效。佐药的选取有三种原则：一是辅助君药解决其他引发疾病的病因；二是起到反佐的作用，主要是指与君药同功效但性味相反的药材；三是对君药的某些不利因素进行中和，消除君药的消极影响。使药主要起到引导和调和的作用，引导君药进入发病源，同时对各种药材进行调和，以达到最佳效果。

　　在一个方剂中，决定不同药材的主从关系的关键就是药材对病症所起到的作用，并在具体病情的基础上确定药量的多少、药力的大小。"君、臣、佐、使"四种关系并不是不可或缺的，除了君药必不可少之外，在一些简单的方剂中，由于配方简单，就会出现辅助药材缺失的情况。在古代的方剂书籍中，很多方剂的组成并不是完全按照"君、臣、佐、使"进行，在实际的运用中常根据病情的特点进行调整。针对具体的病症，选择合适的药材、适当的药量，按照药材相互之间的作用进行配伍，这样形成的方剂才具有针对性和实用性，也形成了一病多方的现象。

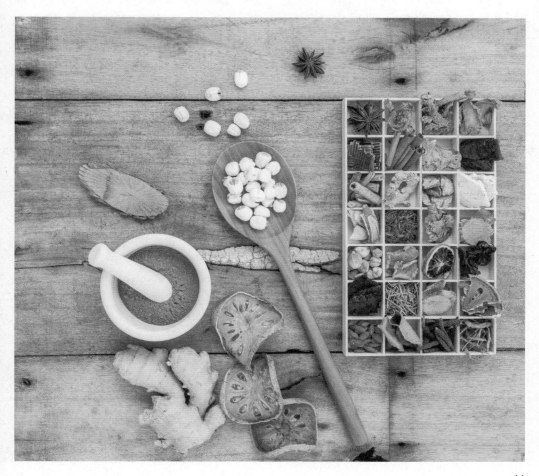

中药材的鉴别与保存

中药材的简单鉴别方法

中药材的真假以及品质的好坏直接决定着方剂在病症应用中能否发生作用以及发生作用的大小，因此对中药材的鉴别是相当必要的。中医有"望、闻、问、切"的诊断方法，中药材的鉴别也有"看、摸、闻、尝"四种方法。

看

看是鉴别中药材的第一步，观察一种中药材主要看其形状、颜色和断面。

形状： 中药材的种类很多，其形状各不相同，有的虽同属一种植物，但入药部位不同，其形状也不同，如植物药的根和叶，根一般是圆柱形或是纺锤形，而叶大多呈卷曲状。看形状能简单了解中药材的大致范畴。

颜色： 颜色是判断一种中药材品种和质量好坏的重要方面。很多中药材都有着独特的颜色，如黑色的旱莲草和偏红的红旱莲，虽然名字有些相似，但属不同科，功效也大不相同。

断面： 很多中药材的断面很有特点，其断面也成为辨识中药材品质的重要方面，如甘草的断面具有纤维性和粉性，而大黄的断面是颗粒性的，且有细孔。

摸

用手触摸中药材主要是感触其轻重、干湿和软硬。不同的中药材在这三方面大有不同，即使是同一种中药材，其干湿状况对药性也有极大的影响。

闻

闻就是闻中药材的气味。很多中药材都有着独特的气味，如薄荷的清香、白鲜皮的羊膻气。此外，很多经过煎煮的中药材也有着鲜明的气味。

尝

尝是品尝中药材的味道。中药材有五味，分别是酸、苦、甘、辛、咸，它们是中药材真实味道的反映。一种中药材的真假和品质的好坏经过仔细品尝能够很容易判断出来，如没有苦味的黄连其品质可想而知。

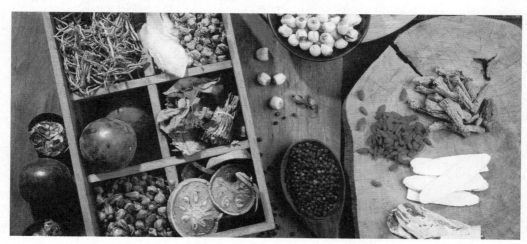

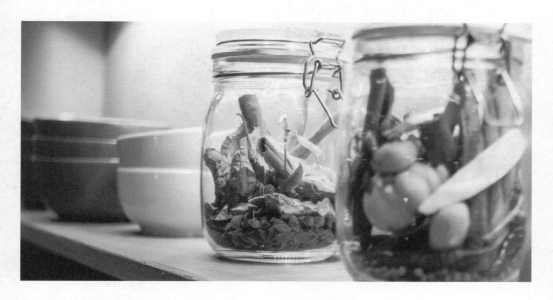

中药材的日常保存

日常生活中短期内使用不完的中药材，如果不注意保存，就会导致其产生霉变，影响中药材的品质和功效，下面是保存中药材应该注意的一些事项。

1.保持干燥

一般中药材都是干品，当水分含量超过15%时就会产生霉变，因此保存中药材时最好将其进行干化，使其水分含量保持在15%以下。

常用的干化方法有晾晒、烘烤、石灰吸湿及紫外线照射等。在对中药材进行干燥处理时，应注意药材的特性，如一些中药材不耐久晒，另一些则需要先进行蒸煮然后晾晒，还有一些干品中药材要通过石灰吸湿等方式进行保存。需要注意的是，在进行干燥操作时，要保持中药材的干净和药性的独立。

2.避光

经常看到在中医药店里摆放着一排药柜，这就是储藏中药材的地方。中药材长时间被阳光照射会导致药性发生变化，因此一般将其储藏在暗处，以避免阳光的直射。

3.低温

低温是保存食物的方法之一，也同样适用于中药材的保存。一定程度上的低温可以降低霉菌和虫类的滋生，对保存中药材的品质有很好的作用。

4.杀虫

一些中药材在保存之前要进行杀虫，如桑螵蛸、露蜂房等动物类药材可以通过蒸煮或用化学药物进行杀虫，防止在保存过程中虫卵繁衍，导致药性失效。

5.密封

将中药材装入瓶或罐后一定要进行密封，这样不仅能够防止外部虫害的进入，也能够减少药材有效成分的挥发和扩散。常用的密封容器有玻璃瓶、陶瓷罐、真空袋，还可以通过滴蜡进行封口。

6.分类

保存中药材时必须进行药材的分类，根据其特点进行分门别类，并贴上鲜明的标签，这样不易导致药材的混淆，在使用时也极为方便。

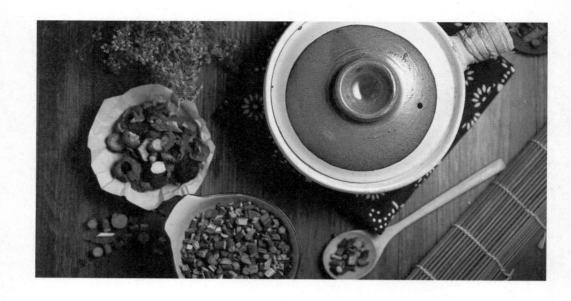

煎煮及服用中药材的注意事项

中药汤剂是中医治疗疾病的核心方法，而中药的煎煮和服用对药效的发挥有着重要的影响。若是煎煮或服用的方法不正确，不仅不能发挥药材的功效，还有可能导致相反的效果。如今，随着现代医学的发展，中药煎煮这种传统的方式在家庭中已经很少见了，因此了解煎煮和服用中药材的一些注意事项是很有必要的。

一、准备

1.工具的选取

煎煮中药材一般使用砂锅、搪瓷器皿，陶罐也行，但是不能使用金属器皿。这是为了防止在煎煮过程中金属与中药材发生某些化学反应，影响药效。

2.中药材准备

中药材一般不需要进行清洗，若是表面确有灰尘可以简单冲刷一下。在煎煮前，需要对部分中药材进行浸泡，一般用凉水浸泡30分钟左右，这样能够增加汤药的浓度。

二、煎煮

1.水量

煎煮过程中必须用到水，一般以水面高于药材2厘米为佳，当有吸水性好的药材时可以增加水量。若是方剂中有规定的用水量，可以遵照执行。

2.火候

煎煮中药材时一般遵循先大火、后小火的原则，先用大火将汤药煮沸，然后用小火熬制，以达到将中药材的药效成分尽可能溶解的效果。

3.时间

煎煮时间根据中药材而定，一般第一次煎煮在煮沸后还需继续煎30分钟左右，之后的二、三煎可以缩短10分钟。对于治疗慢性疾病的补益药，煎煮的时间较长，一般在 60 分钟左右。

4.入锅

中药材的入锅也是很有讲究的，包括药材入锅的先后顺序、单包、烊化以及冲服等情况。一般含有挥发油较多或是久煎容易降低药效的中药材常在方剂煎好前 10 分钟左右放入。此外，一些花粉性药物和附绒毛药物常用单包的方式进行煎煮。

三、服用

1.取药汁

煎煮好的药汁一般需要过滤，去掉药渣后服用，有时需要将药汁煎煮好第一遍后再继续煎煮，以收取浓汁。

2.温度

药汁的服用一般分为热服、冷服和温服，主要根据病情的需要和药材的特性决定。热服是指药汁煎好后，趁热服用，能够更好地发挥药效，常适用于寒证。冷服是将煎好的药汁放凉后服用，常适用于热证。温服是大多数药汁的服用方式，尤其是含有具有刺激性的中药材时，温服能够减轻药物的刺激，更好地发挥作用。

3.时间

服药时间根据病情和药剂量而定，一般分早、晚两次，然后根据病变的部位和性质决定是饭前还是饭后服用。一般情况下，医生会叮嘱是饭前还是饭后服用。

4.剂量

方剂的剂量一般根据病情而定，通常是每天一剂，有顿服和分服之分。顿服适用于病情较为严重者，通过较大的药量来快速发挥药效，以达到尽快治愈疾病的目的。分服适用于病情轻缓者或是慢性病症患者，通过持续的药效发挥达到调和治疗的功效。

5.服用禁忌

很多中药材与部分食物有搭配上的冲突，因此在服用中药方剂时，要注意是否有相关禁忌。同时，在服用方剂时，要避免食用生冷、辛辣以及油腻等刺激性食物。

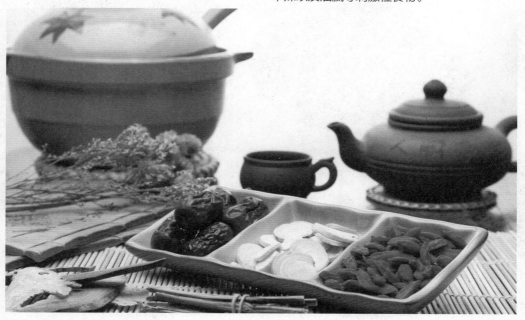

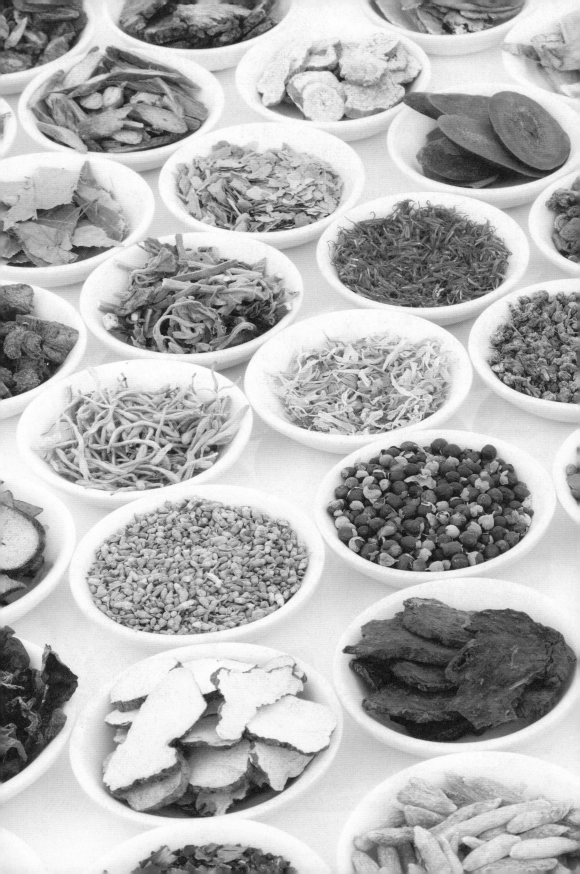

第一章

外科

明代汪机的《外科理例》中记载："以其痈疽疮疡皆见于外，故以外科名之。"古代将生于体表，肉眼能够诊察到的疾病、疾患和损伤等都归到外科的范围，治疗时常以外敷和局部手术为主。后来由于分类的逐渐细化，很多疾病脱离外科形成专科。

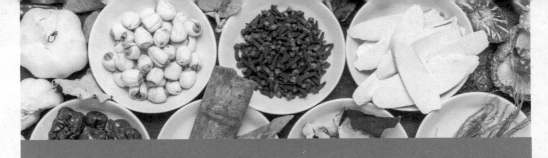

烧伤

烧伤一般是指热力所引起的皮肤或黏膜组织损坏，严重时会伤及皮下组织、肌肉、骨、关节，甚至内脏。这里的热力主要包括火焰、蒸汽及其他温度较高的液体或固体等。

推荐药材

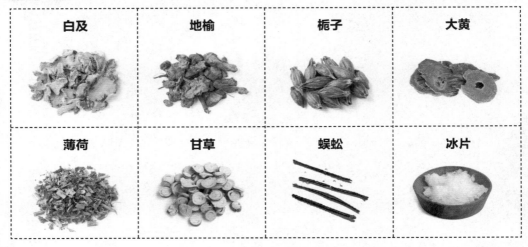

| 白及 | 地榆 | 栀子 | 大黄 |
| 薄荷 | 甘草 | 蜈蚣 | 冰片 |

病因探析

自晋代以来，许多中医著作都有对烧伤的相关论述，其中《洞天奥旨》中论述了烧伤的危害："汤烫疮……轻则害在皮肤、重则害在肌肉，尤甚者害在脏腑。"中医认为，烧伤是由热力导致气血凝滞、经络阻塞、营气不从或脏腑功能失和而产生的病症。

症状表现

关于烧伤，视具体的情况可分为 9 个等级，分别是 I 度烧伤、浅 II 度烧伤、深 II 度烧伤、III 度烧伤、IV 度烧伤、浅度烧伤、深度烧伤、中度烧伤和重度烧伤。每个等级的症状表现各

有不同。此外，烧伤还会出现其他的并发症，如休克、脓毒症、急性肾功能衰竭等。

预防护理

作为常见的创伤之一，烧伤产生的危害性极大，因此在生活中要尽量远离热力源，做好必要的防范。发生烧伤时要迅速脱离致伤源，脱去着火或沸液浸渍的衣物，消灭身上的火焰。轻微的、小面积的烧伤可以用冷水冲洗或浸泡，大面积的严重烧伤要及时到医院进行治疗。烧伤后应注意正确的护理，如注意饮食、保持烧伤创面的清洁、避免过度活动等。

烧伤粉 《实用专病专方临床大全》

方剂组成 黄连、黄柏各 120 克，生大黄、白及、艾叶茎、黑地榆、榆树皮各 100 克。

制法用法 将榆树皮烧成黑炭，然后与剩余中药材混合研末，过滤细筛后的药末即是烧伤粉；将患处清理干净，涂上适量烧伤粉，简单包扎即可。

适用病症 各种烧伤、烫伤。

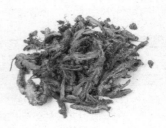

黄连

烫伤液 《四川中医》

方剂组成 冰片 3 克，鸡蛋 1 个，香油适量。

制法用法 取鸡蛋清，将冰片研末；把鸡蛋清、冰片末、香油混合均匀；将创面常规处理后，用棉签蘸取药液涂擦患处，每日 3~4 次。

适用病症 烫伤、烧伤。

狗骨头散 《土单验方选编》

方剂组成 狗骨头、猪油各适量。

制法用法 将狗骨头烧存性研末，用猪油调和后涂抹在患处。

适用病症 烧伤、烫伤。

生姜汁外敷 《新中医》

方剂组成 生姜适量。

制法用法 将生姜捣烂，取汁，用生姜汁涂擦患处，视情况确定使用次数。

适用病症 火烧伤和汤烫伤等水火类烫伤。

烫伤灵 《中医外科学》

方剂组成 四季青叶 500 克，绿茶叶 30 克。

制法用法 将以上中药材加水 2500 毫升，用小火煎成黏糊状；然后将其轻涂在患处，一直涂抹至患处不痛为止。

适用病症 Ⅰ 度烧伤、浅 Ⅱ 度烧伤。

紫黄膏 《黑龙江中医药》

方剂组成 石膏 50 克，紫草、黄柏、薄荷、大黄、栀子各 15 克，蜂蜡 150 克，豆油 500 毫升。

制法用法 将前 6 味中药材放入豆油中浸泡 24 小时，然后取出用小火炸至金黄，取出后趁热加入蜂蜡搅拌成膏状；使用时先清理创面，然后轻轻涂上药膏即可。

适用病症 烧伤。

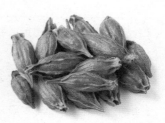

栀子

复方地榆酊 《河南中医》

方剂组成 大黄 135 克，生地榆 96 克，冰片 24 克，甘油 100 毫升，浓度为 70% 的酒精 1200 毫升。

制法用法 将大黄、生地榆在酒精中浸泡一周，滤渣取药液；把冰片、甘油与药液混合均匀装入瓶中；使用时，先将创面清洗干净，用浸泡过药液的纱布贴敷在创口上，约 4 小时后，将药液涂抹在纱布上，每日坚持 5~6 次，持续用到伤口脱痂。

适用病症 Ⅱ 度烧伤。

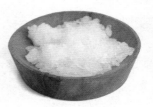

冰片

复方地柏散 《祖传秘方大全》

方剂组成 黄连、地榆各 30 克，黄柏、木通各 18 克，甘草 12 克，冰片 9 克。

制法用法 将所有中药材研末，然后用香油或鸡蛋液调和成糊状；使用时轻轻涂抹在创口上，干了即加，一日几次。

适用病症 烧伤、烫伤，若伤口有水疱，先将水疱挑破。

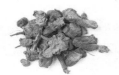

地榆

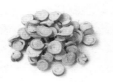

甘草

黑布膏 《新中医》

方剂组成 五倍子 500 克，蜂蜜 18 毫升，蜈蚣 1 条，黑醋 250 毫升。

制法用法 将五倍子、蜈蚣研末；然后加入蜂蜜、黑醋混合，搅拌均匀后涂抹在黑布上，包裹患处，每隔 3~5 日更换 1 次。

适用病症 烧伤后的瘢痕。

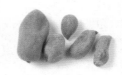

五倍子

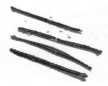

蜈蚣

中药档案·四季青

【别名】红冬青、大叶冬青、油叶树、树顶子。

【入药】叶。

【性味】性凉，味苦、涩。

【归经】归肺、大肠、膀胱经。

【功效】清热解毒、消肿祛瘀。

【主治】肺热咳嗽、烧烫伤、咽喉肿痛、热淋、痢疾、皮肤溃疡。

【禁忌】四季青在煎服时会引起恶心、缺乏食欲等症状，涂抹时会引起疼痛。

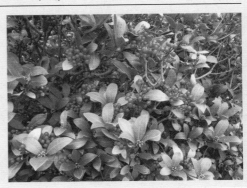

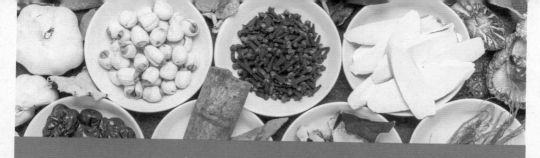

外伤性出血

外伤性出血可分为外出血和内出血。外出血简单来讲就是血液流出体外；内出血者外部皮肤没有伤口，因为血管破裂，血液流进皮肤组织和器官内等。在治疗方面，外出血的治疗相对简单，危害性较小，内出血的治疗较为困难，多数需要去医院进行及时治疗。

推荐药材

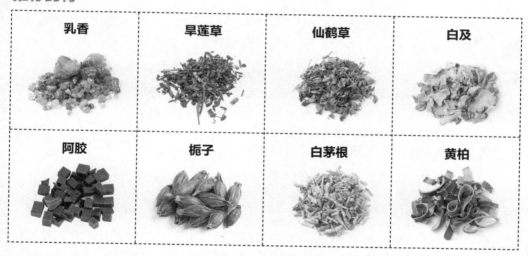

| 乳香 | 旱莲草 | 仙鹤草 | 白及 |
| 阿胶 | 栀子 | 白茅根 | 黄柏 |

病因探析

在日常生活中，外出血较为常见，割伤、刺伤、砸伤等都可能导致外出血，若伤口不大，可以进行简单的处理。内出血的原因较为复杂，因血液滞留体内，产生的危害比较大，常见的病症有脑出血、胰腺出血等。

症状表现

外出血的症状主要是皮肤破裂，血液流出体外，治疗时首先进行止血，然后进行后续处理。内出血常表现为呕血、尿血、阴道出血等，由于内出血的原因复杂、治疗较为困难，一般要去医院进行处理，多依赖于药物和手术。

预防护理

外出血的治疗最主要是进行急救止血，下面介绍两种常见的急救止血方法：

（1）加压包扎法：将消毒纱布或干净的毛巾折叠成比伤口稍大的布块，然后覆盖在伤口上，用绷带固定，松紧度以达到止血为宜，主要适用于静脉、毛细血管出血。

（2）指压止血法：此方法适用于动脉出血，用手指按压出血口的动脉处，以达到临时止血的效果，时间不宜过长，需立即送往医院治疗。

止血定痛散 《伤科大成》

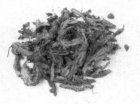

黄连

`方剂组成` 降香末、棉花炭、生大黄、陈石灰各9克，生天南星、血竭、煅龙骨各6克，蒲黄炭、黄连、儿茶各4.5克。

`制法用法` 将所有中药材研为末，每次取少许敷于患处。

`适用病症` 外伤性出血。

苏木封法 《中医简易外治法》

`方剂组成` 苏木200克。

`制法用法` 将苏木研为末，敷于患处，用纱布包好。

`适用病症` 刀伤出血、跌打损伤。

灵脂散 《中医外治法简编》

`方剂组成` 五灵脂适量。

`制法用法` 将五灵脂研为细末，敷于患处即可。

`适用病症` 外伤性出血。

松香散 《常见病单方验方选》

`方剂组成` 松香、花蕊石各6克，百草霜（即烧柴草的锅底灰）4.5克，血竭2.4克。

`制法用法` 将所有中药材一同研为细末，混匀，分2次以温开水冲服，也可将药末敷于患处。

`适用病症` 外伤流血不止。

羊蹄石灰散 《常见病单方验方选》

`方剂组成` 羊蹄叶根7份，陈石灰3份。

`制法用法` 将2种中药材捣烂晒干，研末，外敷伤口。

`适用病症` 外伤性出血。

索血散 《仙传外科集验方》

`方剂组成` 干葛、白芷、防风、肉桂、赤芍、甘草、细辛、桔梗、羌活各15克，葱、姜各适量。

`制法用法` 将所有中药材制成散，加葱、姜煎服。

`适用病症` 刀伤出血、破伤风等症。

甲珠止血粉 《常见病单方验方选》

`方剂组成` 甲珠、冰片、海螵蛸各9克，象皮6克。

`制法用法` 将象皮蒸2小时至熟，取出切片烘干，与其余中药材一同研末过筛，装瓶备用；用时取药末敷于患处即可。

`适用病症` 外伤性动脉、静脉出血等症。

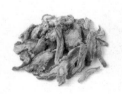

防风

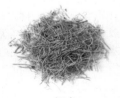

细辛

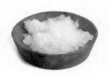

冰片

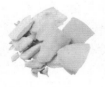

海螵蛸

止血巾 《全国中草药新医疗法展览会资料选编》

方剂组成 旱莲草、白及、刘寄奴、栀子、檵木叶各等份。

制法用法 将所有中药材混合研末，用可溶性纱巾包裹，并进行高温消毒，即是止血巾；使用时用止血巾包扎伤口即可。

适用病症 外伤性出血。

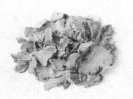

白及

三七粉封法 《中医简易外治法》

方剂组成 广三七粉、黄柏粉各 30 克。

制法用法 将 2 种中药材混合均匀，敷在伤口处，用消毒纱布包好固定。

适用病症 刀伤类出血。

煅石膏封法 《中医简易外治法》

方剂组成 煅石膏 60 克，生乳香 30 克。

制法用法 将 2 种中药材研末，轻敷患处。

适用病症 外伤出血。

军中一捻金 《永类钤方》

方剂组成 桑叶、金樱叶、嫩苎叶各 30 克。

制法用法 将所有中药材捣烂，敷于患处；也可将中药材阴干，研为末，敷于患处，用纱布包好。

适用病症 刀伤等金属器械性出血。

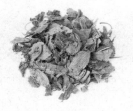

桑叶

宁血汤 《中医眼科学》

方剂组成 白茅根、仙鹤草、旱莲草、阿胶各 15 克。

制法用法 将阿胶融化；所有中药材混合加水煎服。

适用病症 撞击后的眼内出血，血灌瞳神，常见症状有头晕目眩、五心烦热、舌苔少等。

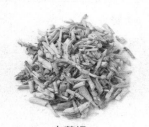

白茅根

中药档案·仙鹤草

【别名】脱力草、老牛筋。

【入药】全草。

【性味】性平，味苦、涩。

【归经】归心、肝经。

【功效】败毒抗癌、凉血止血、养伤退肿、止痢补虚。

【主治】咯血、吐血、泄泻、痢疾、疮疖痈肿、神疲乏力、面色萎黄等症。

【禁忌】非出血不止者不用。

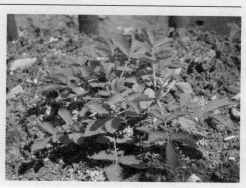

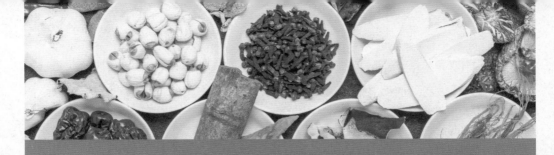

臁疮

　　臁疮是外科常见病症，俗称老烂腿，又称裤口毒、裙边疮，主要是指小腿下部的慢性溃疡，多发于小腿中下 1/3 交界处的前内外侧。病症易发于从事长期站立工作或是长期背负重物且有下肢静脉曲张者，发病前可出现皮肤干燥、瘀斑等征兆。

推荐药材

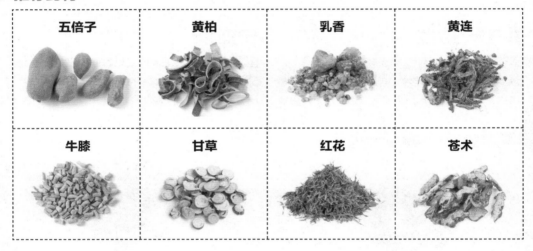

| 五倍子 | 黄柏 | 乳香 | 黄连 |
| 牛膝 | 甘草 | 红花 | 苍术 |

病因探析

　　臁疮病名首见于宋代《疮疡经验全书》。中医认为臁疮多是因久立或负重远行导致的过度劳累、气血损伤，因而产生下肢气血运行不畅、气血瘀滞引发皮肤溃烂，再加上蚊虫叮咬、湿热入侵，病情加重，经久不愈。

症状表现

　　臁疮引发皮肤溃烂，伤口形似缸口，周围皮肤色素沉着，疮面肉色灰黑，常伴有脓水。臁疮易反复发作，病程较长，痒痛难忍，严重者会蔓延至胫骨。经过治疗，若疮面肉色变红、脓水减少，则表示治疗效果良好。

预防护理

　　臁疮的预防护理应注意以下几点：

　　（1）尽量避免久站、久坐，要定时活动身体，避免血液瘀滞导致下肢静脉受损。

　　（2）下肢静脉细微、迂曲、易破损，因此在日常生活中应注意保护患肢，避免反复发作。

　　（3）加强锻炼，增加营养，提高身体的抵抗力是抵御各种病症的有效方法。

　　（4）在臁疮发生后应及时进行治疗，避免病情加重。

　　（5）除了必要的治疗，还应加强营养，多选择清淡食物，减少鱼虾等海鲜的食用。

加减黄芪丸《当代中国名医高效验方1000首》

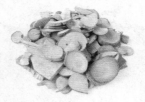

乌药

方剂组成 生黄芪、银花藤各30克,当归、乌药、丹参、土茯苓各15克,地龙10克,红花、苍术、黄柏、牛膝各9克,甘草3克。

制法用法 将所有中药材用水煎取药汁,每日1剂,分3次服用。

适用病症 臁疮。

黄柏五倍子膏《中医外治方药手册》

方剂组成 熟石膏、五倍子各12克,黄柏3克,香油适量。

制法用法 将所有中药材研末,用香油调和药末,外敷伤口。

适用病症 臁疮伤口久不收口。

黄连甘乳膏《赵炳南临床经验集》

方剂组成 凡士林210克,炉甘石粉60克,乳香、黄连各30克。

制法用法 将乳香、黄连研末,加入凡士林、炉甘石粉调和均匀,外敷患处。

适用病症 臁疮、女阴溃疡、脓疱疮后期等症。

乌贼骨散《百病良方》

方剂组成 乌贼骨适量。

制法用法 将乌贼骨放在火上烤至淡黄色,然后研末,撒在创口处,用纱布包扎固定,每2日更换1次。

适用病症 臁疮。

杞根液《浙江中医杂志》

方剂组成 鲜枸杞根500克。

制法用法 将枸杞根洗净,加入3000毫升清水煎煮成2000毫升药汁,趁热熏蒸疮面,然后用药汁清洗创口,每次进行半小时。要是在冬季,用药汁清洗后尽量用伤湿止痛膏轻敷创面。

适用病症 下肢溃烂。

中药档案·牛膝

【别名】怀牛膝、牛髁膝、山苋菜。

【入药】根。

【性味】性平,味苦、甘、酸。

【归经】归肝、肾经。

【功效】止痛、祛瘀、补肝肾、强筋骨、活血通经、引火(血)下行。

【主治】跌打损伤、腰膝酸痛、下肢痿软、水肿、小便不利、牙痛、口舌生疮等症。

【禁忌】梦遗失精、月经过多者及孕妇忌用。

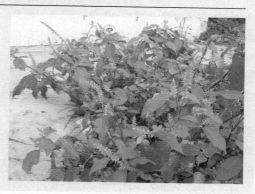

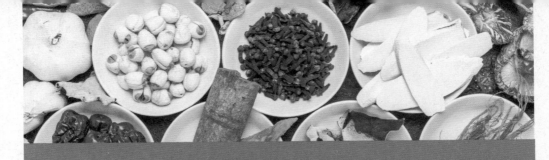

痔疮

　　痔疮是较为常见的肛肠疾病之一，各种年龄段的人群都可能发病，并且随着年龄的增长，发病率逐渐增高。痔疮因分布的部位不同可分为很多种，一般没有症状的痔疮是不需要治疗的，多数治疗以一般治疗为主。

推荐药材

甘草	大枣	红花	土茯苓
防风	黄柏	苦参	花椒

病因探析

　　中医认为，痔疮发病的原因与身体的风、湿、燥、热、气虚、血虚有关。在现代医学理论中，关于痔疮的病因有两种学说：一是静脉曲张说，二是肛垫下移说。此外，还有很多诱发因素，如便秘、长期饮酒、久坐、长期食用刺激性食物等。

症状表现

　　按照分布的部位，痔疮分为内痔、外痔、混合痔等，主要的症状表现为便血。内痔根据病情程度可分为四种，分别为Ⅰ度、Ⅱ度、Ⅲ度和Ⅳ度。外痔并无特殊的症状表现，一般在发生血栓或是炎症时会有肿胀、疼痛感。

预防护理

　　痔疮的发病率和复发率都较高，生活中要注意预防护理，主要有以下几方面：

　　（1）加强锻炼，增强抵抗力，促进血液循环；同时还可以自我按摩，以改善肛门的血液循环，这对痔疮的预防和调理有一定的作用。

　　（2）合理搭配饮食，少吃辛辣等刺激性的食物，以改善胃肠功能。

　　（3）便秘是诱发痔疮的原因之一，在日常生活中要注意对便秘的预防；若是有便秘症状，应及时调理。

祛毒洗剂 《当代中国名医高效验方 1000 首》

方剂组成 黄柏 30 克，防风、花椒、芒硝、地榆、甘草各 15 克。

制法用法 将所有中药材用水煎，取药汁熏洗患处，每日 1~2 次。

适用病症 痔疮等肛门直肠性疾病，症见便血、下坠疼痛、肛周肿胀等。

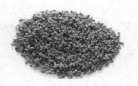

花椒

冰片樟脑液 《浙江中医杂志》

方剂组成 冰片、樟脑各 2 克。

制法用法 将所有中药材放入容器内，倒入适量沸水，融化后趁热坐在溶液中，每次坚持 30 分钟，每日进行 2~3 次，一般坚持 4~6 日可治愈。

适用病症 痔疮。

枣炭散 《新医药学杂志》

方剂组成 大枣 90 克，硫黄 30 克。

制法用法 将大枣和硫黄一同炒至大枣成为焦炭，然后研末，成年人用量每日 3 克，分 3 次饭前服用，一般 6 日为 1 个疗程，当便血不止时，可连续服用。

适用病症 内痔出血。

消痔液 《四川中医》

方剂组成 白矾 90 克，花椒、苦参各 60 克。

制法用法 将所有中药材用 1500 毫升清水煎煮，去渣后密封，上端开鸡蛋大的孔，然后趁热将肛门对着孔熏，之后再用药液洗，每次熏洗 45 分钟以上，每日熏洗 2 次，一般坚持 5 日左右即可。

适用病症 内外痔疮，症见出血、四周瘙痒等。

痔炎灵膏 《辽宁中医杂志》

方剂组成 乌药、大黄、当归、血竭各 150 克，黄柏、石菖蒲、红花各 75 克，冰片、枯矾各 50 克。

制法用法 将上述中药材共研细末，过筛，加凡士林 1500 克调匀装瓶，高压消毒备用。局部用 1：5000 的高锰酸钾液坐浴后，将药膏涂敷患处，每日换药 2 次。

适用病症 炎性外痔、血栓性外痔。

中药档案 · 红花

【别名】红蓝花、刺红花。

【入药】花。

【性味】性温，味辛。

【归经】归心、肝经。

【功效】活血通经、祛瘀止痛。

【主治】经闭、难产、产后恶露不行、瘀血作痛、痈肿、跌仆损伤等症。

【禁忌】孕妇忌服。

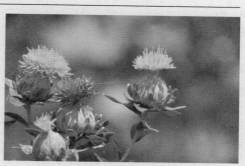

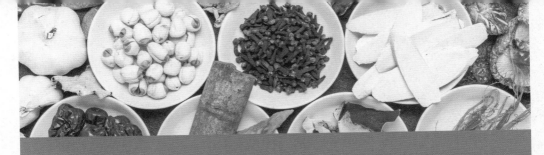

直肠脱垂

直肠脱垂是指部分或全层的直肠壁向下移位，根据下移的程度分为不完全脱垂和完全脱垂。直肠壁下移至肛管直肠腔内称为内脱垂，下移至肛门外为外脱垂。本病起病缓慢，无显著症状，多见于老年人、儿童、经产妇及久病体弱者。

推荐药材

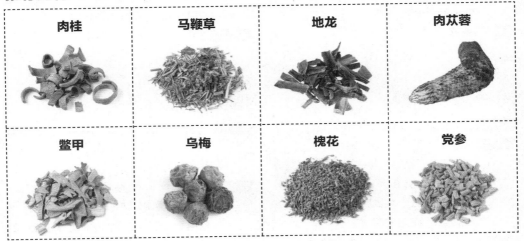

| 肉桂 | 马鞭草 | 地龙 | 肉苁蓉 |
| 鳖甲 | 乌梅 | 槐花 | 党参 |

病因探析

中医认为，慢性泻痢、长期便秘、老年人年老体衰、儿童气血未旺以及女性分娩时耗力伤气都是导致直肠脱垂的原因。现代医学理论中，引起直肠完全脱垂的原因有两种学说：一是滑动疝学说，即腹压过高、盆底组织松弛导致直肠脱垂；二是肠套叠学说，即乙状结肠套叠引发直肠脱落。

症状表现

直肠脱垂发病缓慢，没有明显的症状表现，早期的症状主要是在大便时直肠脱落，之后会自行收回。如果长时间不治疗，便后需用手拖回，甚至咳嗽用力时直肠就会脱落。当病情严重时，直肠脱垂会伴有大便不尽、有坠胀感，直肠黏膜充血、糜烂、渗血等症。

预防护理

直肠脱垂的预防护理主要有以下几方面：

（1）办公室一族、长期开车的司机是直肠脱垂的易发人群，因此要加强锻炼，久坐之后定时活动，以促进血液循环。

（2）有习惯性便秘或是排便困难的人，要及时治疗，排便时不宜用力过猛、时间过长。

（3）生活起居、饮食合理有度，特别是老年人要注意生活规律，不要过劳伤气；合理膳食，营养全面。

五醋丸 《偏方妙用》

方剂组成 苦参、黄连、槐花、白芍、椿根皮各 15 克。

制法用法 将所有中药材进行醋炒，然后研末，用蜂蜜制成梧桐子大小的药丸；每日 2 次，用开水送服，每次 5~7 克。

适用病症 习惯性直肠脱垂。

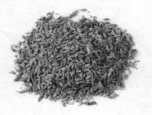

槐花

三草汤 《常见病单方验方选》

方剂组成 十大功劳 45 克，马鞭草、长穗腹水草各 9 克。

制法用法 将所有中药材洗净后切片，用第二次淘米水煮开，取药汁晾凉后服用，每日 1 剂，可分多次服用，坚持 2~3 日。

适用病症 直肠脱垂。

参龙汤 《常见病简易防治手册》

方剂组成 肉苁蓉、防风、党参、地龙各 12 克。

制法用法 将所有中药材用水煎，取药汁服用，每日 1 剂，连续服用 5~6 剂。

适用病症 直肠脱垂。

升提散 《常见病单方验方选》

方剂组成 刺猬皮、鳖甲各 9 克，肉桂 6 克，磁石 3 克。

制法用法 将所有中药材研末，每日服用 2 次，每次 1 克。

适用病症 直肠脱垂。

柿饼乌梅丸 《民间灵验便方》

方剂组成 柿饼、乌梅各 15 克。

制法用法 将二者捣烂，和成大小适中的丸状，用开水送服。

适用病症 直肠脱垂。

中药档案·十大功劳

【别名】细叶十大功劳、山黄柏、土黄莲、黄心树。

【入药】全株。

【性味】性微寒，味苦。

【归经】归肝、胃、大肠经。

【功效】清热解毒、祛湿燥湿、泻火清肺、滋阴补虚、化痰止咳。

【主治】黄疸肝炎、目赤肿痛、失眠、咳嗽等症。

【禁忌】阴虚、阳痿、血虚、产后贫血、发热和小便失禁者慎用。

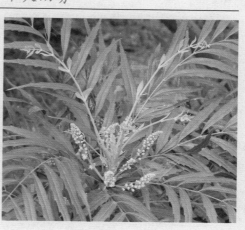

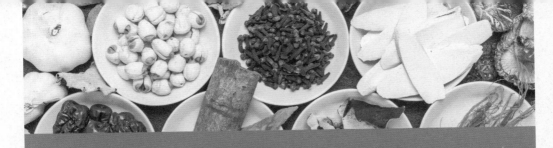

尿路结石

尿路结石属于泌尿科疾病，是一种常见病症，多见于男性。发生在人体肾脏、输尿管、膀胱、尿道部位的结石统称为尿路结石。结石是一种由无机盐、有机盐组成的晶体状态的生物矿石。尿路结石是复杂的病症，严重影响人们的正常生活。

推荐药材

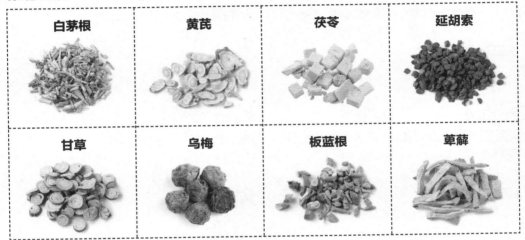

白茅根	黄芪	茯苓	延胡索
甘草	乌梅	板蓝根	草薢

病因探析

导致尿路结石的原因主要有以下几个方面：

（1）不良的饮食习惯。常食用草酸、钙含量高的食物以及食物过于精细都有可能导致结石的形成。

（2）不良的生活方式。在日常生活、工作中，久坐或久卧、缺少运动也会引发结石。

（3）生活环境、气候的影响也会导致结石。特别是在炎热地区，出汗多且水分摄入少很容易导致尿路结石。

（4）不良的水质。有些地区的水质硬度较高，含有大量的晶体、钙等，长时间饮用这样的水会产生尿路结石。

（5）疾病诱发。一些常见的病症也会引发尿路结石的产生，如痛风、高尿钙症等。

症状表现

尿路结石的主要症状为排尿困难，排尿时有明显的疼痛，尿液呈滴沥状，甚至会出现血尿的现象。

预防护理

预防尿路结石的措施主要有：

（1）大量饮水。充足的水分摄入是预防尿路结石最好的方法。

（2）保持良好的生活习惯、平和的心态，注意劳逸结合。

（3）每年进行尿检，注意预防疾病的发生。

珍金汤 《新中医》

方剂组成 珍珠母60克，鸡内金、王不留行、泽泻、丝瓜络各12克，路路通、海金沙、海浮石各15克，小茴香、麦冬各9克，芒果核2个。

制法用法 将所有中药材加水煎服，每日1剂。

适用病症 尿路结石。

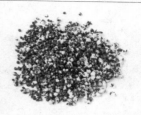

王不留行

消石冲剂 《广西中医药》

方剂组成 金钱草30克，虎杖18克，川牛膝6克，皂角刺、冬葵子、葶苈子各9克，海金沙12克，石韦、生谷芽、生黄芪各15克。

制法用法 将所有中药材共研细末，每日1剂，分2次冲服。

适用病症 尿路结石。

补肾排石汤 《实用专病专方临床大全》

方剂组成 石韦、木通、冬葵子、海金沙、车前子各15克，金钱草、旱莲草各45克，何首乌、枸杞子、知母、黄芪各20克，威灵仙30克。

制法用法 将所有中药材加水煎服，每日1剂。

适用病症 尿路结石。

加减芍药甘草汤 《辽宁中医杂志》

方剂组成 炙甘草10克，冬葵子、滑石、车前子、白芍各20克。

制法用法 将所有中药材加水煎服，每日1剂，分2次服用。

适用病症 尿路结石。

排石汤 《四川中医》

方剂组成 石韦24克，冬葵子、车前子、鸡内金、木通、川牛膝各12克，金钱草40克，海金沙20克，生大黄15克。

制法用法 将所有所有中药材加水煎服（生大黄后下），每日1剂。

适用病症 尿路结石。

中药档案·板蓝根

【别名】靛青根、蓝靛根、大青根。

【入药】根。

【性味】性寒，味苦。

【归经】归心、胃经。

【功效】清热解毒、凉血消肿、利咽。

【主治】温病发热、风热感冒、咽喉肿痛、流行性脑膜炎、肺炎、腮腺炎、喉痹等症。

【禁忌】不能长期服用；脾胃虚寒者不宜服用。

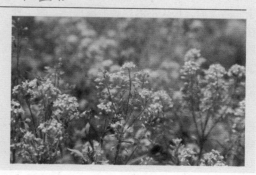

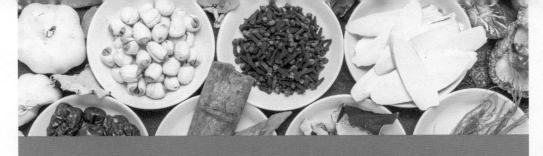

压疮

　　压疮又称褥疮、压力性溃疡，主要是由于身体局部组织长期经受压力，产生缺血、缺氧、营养不良而导致的皮肤组织损伤。压疮多发生于无肌肉包裹或肌肉层较薄、缺乏脂肪组织保护又经常受压的骨隆突处，一般久病卧床者、瘫痪者是易发人群。

推荐药材

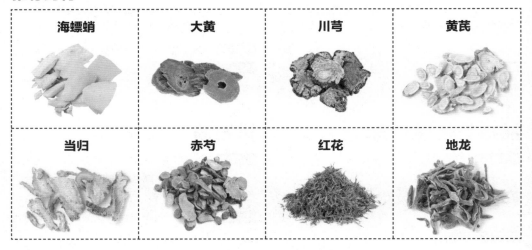

| 海螵蛸 | 大黄 | 川芎 | 黄芪 |
| 当归 | 赤芍 | 红花 | 地龙 |

病因探析

　　中医认为，在压力作用下，皮肤气血运行不畅、经络不通，导致气滞血瘀、皮肤经脉失于温煦濡养，长久不治就转变成压疮。除了外在的压力作用，还有自身的营养状况、皮肤的抵抗力等因素，缺乏营养，肌肉萎缩导致皮肤缺乏保护，也易发生该病症。

症状表现

　　压疮一般会经历红斑、水肿和溃疡三种病理过程，初期的压疮创口表面有红肿、热痛症状，之后出现化脓、恶臭即是局部的感染征兆，若是伴有发热即成为全身的病症反应。压疮很

容易引起感染，可引起大面积的、有深度的病变，甚至发生败血症，出现生命危险。

预防护理

　　针对压疮，应在日常生活中做好预防护理，避免病症的产生。

　　（1）加强营养，特别是蛋白质和热量的摄入，营养不良的患者在病发后创口很难愈合。

　　（2）保持个人良好卫生，床面整洁、干燥。

　　（3）避免身体局部长期受压，睡觉时定时翻身，久坐时定时活动，以促进血液循环。

　　（4）有压疮的患者不要吸烟，香烟中的尼古丁会抑制血液循环，不利于病情的好转。

实用名方验方偏方推荐

海螵蛸粉《中西医结合杂志》

方剂组成 海螵蛸适量。

制法用法 将海螵蛸表面的污迹刮去，去掉硬壳后研末，取粉末装瓶备用。使用时先清洗创面，然后将粉末轻撒在创口上，用纱布包扎固定，根据创面的分泌物情况换药，一般 2~3 日换 1 次。

适用病症 浅度溃烂期压疮。

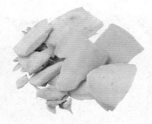

海螵蛸

活血消炎汤《辽宁中医杂志》

方剂组成 生黄芪 60 克，金银花 30 克，当归 15 克，地龙、赤芍各 10 克，红花、桃仁、白芷、川芎各 6 克。

制法用法 将所有中药材加水煎服，每日 1 剂。

适用病症 压疮。

三味散《临诊一得录》

方剂组成 生石膏、升药各 30 克，青黛 3 克。

制法用法 将所有中药材研末，撒在创口上，去除创口腐肉后，再选用其他药物继续治疗。

适用病症 压疮初期，腐肉尚未脱落时。

白黄散《辽宁中医杂志》

方剂组成 煅石膏、大黄各 40 克，云南白药适量。

制法用法 将所有中药材混合研末，过筛取细小粉末，备用。使用时先清洗创面，撒满药粉，然后用纱布包扎固定，每日 1 次，一般 7 日为 1 个疗程。

适用病症 大面积的、较为严重的溃疡期压疮，症见创口有脓汁和坏死组织。

白红散《辽宁中医杂志》

方剂组成 炉甘石 50 克，煅石膏 40 克，云南白药 30 克，血竭 20 克，海螵蛸 15 克，连翘 3 克。

制法用法 将所有中药材研末过筛，取药粉装瓶；使用时先对创面进行消毒，撒药粉，用纱布包扎，每日换药 1 次，7 日为 1 个疗程。

适用病症 大面积的、较为严重的溃疡期压疮，症见有新组织产生。

中药档案·金银花

【别名】山银花、忍冬、金藤花、忍冬藤。

【入药】花蕾。

【性味】性寒，味甘。

【归经】归肺、胃、心经。

【功效】凉血利咽、清热解毒、解热、抗菌。

【主治】外感风热或温病初起的表证未解、里热又盛、疮痈肿毒、咽喉肿痛等症。

【禁忌】脾胃虚寒、腹泻便溏者忌服。

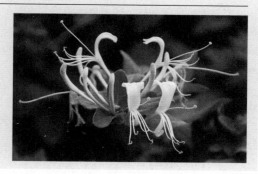

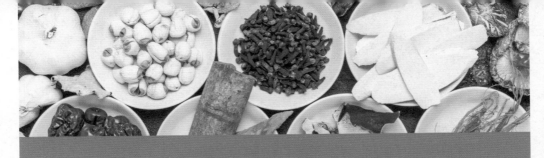

面肌痉挛

面肌痉挛俗称面部抽筋，是指面部的一侧不由自主地抽搐。发作时多起于眼轮匝肌，抽搐呈现出不规则和阵发性的特点。面肌痉挛目前尚未有明确的病因，精神紧张、疲倦等原因均可加重症状，多发于中年女性。

推荐药材

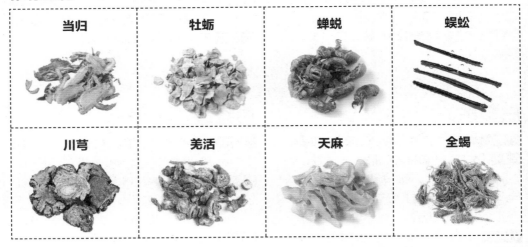

| 当归 | 牡蛎 | 蝉蜕 | 蜈蚣 |
| 川芎 | 羌活 | 天麻 | 全蝎 |

病因探析

面肌痉挛在中医中属于"内风"的范畴，被认为和肝胃密切相关，是一种本虚标实、上盛下虚之证。面肌痉挛可分为原发性面肌痉挛和继发性面肌痉挛两种。原发性面肌痉挛主要在静止状态下发生，不受控制；继发性面肌痉挛主要由其他面部病症引起。

症状表现

面肌痉挛的症状表现具有多样性，常见症状为：

（1）抽搐时间不同，短则数秒，长则十几分钟，间歇长短不定。

（2）抽搐的轻重程度不同，呈现不规律性，初期程度较缓，之后逐渐加重。

（3）面肌抽搐时常伴有轻度的疼痛，偶有耳鸣，严重时会出现口角歪斜、不能睁眼、不能说话等。

预防护理

预防和护理面肌痉挛要注意以下几方面：

（1）注意饮食规律，营养全面。饮食保证营养均衡，多食用清淡食物，注意 B 族维生素的摄入。

（2）加强锻炼，积极参加户外活动。运动能够促进血液循环，维持面部神经的活力。

（3）保持乐观积极的心态。不良的情绪易导致神经紧张，引发神经抽搐。

平肝止痉汤《临证医案医方》

方剂组成 白芍、麦冬、刺蒺藜、钩藤、地龙、丝瓜络、连翘各15克，当归身、白附子、僵蚕、山栀子各9克，石斛12克，远志6克，夜交藤20克，甘草3克。

制法用法 将所有中药材加水煎服，每日1剂。

适用病症 面肌痉挛。

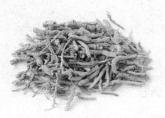

远志

息风止痉汤《百病良方》

方剂组成 生石膏30克，苍术、黄柏、槟榔、僵蚕、蝉蜕、制川乌、制白附子、制南星各10克，钩藤15克，甘草3克。

制法用法 将所有中药材加水煎服（制川乌、制白附子、制南星先煎），每日1剂，随症加减。

适用病症 面肌痉挛。

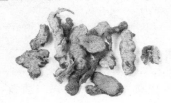

苍术

止痉饮《上海中医药杂志》

方剂组成 望江南40克。

制法用法 将望江南煎煮，取药汁300毫升，每日1剂，分2次服用。

适用病症 面肌痉挛。

熏洗方《当代中药外治临床大全》

方剂组成 川芎15克，防风、当归、羌活各12克。

制法用法 将所有中药材用水煎煮，熏洗患处，每日2~3次，每次20~30分钟，10日为1个疗程。

适用病症 面肌痉挛。

中药档案·蝉蜕

【别名】蝉退、蝉衣、蝉壳、蚱蟟皮。

【入药】蜕壳。

【性味】性寒，味甘。

【归经】归肺、肝经。

【功效】疏散风热、利咽开音、透疹、明目退翳、息风止痉。

【主治】风热感冒、温病初起、咽痛音哑、麻疹不透、风疹瘙痒、目赤翳障、急慢惊风、破伤风、小儿夜啼不安等症。

【禁忌】孕妇慎用。

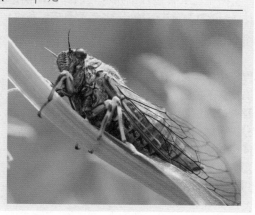

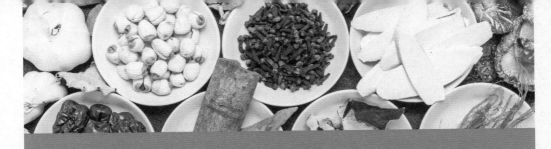

三叉神经痛

三叉神经痛是一种较为常见的脑神经疾病，是指三叉神经分布区域阵发性剧烈性疼痛反复发作的病症。三叉神经痛可分为原发性和继发性两大类，其中原发性较为常见。三叉神经痛的高发人群为 40 岁以上的中老年人，其中女性居多。

推荐药材

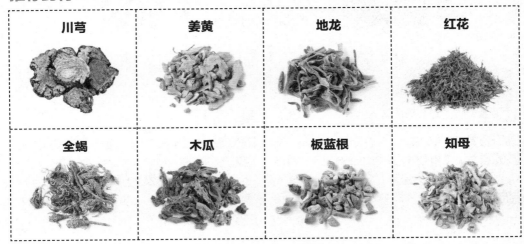

| 川芎 | 姜黄 | 地龙 | 红花 |
| 全蝎 | 木瓜 | 板蓝根 | 知母 |

病因探析

关于三叉神经痛的病因目前尚无明确定论，一般认为是三叉神经微血管受到压迫所致。

症状表现

三叉神经痛的发作具有随机性，一般多发作于中老年人，在头面部三叉神经分布区域内，右侧多于左侧，多为针刺、撕裂、电击般疼痛，程度较为剧烈，发作时间短则数秒，长则十几分钟，常突然停止。病症早期发作次数较少，间歇长；病情加重后发作次数增多，间歇期变短，疼痛更加剧烈。说话、吃饭、刷牙等都有可能诱发三叉神经痛。

预防护理

三叉神经痛多发生于冬春季，日常护理应注意以下几点：

（1）注意饮食。由于疼痛剧烈、频繁发作，三叉神经痛患者不能轻易说话、进食，在饮食上要采用流食，并且要保证营养。

（2）保持口腔、面部卫生。病症发作时，漱口、洗脸比较困难，因此口腔、面部的卫生就会变差，要采用盐水漱口或其他方式保证口腔、面部的清洁，预防其他病症的发生。

（3）注意休息。剧烈的疼痛导致睡眠困难，为保证充足的睡眠，可以在医生指导下适量服用镇痛或安眠的药物。

实用名方验方偏方推荐

通络清窍方 《百病良方》

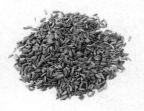

牛蒡子

方剂组成 当归30克，牛蒡子20克，川芎、姜黄各15克，桃仁、白芷、地龙各12克，红花、延胡索各10克，全蝎6克，蜈蚣2条。

制法用法 将所有中药材用水煎煮，取药汁服用，每日1剂。

适用病症 三叉神经痛。

加味芍药甘草汤 《中医杂志》

方剂组成 白芍50克，炙甘草30克，酸枣仁20克，木瓜10克。

制法用法 将所有中药材用水煎煮，取药汁服用，每日1剂，分2次服用。

适用病症 三叉神经痛。

蓝根僵蚕丸 《中医杂志》

方剂组成 板蓝根600克，僵蚕60克。

制法用法 将所有中药材研末，用水混合后制成梧桐子大小的丸状，装瓶备用；每日服用2次，每次10克，用温水送服。

适用病症 三叉神经痛。

镇痛汤 《四川中医》

方剂组成 细辛、白芷、僵蚕各12~18克，制半夏、知母各9~12克，蝉蜕6克。

制法用法 将所有中药材用水煎煮，取药汁服用，每日1剂，用量随病情增减。

适用病症 三叉神经痛。

愈痛散 《百病奇效良方妙法精选》

方剂组成 白芷、川芎、僵蚕各200克，全蝎150克，白附子100克。

制法用法 将所有中药材研末，混匀后取2克用热酒送服，10日为1个疗程。

适用病症 三叉神经痛。

中药档案 · 川芎

【别名】 西川芎、小叶川芎、大川芎、马衔、芎藭、胡窮、雀脑芎、京芎、贯芎。

【入药】 干燥根茎。

【性味】 性温，味辛。

【归经】 归肝、胆、心经。

【功效】 活血行气、祛风止痛。

【主治】 脑血管栓塞、偏头痛、动脉粥样硬化、肩周炎、痛经、闭经等症。

【禁忌】 阴虚火旺、上盛下虚及气弱之人忌服；月经过多及怀孕的女性慎用。

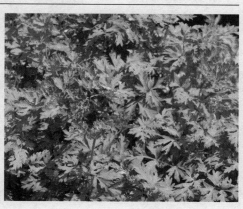

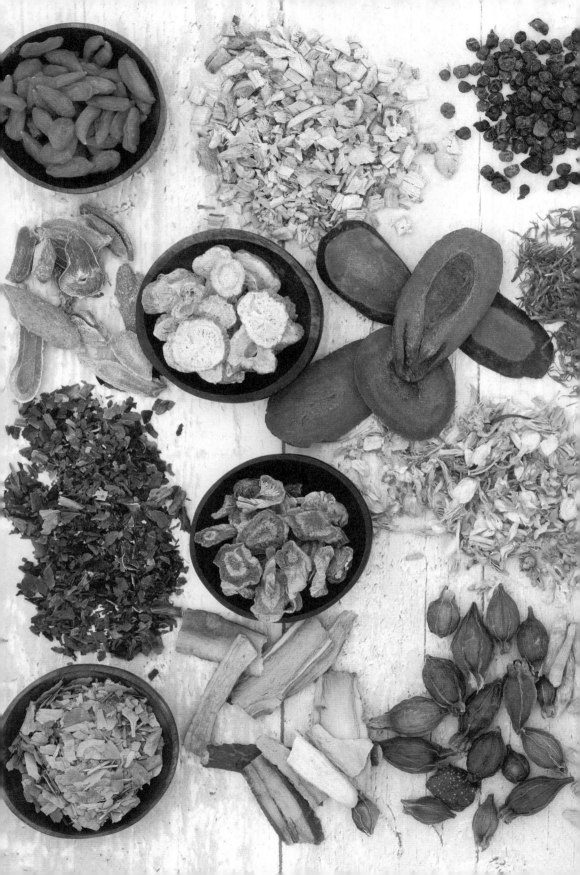

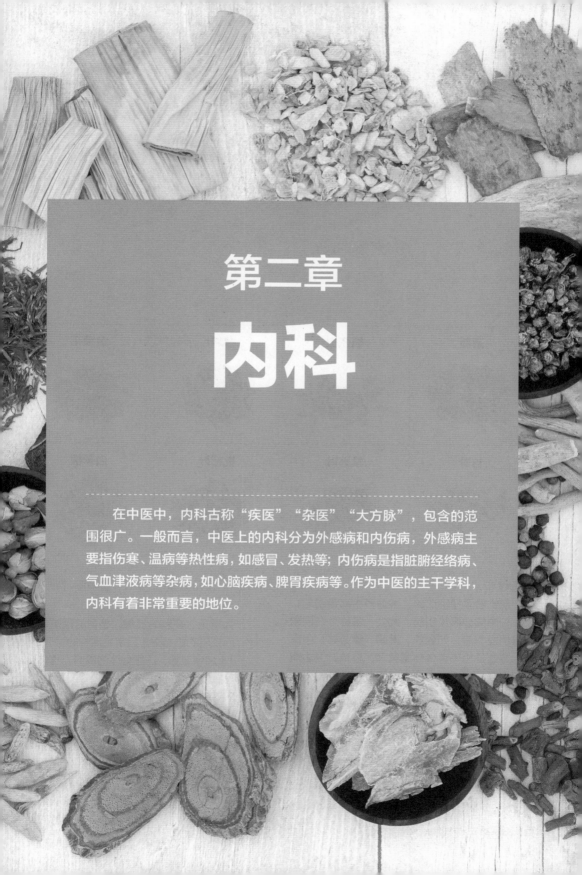

第二章

内科

在中医中，内科古称"疾医""杂医""大方脉"，包含的范围很广。一般而言，中医上的内科分为外感病和内伤病，外感病主要指伤寒、温病等热性病，如感冒、发热等；内伤病是指脏腑经络病、气血津液病等杂病，如心脑疾病、脾胃疾病等。作为中医的主干学科，内科有着非常重要的地位。

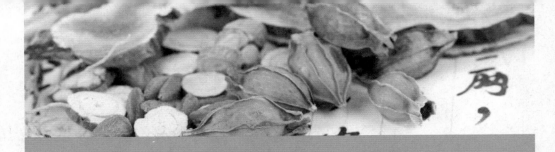

感冒

感冒又称上呼吸道感染，是鼻腔、咽以及喉部各种急性炎症的总称，分为狭义感冒和广义感冒。狭义感冒仅指普通感冒，广义感冒包括多种病症，如病毒性咽炎、喉炎、疱疹性咽峡炎、咽结膜热等。感冒是最为常见的病症之一，一年四季都可发病，以冬春季为最多，易发人群为儿童。

推荐药材

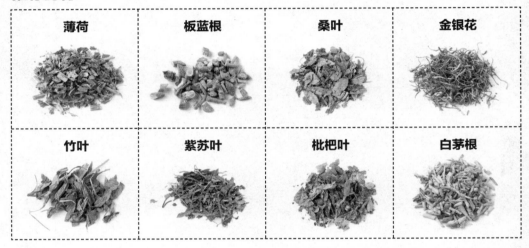

| 薄荷 | 板蓝根 | 桑叶 | 金银花 |
| 竹叶 | 紫苏叶 | 枇杷叶 | 白茅根 |

病因探析

现代医学理论认为，感冒多由病毒引起，小部分由细菌感染引起。此外，各种外在因素也可诱发本病，如受凉、淋雨、疲劳等。中医认为感冒是由于身体外感风邪，导致肺卫功能失调引起的。中医上也将感冒分为两种，分别是普通感冒和时行感冒，时行感冒在现代医学上被称为流行性感冒。

症状表现

感冒的发病较为突然，无潜伏期，一般病程也较短，常见的症状以肺卫症状为主，表现为鼻塞、咳嗽、发热、流鼻涕等，还伴随有鼻咽干燥、瘙痒及全身不适等。流行性感冒常有高温发热、全身酸痛，严重者甚至咯血、昏厥等。

预防护理

作为常见、多发的疾病，感冒的预防重于治疗，而预防的重点则为日常生活中的保健。

（1）加强锻炼，注意身体的冷暖，身体受凉时易导致病毒、细菌的侵入。

（2）减少劳累、忧愁和精神紧张，过多的劳累、忧愁和紧张，容易导致免疫力下降，抵抗力下降。

（3）日常生活中注意个人卫生，勤洗澡、勤洗手、勤换衣被。

（4）感冒要及时治疗，注意饮食，避免病情加重。

五神汤 《惠直堂经验方》

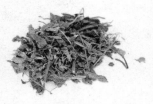

方剂组成 荆芥、紫苏叶、生姜各10克，茶叶6克，红糖30克。

制法用法 将荆芥、紫苏叶洗净，与茶叶、生姜一起放入锅中，加水以文火煎沸，然后放入红糖煮至溶化，趁热随量服。

适用病症 风寒感冒。

紫苏叶

姜糖苏叶饮 《本草汇言》

方剂组成 紫苏叶、生姜各3克，红糖15克。

制法用法 将紫苏叶、生姜洗净后切成细丝，和红糖一起放入杯中，冲入沸水后盖上盖子浸泡10分钟，趁热饮用，每日2次。

适用病症 风寒感冒。

桂枝汤 《伤寒论》

方剂组成 桂枝（去皮）、芍药、生姜、大枣各9克，甘草（炙）6克。

制法用法 将所有中药材加水煎服，每日1剂，分3次服用。

适用病症 风寒感冒。

香薷饮 《太平惠民和剂局方》

方剂组成 香薷10克，厚朴、白扁豆各5克。

制法用法 将香薷、厚朴切碎，白扁豆炒黄、捣碎，三者同放入杯中，加沸水冲泡，盖上盖子浸泡1小时左右，代茶频饮。

适用病症 夏季感冒。

葱豉黄酒汤 《孟诜方》

方剂组成 豆豉15克，葱须30克，黄酒50毫升。

制法用法 将豆豉放入锅中，加1小碗水煎煮10分钟，放入洗净的葱须，继续煎煮5分钟，最后加入黄酒即可出锅，趁热顿服，每日2次。

适用病症 风寒感冒。

中药档案·薄荷

【别名】苏薄荷、南薄荷、银丹草、石薄荷、夜息香。

【入药】干燥地上部分。

【性味】性凉，味辛。

【归经】归肺、肝经。

【功效】解毒解表、清利咽喉、疏肝行气、祛风止咳、消肿止痒、透疹、疏散风热。

【主治】风热感冒、咽喉肿痛、皮肤瘙痒，风疹、麻疹透发不畅等症。

【禁忌】薄荷煎汤代茶饮的时候，忌长时间煮；脾胃虚寒、腹泻之人不能多用。

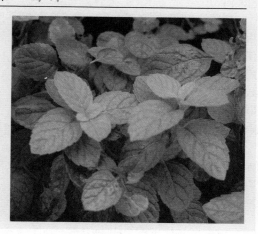

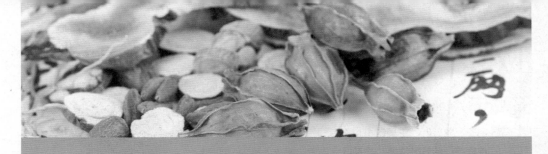

咳嗽

　　咳嗽是指当人的呼吸道有分泌物或异物时，产生的清除、保护性反射动作，"有声无痰称为咳，有痰无声称为嗽"。咳嗽是内科中最为常见的病症之一，有着极高的发病率，治疗以食疗为最佳。

推荐药材

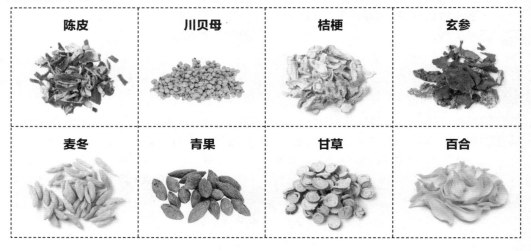

| 陈皮 | 川贝母 | 桔梗 | 玄参 |
| 麦冬 | 青果 | 甘草 | 百合 |

病因探析

　　中医认为咳嗽是外感六淫、内伤脏腑等因素累及肺部所致，并因此将其分为外感病和内伤病，其中外感病主要是由气候的突变所导致，内伤病主要由饮食、情绪和肺腑病症等因素所致。常见的引起咳嗽的内伤病症有肺炎、急性喉炎和支气管炎等。

症状表现

　　引起咳嗽的因素有很多，症状表现主要有发热、声音嘶哑、胸痛、呼吸困难、咯血、咳痰、有哮鸣音以及杵状指等，有时多种症状可一起产生。

预防护理

　　绝大多数的咳嗽是由呼吸道疾病引起的，因此对呼吸道疾病的预防是关键。

　　（1）加强身体锻炼，多进行户外运动，提高身体的免疫能力。

　　（2）生活中注意气温的变化，适时增减衣物，防止感冒。

　　（3）家中要经常开窗，保持空气流通。

　　（4）尽量少去人群密集的地方。

　　（5）注意饮食，多食用清淡、易消化的食物，少食用辛辣刺激性食物。

实用名方验方偏方推荐

百合枇杷藕羹 《习用方》

方剂组成 鲜百合、去核枇杷、鲜藕各 30 克，淀粉、白糖各适量。

制法用法 将鲜藕洗净、切片，然后与鲜百合、枇杷肉一起水煮，快熟时放入淀粉调制成羹，加入适量白糖食用，每日 3 次，每次 2 匙。

适用病症 本药方有润肺、生津、止咳的作用，适用于秋燥咳嗽。

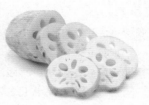

藕

紫麻凤凰衣 《本草纲目》

方剂组成 紫菀 6 克，麻黄 3 克，凤凰衣 14 枚。

制法用法 将所有中药材焙干，共研为末，每次取 6~9 克，开水送服。

适用病症 久咳气结。

沙参百合饮 《百病饮食自疗》

方剂组成 沙参 10 克，百合 15 克。

制法用法 将所有中药材加水煎煮，取药汁代茶频饮。

适用病症 阴虚咳嗽。

清燥润肺饮 《百病饮食自疗》

方剂组成 石膏 15 克，杏仁 5 克，枇杷叶 2 片，雪梨 2 个，蜂蜜 30 毫升。

制法用法 将杏仁捣烂成泥状；把枇杷叶和石膏用纱布包裹后用水煎，取药汁；雪梨洗净去皮后捣烂取汁液，加入药汁和杏仁泥，分次调入蜂蜜一同饮用。

适用病症 燥热咳嗽。

前胡止咳方 《偏方妙用》

方剂组成 款冬花、旋覆花各 12 克，紫菀、紫苏叶、五味子各 10 克，前胡、姜半夏各 6 克，陈皮 9 克。

制法用法 将所有中药材加水 2 碗半，煎至 1 碗，取药汁饭前服用。

适用病症 风寒咳嗽、冬季老年人咳嗽。

青白止咳方 《当代中国名医高效验方 1000 首》

方剂组成 青果 5 枚，白萝卜半根。

制法用法 将白萝卜洗净、切块，和青果一起加水煎服，每日 1 剂。

适用病症 咳嗽所导致的咽喉红肿。

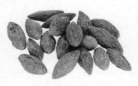

青果

宣肺化痰方 《现代著名老中医临床诊治荟萃》

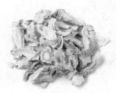

桔梗

【方剂组成】桑叶、前胡、白前、杏仁各9克，桔梗、甘草各4.5克，麻黄（炙）3克，百部（炙）12克，紫菀（炙）15克。

【制法用法】将所有中药材加水煎服，每日1剂。

【适用病症】肺气失宣、邪从热化之久咳。

桔梗散 《太平圣惠方》

【方剂组成】桔梗5克，甘草30克，赤茯苓60克。

【制法用法】将桔梗去芦头，甘草炙微赤、锉，然后与赤茯苓共研为末，每次取9克，水煎去渣，不拘时温服。

【适用病症】肺痈咳嗽。

痰饮丸 《陕西省痰饮丸临床协作组》

【方剂组成】紫苏子、白芥子、莱菔子、苍术各9克，肉桂3克，附子、甘草各6克。

【制法用法】将所有中药材共研末、泛丸，每次服用14丸，每日2次，1个月为1个疗程。

【适用病症】慢性支气管炎、咳嗽。

玄麦甘桔茶 《疡医大全》

【方剂组成】桔梗、麦冬、玄参各9克，甘草3克。

【制法用法】将所有中药材研末、过筛，粉末分成2包，1次1包，用开水冲泡饮用。

【适用病症】肺阴不足导致的咳嗽。

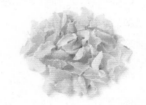

麦冬

百合粥 《饮食辨录》

【方剂组成】鲜百合30~50克，粳米50克，冰糖适量。

【制法用法】将鲜百合、粳米洗净，加水共煮粥，趁热放入冰糖，调匀服用。

【适用病症】肺阴不足、脾气虚弱引起的咳嗽。

百合

中药档案·枇杷叶

【别名】巴叶、芦桔叶。

【入药】叶。

【性味】性平，味苦。

【归经】归肺、胃经。

【功效】清肺止咳、和胃利尿、止渴。

【主治】肺热痰嗽、咯血、衄血、胃热呕哕等症。

【禁忌】外感风寒咳嗽者忌用。

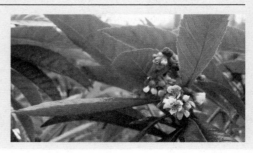

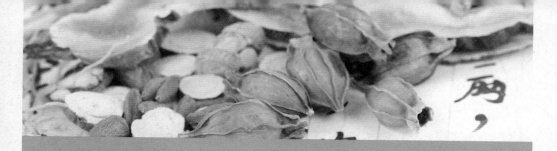

失眠

失眠是生活中较为常见的病症之一，也是一种症状表现，主要是指入睡困难、无法保持长久的睡眠状态以及睡眠时间过短、深度过浅等。诱发失眠的原因有很多，易发人群多集中在工作、生活压力较大的中青年人群中，过度的失眠严重影响人们的日常生活。

推荐药材

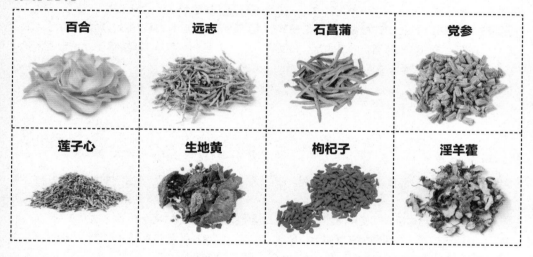

百合	远志	石菖蒲	党参
莲子心	生地黄	枸杞子	淫羊藿

病因探析

导致失眠的因素主要有心理因素、生理因素、药物因素以及不良的环境和习惯等。心理因素主要包括生活、工作中各种压力所导致的焦虑、愤怒等；生理因素主要是指各种疾病；此外，随着年龄的增长，睡眠的质量也随之减弱；药物因素主要指药物的滥用，如兴奋剂、镇静剂等；不良的环境和习惯主要指外在的噪音、强烈的光线以及自身不适当的睡眠状态等。

症状表现

（1）入睡困难，在床上总是翻来覆去，辗转反侧，无法进入睡眠状态。

（2）睡眠浅、易做梦，进入睡眠后有轻微的响动就会醒，或者夜间定时醒来后无法再次进入睡眠。在睡眠时经常做梦，被梦惊醒，然后无法进入睡眠。

（3）睡眠质量差，虽然能够进入睡眠状态，但是在醒来后感觉浑身疲乏，有劳累感。

预防护理

（1）家中的床位尽量以头南脚北的位置摆放，以免受地磁的干扰；床的软硬度要适宜，保持干净整洁，保证睡眠环境安静。

（2）睡前不要进行剧烈运动，不要饮酒和乱吃安眠药，不要看紧张刺激的书籍、影视等。

（3）保持舒适的睡眠姿态，睡眠时间以7~8小时为宜。

一百三白汤 《河北中医》

方剂组成 百合 30 克，白芍、白薇、白芷各 12 克。

制法用法 将所有中药材加 50 毫升水浸泡 30 分钟后用小火煎煮，水沸 30 分钟后取药汁，然后再用 150 毫升水煎煮，再取药汁；将两次药汁混合，分早、晚温服，7 日为 1 个疗程，可随病情增减。

适用病症 神经衰弱导致的失眠。

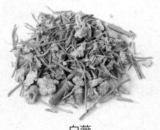

白薇

朱砂散 《广西中医药》

方剂组成 朱砂 5 克。

制法用法 在白纱布上涂上少许糨糊，然后把朱砂撒在上面，贴敷在涌泉穴上固定。在使用前用热水把脚洗净，临睡前贴敷。

适用病症 失眠。

茯鸡饮 《民间秘方验方》

方剂组成 茯苓 15 克，生鸡蛋黄 1 个。

制法用法 将茯苓用 2 杯水煎煮，加入鸡蛋黄，搅碎，取 1 杯药汁；临睡前用热水洗脚后温服。

适用病症 失眠。

丹硫膏 《吉林中医药》

方剂组成 丹参、远志、硫黄、石菖蒲各 20 克，白酒适量。

制法用法 将所有中药材研末，使用时加入适量白酒调制成膏，然后贴敷在肚脐上，用纱布固定，每晚用药 1 次。

适用病症 失眠。

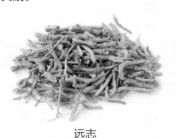

远志

润燥交心汤 《山东中医杂志》

方剂组成 白芍、当归、玄参、熟地黄各 30 克，柴胡、石菖蒲各 3 克。

制法用法 将中药材用水煎煮 2 次，在 15 点、20 点各服用 1 次，每日 1 剂，每次 1 杯。

适用病症 顽固性失眠。

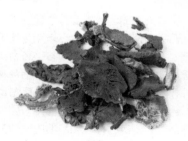

玄参

归脾汤《济生方》

方剂组成 白术、茯神、黄芪、龙眼肉、酸枣仁各 30 克，人参、木香各 15 克，炙甘草 8 克，当归、远志各 3 克。

制法用法 将所有中药材加生姜 6 克、大枣 3~5 枚，水煎去渣，不拘时服。或将所有中药材制成蜜丸，每丸重约 15 克，空腹时开水送服 1 丸，每日 3 次。

适用病症 失眠健忘、心脾两虚。

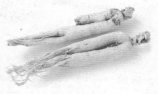

人参

安神酒《临床验方集锦》

方剂组成 远志、熟地黄、菟丝子、五味子各 18 克，石菖蒲、川芎各 12 克，地骨皮 24 克，白酒 600 毫升。

制法用法 将所有中药材浸泡到白酒中 1 周，过滤后入瓶密封，每日早、晚取 10 毫升饮用。

适用病症 失眠、健忘。

枣仁安神粉《中国医学文摘—中医》

方剂组成 绿茶叶 15 克，酸枣仁粉 10 克。

制法用法 每天早上 8 点泡绿茶饮用，晚上临睡前用水冲服酸枣仁粉。

适用病症 失眠；高血压、心跳加速、习惯性便秘患者，以及孕妇和哺乳期女性不能服用。

加味苓甘汤《吉林中医药》

方剂组成 茯苓、白术、山药各 15 克，桂枝、远志、石菖蒲、肉桂、钩藤各 10 克，黄芪 25 克，升麻 5 克。

制法用法 将所有中药材加水煎服，每日 1 剂。

适用病症 失眠，且伴有头晕、健忘、神疲等症。

半夏白术天麻汤《陕西中医》

方剂组成 半夏 12 克，白术、天麻各 15 克，茯苓 30 克，陈皮、甘草各 9 克，生姜大量，大枣适量。

制法用法 将所有中药材加水煎服，每日 1 剂。

适用病症 顽固性失眠。

中药档案·莲子心

【别名】薏、苦薏、莲薏、莲心。

【入药】成熟种子的绿色胚芽。

【性味】性寒，味苦。

【归经】归心经。

【功效】清心、清热、止血、涩精。

【主治】烦躁失眠、心烦、口渴、吐血、目赤肿痛等症。

【禁忌】体寒者慎用。

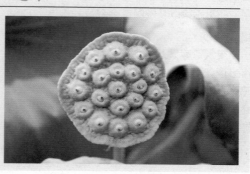

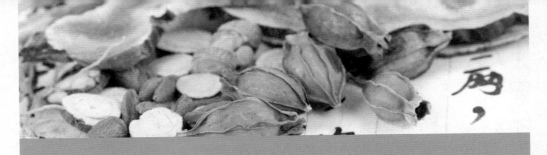

支气管哮喘

在现代医学理论中，支气管哮喘是由多种炎症细胞和细胞组分参与的气道慢性炎症性疾病。支气管哮喘分为外源性和内源性两种，多发于春秋两季，在任何年龄段都有可能发生，多发作于夜间或清晨，治疗较为缓慢，易反复，不易根治。

推荐药材

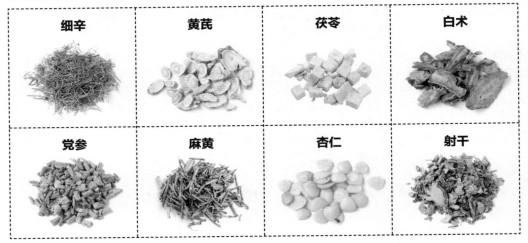

| 细辛 | 黄芪 | 茯苓 | 白术 |
| 党参 | 麻黄 | 杏仁 | 射干 |

病因探析

支气管哮喘的发病原因有很多，一般与呼吸道感染、气候变化、药物过敏、过度劳累以及情绪等有关。诱发因素主要有空气污染、吸烟、病毒感染以及呼吸道刺激等。

症状表现

支气管哮喘起病时没有明显的症状，但发作迅速，可在几分钟内发作，发作时常伴有哮鸣音、咳嗽、胸闷、呼吸困难等，情况严重者会干咳、有泡沫痰，一般在夜间和凌晨发作或加重。

预防护理

预防和护理支气管哮喘应注意以下几点：

（1）加强锻炼，多参加户外运动，增强身体的免疫能力。

（2）保持室内空气清新，避免呼吸道感染，注意季节性保暖。

（3）饮食上要注意营养均衡，多食用清淡食物；经常食用菌类食物调节免疫能力，也能在一定程度上减少支气管哮喘的发作，注意过敏性体质者应少食用异性蛋白食物。

（4）在护理上要注意氧疗护理和用药护理，气雾剂应该常备在身上。

哮喘外敷方 《常见病单方验方选》

方剂组成 白芥子、细辛各 21 克，延胡索、甘遂各 12 克，生姜 75 克。

制法用法 将生姜除外的中药材研末后分成 3 份；使用时将生姜捣烂取汁，调和药粉成膏状，均匀涂抹在 6 张油纸上，然后分别贴敷在肺俞、心俞、膈俞上，用胶布固定，约 6 小时后取下，每 10 日贴敷 1 次，连续使用 3 次。最好选择在夏天使用。

适用病症 支气管哮喘、慢性支气管炎。

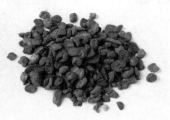

延胡索

冰醋饮 《浙江中医杂志》

方剂组成 冰糖 500 克，陈醋 500 毫升。

制法用法 将冰糖、陈醋加水煮沸，凉后装瓶备用，每次口服 10 毫升，每日 2 次。

适用病症 咳嗽、哮喘。

虫草芪枣汤 《经验方》

方剂组成 黄芪 12 克，大枣、冬虫夏草各 10 克，猪肺 1 具。

制法用法 将中药材和猪肺加水清炖，然后食用。

适用病症 有哮喘发作前兆时。

益气定喘汤 《中医儿科临床浅解》

方剂组成 党参、黄芪、茯苓、白术、炙紫菀、橘核、白果各 9 克，甘草 6 克。

制法用法 将所有中药材用水煎服，每日 1 剂。

适用病症 脾虚哮喘。

肺肾同治方 《上海老中医经验选编》

方剂组成 麻黄、桂枝各 9 克，细辛 3 克，茯苓 30 克，炙甘草 6 克，当归、熟地黄、地龙各 12 克。

制法用法 将所有中药材加水煎服，每日 1 剂。

适用病症 肺实肾虚之哮喘。

中药档案 · 射干

【别名】乌扇、黄远、蝴蝶花、老鸦扇、凤翼、红尾蝶花、尾蝶花、铁扁担。

【入药】根茎。

【性味】性寒，味苦。

【归经】归肺、肝经。

【功效】清热、解毒、散血、消肿、祛痰、止咳、镇痛、消炎、利咽。

【主治】热毒痰火郁结、咽喉肿痛、痰涎壅盛、咳嗽气喘、经闭、痈肿疮毒等症。

【禁忌】孕妇不能服用；脾虚便溏者慎用。

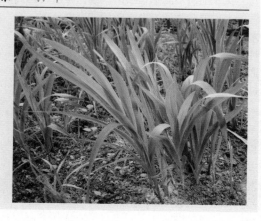

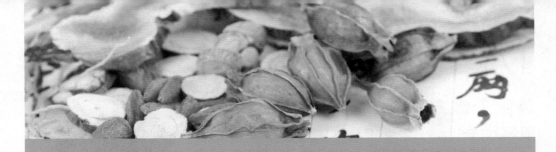

头痛

头痛不仅是一种症状表现，也是一种常见的疾病。头痛是头上部疼痛的统称，多发于各种急性、慢性疾病的过程中，与很多疾病有关。头痛发病率较高，易发人群多为青壮年和老年人，很多时候危害并不大。

推荐药材

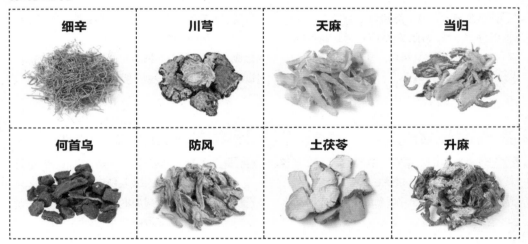

细辛	川芎	天麻	当归
何首乌	防风	土茯苓	升麻

病因探析

头痛的诱发因素有很多，较为复杂，现代医学上主要分为原发性头痛和继发性头痛。原发性头痛指特发性的头痛，如偏头痛等；继发性头痛是由其他病症引起的头痛，如常见的脑血管疾病、发热、颅外伤等，多数头痛是继发性头痛。

症状表现

头痛的表现性质多样，有胀痛、刺痛、撕裂痛等，疼痛时间的长短和轻重也不一样。原发性头痛常伴有恶心、呕吐、头晕等症状；继发性头痛主要和其他病症的症状表现联系在一起，并呈现出该病症的特点。

预防护理

头痛是最为常见的病症之一，原发性头痛和继发性头痛在护理上有所不同。对于继发性头痛，对诱发疾病的治疗是关键。对于原发性头痛，需要从头痛本身下手，因此在护理上要注意以下几点：

（1）一般性的轻度头痛可以服用一些常用的止痛药，以减轻头痛。

（2）可以通过针灸、按摩等方式减轻头痛。

（3）室内环境尽量舒适，保持心情舒畅。

（4）有剧烈头痛时应及时治疗，并卧床休息。

速效镇痛散 《山东中医杂志》

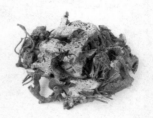

升麻

方剂组成 白芷30克，川芎15克，细辛、升麻、薄荷各10克，冰片6克。

制法用法 将所有中药材研末后装瓶备用，使用时将少许药粉塞入鼻孔中深吸，根据头痛的左右侧塞入不同的鼻孔。

适用病症 神经性头痛、偏头痛等。

立愈汤 《河北中医》

方剂组成 土茯苓30克，何首乌、当归各9克，防风、天麻各6克。

制法用法 将所有中药材用水煎，取药汁口服，每日1剂，分2次服用。

适用病症 各种类型的头痛。

颅痛饮 《上海中医药杂志》

方剂组成 生石决明50克，钩藤、川芎各30克，白芍20克，细辛15克。

制法用法 将生石决明用水煎，然后将其他中药材用水煎，取药汁混合，每日1剂，分2次服用。

适用病症 血管性头痛。

萝冰散 《祖传秘方大全》

方剂组成 红皮白心萝卜1根，冰片适量。

制法用法 先把冰片研末；将红皮白心萝卜切成小手指粗细，在上端开小孔，把冰片末放入其中，根据头痛的左右侧塞入不同的鼻孔，深吸气3分钟。

适用病症 剧烈头痛。

头风散 《中医杂志》

方剂组成 白芷75克，川芎、生甘草、天麻、制川乌各30克，薄荷1.5克，细辛适量。

制法用法 将除薄荷、细茶外的中药材研末，然后搭配细茶、薄荷用水冲服，一般1个月为1个疗程。

适用病症 紧张性头痛。

中药档案·细辛

【别名】绿须姜、玉香丝、华细辛、独叶草、盆草细辛、金盆草。

【入药】根、茎。

【性味】性温，味辛，有小毒。

【归经】归肺、肾、心经。

【功效】祛风散寒、通窍止痛、温肺化饮。

【主治】风寒感冒、头痛、鼻塞鼻渊、风湿痹痛、痰饮喘咳等症。

【禁忌】气虚多汗、阴虚咳嗽者忌服。

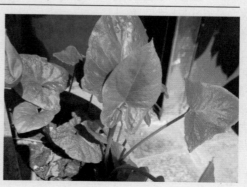

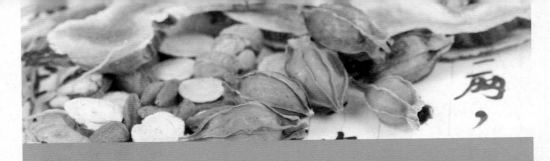

眩晕

眩晕并不是单一的病症，而是某些疾病的症状，主要是指身体在空间定位上产生一种错觉。眩晕可以分为两种，分别为真性眩晕和假性眩晕，真性眩晕是由眼部、本体觉和前庭系统的疾病引起的，有明显的眩晕感；假性眩晕由全身的疾病引起，患者感觉头晕、身体飘荡。

推荐药材

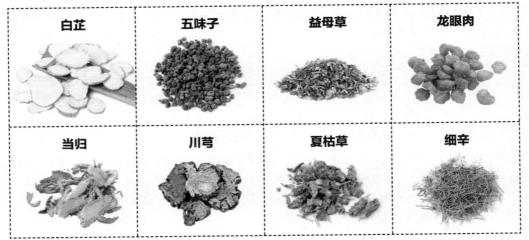

| 白芷 | 五味子 | 益母草 | 龙眼肉 |
| 当归 | 川芎 | 夏枯草 | 细辛 |

病因探析

从眩晕的两种类型中可以看出眩晕是由各种疾病产生的，病因复杂，情绪低落、体质虚弱、失血等都可能导致眩晕。

症状表现

眩晕的临床症状主要有两种，周围性眩晕和中枢性眩晕。周围性眩晕的症状为旋转剧烈、持续时间短、眼球震颤、站立不稳，甚至伴有恶心、呕吐、耳鸣等。中枢性眩晕的症状主要为眼球震颤、站立不稳、出现听觉障碍，甚至有瘫痪、脑神经损伤等。

预防护理

眩晕的起病较为急促，因此要注重平时的预防和发病时的护理，主要有以下几点：

（1）适当参加体育锻炼，注意休息，保证睡眠，劳逸结合，保持心情愉悦。

（2）注意饮食调养，有利于预防眩晕。

（3）保持环境安静，室内空气流通，光线尽量暗些。

（4）眩晕发作时要卧床休息，衣服的纽扣、腰带尽量松开。

（5）急救时不能摇晃患者头部，宜用冰水袋轻敷患者额头，然后及时治疗。

实用名方验方偏方推荐

眩晕药枕 《临床验方集锦》

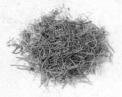

细辛

方剂组成 白芷、牡丹皮、川芎、细辛各 250 克，菊花 100 克。

制法用法 将所有中药材包好后放在枕头内，睡觉时枕在上面；细辛根据病情决定是否添加。

适用病症 眩晕、偏头痛、失眠等。

眩晕丸 《中医杂志》

方剂组成 当归、五味子、山药、酸枣仁、龙眼肉各等份，蜂蜜适量。

制法用法 将所有中药材混合研末，过 80 目筛取细粉，然后调和蜂蜜制成 5 克重的丸状，每次 2 丸，每日 3 次，温水送服。

适用病症 梅尼埃综合征引起的眩晕。

平肝定眩汤 《陕西中医》

方剂组成 煅磁石、生石决明各 30 克，刺蒺藜、菊花各 15 克，龙胆草 10 克。

制法用法 将所有中药材用水煎服，每日 1 剂。

适用病症 肝阳上扰型眩晕，症见头痛耳鸣、口苦面赤、易烦易怒等。

黄精四草汤 《百病奇效良方妙法精选》

方剂组成 黄精 20 克，夏枯草、益母草、车前草、豨莶草各 15 克。

制法用法 将所有中药材用水煎，取药汁服用，每日 1 剂。

适用病症 高血压性眩晕。

平肝定眩汤 《陕西中医》

方剂组成 磁石（煅）、生石决明各 30 克，刺蒺藜、菊花各 15 克，龙胆草 10 克。

制法用法 将所有中药材加水煎服，每日 1 剂。

适用病症 肝阳上扰型眩晕。

中药档案 · 夏枯草

【别名】麦穗夏枯草、铁线夏枯草。

【入药】果穗。

【性味】性寒，味辛、苦。

【归经】归肝、胆经。

【功效】利尿、消肿、降血压、清肝火、散结解毒。

【主治】头痛眩晕、目赤肿痛、筋骨疼痛、肺结核、急性黄疸型肝炎等症。

【禁忌】阳虚惧冷者、慢性肠道疾病患者、气虚者忌用。

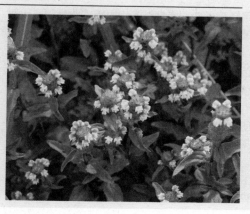

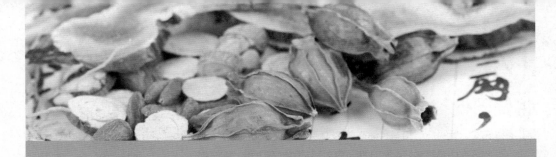

肥胖症

　　肥胖症是一种较为常见、高发的病症。当人们摄入的热量多于消耗的热量时，多余的热量就会以脂肪的形式储存在体内，当数值超过正常生理需要的量时就会演变成肥胖症。其中，有明确病因的称为继发性肥胖症，没有明确病因的称为单纯性肥胖症。

推荐药材

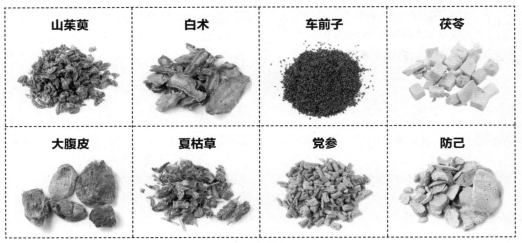

| 山茱萸 | 白术 | 车前子 | 茯苓 |
| 大腹皮 | 夏枯草 | 党参 | 防己 |

病因探析

　　肥胖症的发病原因有内外两种，外因主要是缺乏运动、饮食过多，内因主要是脂肪代谢紊乱。

　　（1）遗传因素。肥胖症有一定的家族遗传因素，如果父母都比较肥胖，孩子肥胖的概率就比较高。

　　（2）营养过剩。当营养的摄入超过人体所需过多时，就会引起肥胖。经常食用高热量、高脂肪的食物容易导致营养过剩。

　　（3）缺乏运动。运动能够消耗人体多余的脂肪含量，当运动不足时，就会导致脂肪堆积形成肥胖。

　　（4）其他因素。除了以上几种原因，内分泌因素、环境因素、棕色脂肪组织异常等也是导致肥胖的重要原因。

症状表现

　　肥胖症的症状表现是多方面的，躯体的表现主要有身体肥胖、活动不便、肌肉疲劳、关节疼痛、水肿等。此外，还会出现一些并发症，如心血管系统疾病和呼吸系统疾病。

预防护理

　　肥胖症是较为常见的病症，应以预防为主，合理饮食、加强锻炼是预防肥胖症的主要方法。

消肥除湿方 《当代中国名医高效验方 1000 首》

方剂组成 炒薏苡仁 30 克，茯苓 12 克，大腹皮、冬瓜皮、制香附、泽泻、车前草各 10 克，陈皮、制半夏、制苍术各 6 克。

制法用法 将所有中药材用水煎煮，取药汁服用，每日 1 剂，分 2 次服用。

适用病症 单纯性肥胖症。

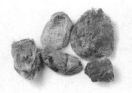

大腹皮

健脾温肾汤 《新中医》

方剂组成 熟地黄 18 克，茯苓、白术、山药、车前子各 15 克，山茱萸、牛膝各 12 克，桂枝、泽泻、牡丹皮、熟附子各 10 克，炙甘草 5 克。

制法用法 将所有中药材用水煎煮，取药汁服用，每日 1 剂。

适用病症 脾肾两虚型肥胖。

健脾利湿方 《新中医》

方剂组成 薏苡仁 24 克，党参、茯苓各 15 克，白术、莲子肉、荷叶各 12 克，桔梗、扁豆各 10 克，砂仁、甘草各 5 克，陈皮 3 克。

制法用法 将所有中药材用水煎煮，取药汁服用，每日 1 剂。

适用病症 脾虚痰湿型肥胖症。

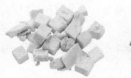
茯苓

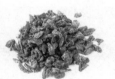
山茱萸

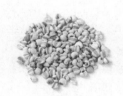
薏苡仁

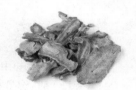
白术

乌龙消脂茶 《偏方大全》

方剂组成 何首乌 30 克，冬瓜皮、槐角各 18 克，山楂 15 克，乌龙茶 3 克。

制法用法 将除乌龙茶以外的中药材用水煎煮，取药汁冲泡乌龙茶，代茶饮。

适用病症 肥胖症。

清消饮 《中医杂志》

方剂组成 泽泻、茯苓、薏苡仁、防己、决明子各 15 克，荷叶、白术各 12 克，陈皮 10 克。

制法用法 将所有中药材用水煎煮，取药汁服用，每日 1 剂，分 3 次服用。

适用病症 肥胖症。

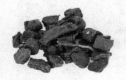
何首乌

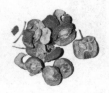
山楂

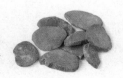
泽泻

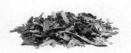
荷叶

清通饮 《中医杂志》

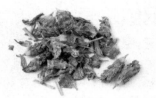

夏枯草

方剂组成 夏枯草、决明子各12克，胡黄连、番泻叶、生大黄、生地黄各10克。

制法用法 将所有中药材用水煎煮，取药汁服用，每日1剂，分3次服用。

适用病症 肥胖症。

乌苓汤 《百病良方》

方剂组成 何首乌、当归、鸡血藤各30克，茯苓20克。

制法用法 将所有中药材用水煎煮，取药汁服用，每日1剂。

适用病症 肥胖症。

绿豆海带方 《偏方大全》

方剂组成 绿豆、海带各100克。

制法用法 将二者煮熟后食用，每日1剂，连续服用可见效。

适用病症 肥胖症。

清降饮 《中医杂志》

方剂组成 川芎、红花各12克，生蒲黄、乳香、生大黄各10克。

制法用法 将所有中药材用水煎煮，取药汁服用，每日1剂，分3次服用。

适用病症 肥胖症。

川芎

七黄饮 《百病良方》

方剂组成 补骨脂12克，番泻叶、大黄各10克，三七3克。

制法用法 将所有中药材用水煎煮，取药汁服用，每日1剂。

适用病症 肥胖症。

补骨脂

中药档案·槐角

【别名】槐实、槐豆、天豆、槐子、槐连豆。

【入药】成熟果实。

【性味】性寒，味苦。

【归经】归肝、大肠经。

【功效】清热、泻火、清肝、凉血、止血。

【主治】肠热便血、痔肿出血、肝热头痛、眩晕目赤等症。

【禁忌】脾胃虚寒者及孕妇忌服。

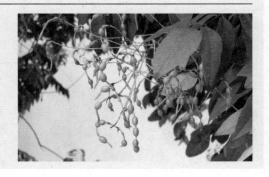

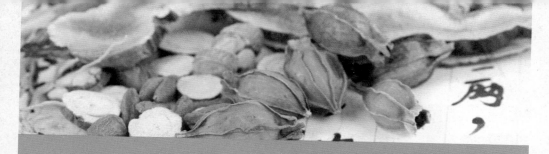

呕吐

呕吐在日常生活中较为常见，是人体本能的一种复杂的反射性动作，是指气逆于上，迫使胃和部分小肠内的食物经食道反流出口腔。呕吐可以将胃内的一些有害物质排出体外，对人体具有一定的保护作用。

推荐药材

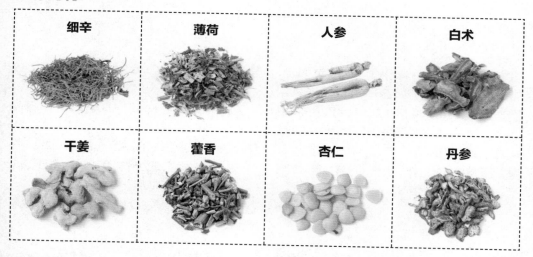

细辛	薄荷	人参	白术
干姜	藿香	杏仁	丹参

病因探析

中医认为，呕吐产生的主要原因在胃，与肝脾也有密切联系。暴饮暴食，多食生冷、辛辣、肥甘及不洁食物，皆会伤胃滞脾，胃气不降，上逆产生呕吐；恼怒伤肝、忧思伤脾，造成胃失和降，引起呕吐；病后体弱，劳倦过度，脾胃素虚，食滞胃中，上逆成呕；外邪犯胃，胃失和降之常，水谷随逆气上出，发生呕吐。

症状表现

呕吐初起呕吐物量多，有酸腐气味；病症时间较长者会时吐时止，吐出物量较少，酸臭气味较轻；由外感因素引起的呕吐频繁，会伴有发热、恶寒、脉实有力等症；病后虚弱者，呕吐无力，伴有精神萎靡、倦怠乏力、面色枯黄、脉弱无力等症。

预防护理

呕吐的预防护理要注意以下几方面：

（1）作息规律，养成良好的生活习惯。

（2）积极锻炼身体，增强自身抵抗力。

（3）保持心情舒畅，避免精神刺激，尤其是肝气犯胃者更要注意。

（4）饮食方面也要注意，避免暴饮暴食，少食生冷水果和食物，忌吃肥腻、辛辣等刺激性食物，戒除烟酒。

（5）平常要做好保暖工作，避免风寒暑湿等外邪侵袭。

柴胡细辛汤 《中医伤科学讲义》

方剂组成 柴胡、土鳖虫、丹参、制半夏、泽兰各10克,细辛、薄荷、川芎各5克,黄连3克。

制法用法 将上述中药材加水煎服。

适用病症 脑震荡或脑挫伤、头痛头晕、恶心呕吐。

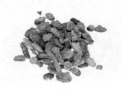

柴胡

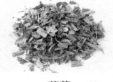

薄荷

丁蔻理中丸 《全国中药成药处方集》

方剂组成 人参、白术、干姜、炙甘草、丁香、白豆蔻各适量。

制法用法 将上述中药材加水煎服。

适用病症 脾胃虚寒、呕恶反胃。

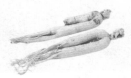

人参

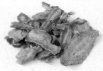

白术

姜夏灵砂丹 《本草纲目》

方剂组成 灵砂、蚌粉、半夏各30克,丁香49克,胡椒49粒,姜汁30毫升,姜汤适量。

制法用法 将灵砂、蚌粉同炒赤,然后用余药共制糊丸,如梧桐子大,每日服1次,用姜汤送服20丸。

适用病症 反胃呕吐、呃逆上气、肚腹冷痛、口吐清涎、大便泄泻。

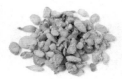

半夏

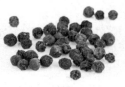

胡椒

六和茶 《全国中药成药处方集》

方剂组成 藿香、杏仁、木瓜、苍术各45克,厚朴、党参各30克,半夏、茯苓各60克,扁豆50克,砂仁、甘草各15克,茶叶120克。

制法用法 将上述中药材去杂质,杏仁去皮尖,苍术土炒,共研为粗末,每服9克,每日2次,加姜末煎汤饮服。

适用病症 脾胃久虚、恶心呕吐、渴欲饮水、咳嗽痰多。

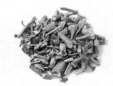

藿香

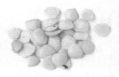

杏仁

清热养阴茶 《慈禧光绪医方选议》

方剂组成 甘菊、霜桑叶、带心麦冬各9克,羚羊角1.5克,白茯苓12克,广陈皮、炒枳壳各45克,鲜芦根2支。

制法用法 将芦根切碎,与剩余中药材共研为粗末,每日1剂,水煎代茶饮,温服。

适用病症 肝旺胃弱之干呕恶心、口苦咽干、嗳气吞酸等症。

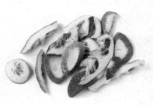

枳壳

和降止呕方 《当代中国名医高效验方 1000 首》

方剂组成 半夏、黄芩、党参、藿香、厚朴、炙甘草各10克，干姜6克，生姜3克。

制法用法 将上述中药材加水煎服，每日1剂。

适用病症 呕吐伴头晕、胸闷、咳喘。

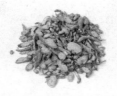
黄芩

柿蒂芦根饮 《实用食疗方精选》

方剂组成 柿蒂、芦根各10克。

制法用法 将上述中药材水煎取汁，频频温服。

适用病症 胃热呕吐、呃逆。

姜橘饮 《家庭食疗手册》

方剂组成 陈皮10克，生姜6克。

制法用法 将上述中药材用水煎煮，去渣取汁，趁温频少饮。

适用病症 胃寒呕吐、腹胀食少。

生姜止呕茶 《偏方妙用》

方剂组成 生姜3片，醋250毫升，红糖1匙，茶叶1小撮。

制法用法 将生姜片用醋浸腌1昼夜，用时取出生姜片加红糖1匙、茶叶1小撮，用沸水冲泡5分钟，代茶频频饮用。

适用病症 水土不服、反胃呕吐、食欲不振。

生姜

茶叶

呕吐散 《穴位贴药疗法》

方剂组成 大黄、丁香、甘草各适量。

制法用法 将上述中药材共研末，每取10克撮于黑膏药中间，敷脐部，或配胃俞、中脘穴，每日1换。

适用病症 胃中有热、食后即吐。

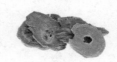
大黄

甘草

中药档案·芦根

【别名】芦茅根、苇根、芦头、芦芽根、芦柴根、顺江龙、苇子。

【入药】干燥根茎。

【性味】性寒，味甘。

【归经】归胃、肺经。

【功效】清热、泻火、生津、止渴、止呕、除烦、解毒、利尿。

【主治】胃热呕哕、烦热口渴、热病烦渴、热淋涩痛、热病伤津、肺热咳嗽、肺痈吐脓、小便短赤、衄血、吐血等症。

【禁忌】脾胃虚寒者忌服。

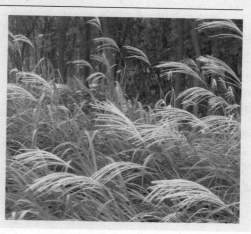

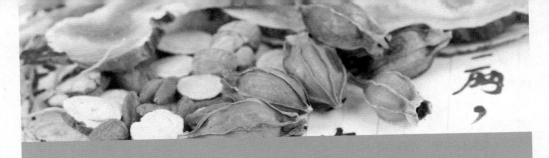

心悸

　　心悸是一种病症名，也是一种常见的症状，主要是指心中悸动不安、不能自主的病症。心悸的产生除了心脏本身的病症，还可能由其他病症诱发而起。心悸多发于冬季，易发人群以气血亏虚者、老年人为主。

推荐药材

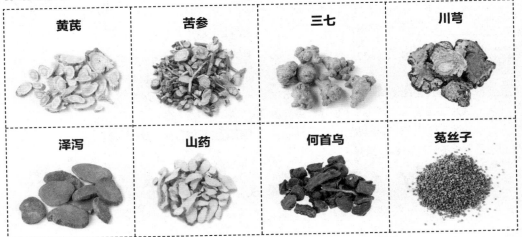

黄芪	苦参	三七	川芎
泽泻	山药	何首乌	菟丝子

病因探析

　　中医上将心悸的病因分为虚实两种，虚者主要是由体内气血、阴阳亏损所导致，实者是由气血运行不畅、痰火上心、心血阻塞等因素引起的。实际上，心悸的诱发因素多是二者共同作用。一般体质虚弱、饮食不良、劳累及情绪不佳都可能导致心悸。

症状表现

　　心悸多因情绪波动、劳累而发病，常伴有气短、胸闷、头晕、恶心、呕吐等症。一般病情较轻者称为惊悸，病情较重者称为怔忡。

预防护理

　　（1）保持室内清洁卫生、空气流通、干湿度适宜、光线照明柔和。

　　（2）生活中要保持心情舒畅，减少焦虑，做好情绪调节，不宜过度激动。

　　（3）积极参加户外活动，加强身体锻炼，以增强免疫力。

　　（4）在饮食上注意营养、水分、钠盐的摄入，宜食用清淡可口的食物，减少食用刺激性食物。

　　（5）心悸经常发作的患者应该多休息，同时尽量保证有人陪在身边，病情严重者需时住院治疗。

整脉饮 《当代中国名医高效验方 1000 首》

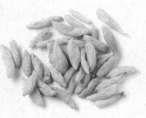

麦冬

方剂组成 生地黄、麦冬、丹参、黄芪、大青叶、茶树根各 15 克，桂枝、苦参各 12 克，甘草 6 克。

制法用法 将所有中药材用水煎煮，每日 1 剂，取药汁分 2 次服用。

适用病症 病毒性心肌炎及其后遗症伴心律失常者，症见心悸、心烦少寐、口干咽痛、舌质偏红等。

黄连生脉散 《浙江中医杂志》

方剂组成 夜交藤 15 克，麦冬、党参、酸枣仁各 12 克，黄连、炙五味子各 6 克。

制法用法 将所有中药材水煎服，每日 1 剂，分 3 次服，7 日为 1 个疗程，可随病情增减。

适用病症 心悸、早搏、怔忡等。

除颤汤 《吉林中医药》

方剂组成 丹参 20 克，苦参、炙甘草、五味子各 15 克，柏子仁、三七、川芎各 10 克。

制法用法 将上述中药材用水煎煮，取药汁服用，每日 1 剂。

适用病症 快速型心房纤颤。

甘草黄泽汤 《陕西中医》

方剂组成 炙甘草、生甘草、泽泻各 30 克，黄芪 15 克。

制法用法 将所有中药材用水煎煮，取药汁服用，每日 1 剂。

适用病症 室性早搏。

心率减速汤 《中国医学文摘—中医》

方剂组成 伏龙肝 100 克，山药 30 克，沙参、何首乌、牡蛎各 20 克，菟丝子 18 克，枸杞子、丹参各 15 克，厚朴 8 克。

制法用法 将所有中药材用水煎煮，每日 1 剂，口服药汁。

适用病症 窦性心动过速。

中药档案·甘草

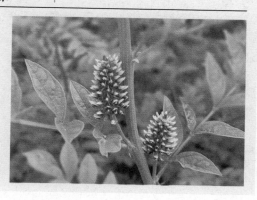

【别名】甜草根、红甘草、粉甘草。

【入药】根、茎。

【性味】性平，味甘。

【归经】归心、肺、脾、胃经。

【功效】润肺、解毒、健脾、健胃、补虚、壮筋骨。

【主治】脾胃虚弱、食欲不振、劳倦发热、肺痿咳嗽、心悸等。

【禁忌】与大戟、芫花、甘遂、海藻、远志不能同时使用；不宜长期使用，易引起浮肿。

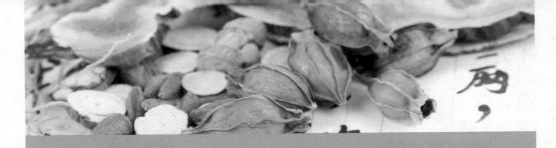

腹胀

腹胀是一种消化系统病症，腹部呈现出隆起状或是饱满感，主要是由胃肠功能紊乱所致。有时候腹胀是一种主观的感受，也可以在检查中客观地展现。腹胀多发生在胃部和小肠中，一般发生在饭后，儿童为多发人群。

推荐药材

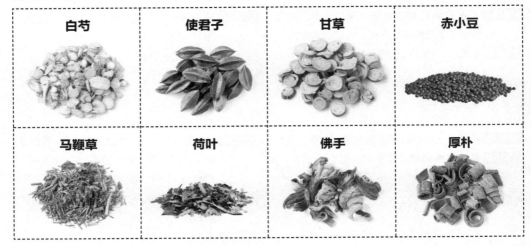

| 白芍 | 使君子 | 甘草 | 赤小豆 |
| 马鞭草 | 荷叶 | 佛手 | 厚朴 |

病因探析

在现代医学理论中，腹胀的病因主要有以下几种：

（1）饭后食物的发酵。饭后，大量回肠下端和升结肠内的细菌会把淤积在此的食物进行分解，产生大量的气体，导致结肠膨胀。

（2）肠道内的气体难以排出。由于一些原因导致肠道内的空气受到阻塞，无法排出体外，产生囤积，引起腹胀。

（3）空气的吸入。生活中经常出现这种现象：吃饭或说话时吸入空气就会产生咳嗽，这样也会引起腹胀。

症状表现

腹胀导致腹部隆起，常伴有腹痛、呕吐、腹泻、便秘、嗳气、排气增加，有时还会有发热及其他症状。

预防护理

（1）少食易产气食物，多食易消化食物。

（2）吃饭或讲话时应注意呼吸的节奏，避免吸入空气导致腹胀。

（3）腹胀时要进行适当的活动，以促进胃肠活动，推动腹内气体的排出。

（4）生活中预防各种胃肠疾病的发生，若有此类疾病应及时治疗。

健脾消胀汤 《中医杂志》

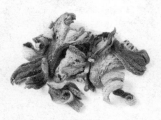

方剂组成 白芍、生稻芽、使君子、生谷芽各15克，冬瓜子12克，荷叶、香橼皮、佛手各6克，甘草3克，糖粉适量。

制法用法 将所有中药材用水煎煮，浓缩后晾干，加入适量糖粉调制成颗粒状；每日20克，分早、晚服用，共服14日。

适用病症 小儿脾胃虚弱导致的腹胀。

佛手

消胀汤 《中医内科学》

方剂组成 马鞭草、半边莲、陈葫芦、河白草、石打穿、六月雪各适量。

制法用法 将以上中药材任选1~3种，每味用量50克，用水煎煮，取药汁服用。

适用病症 臌胀腹水。

消胀方 《家用良方》

方剂组成 西瓜1个，蒜适量。

制法用法 将西瓜去顶，掏去3层的瓜瓤，用蒜填满后用原顶覆盖；然后放入锅内蒸熟，食用瓜蒜汤，一般3日就可消胀。

适用病症 腹胀。

萝卜子煎 《家用良方》

方剂组成 萝卜子50克。

制法用法 将萝卜子微炒，加1碗水后煎沸3次，口服。

适用病症 肚腹肿胀。

六和中饮 《笔花医镜》

方剂组成 枳实、陈皮、砂仁、泽泻各3克，厚朴5克，麦芽、山楂炭各6克。

制法用法 将以上中药材加水煎服，每日1剂，分2次服用。

适用病症 食积腹胀。

中药档案·马鞭草

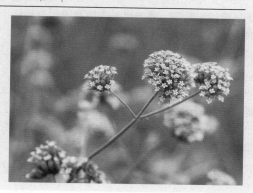

【别名】凤颈草、燕尾草、铁马鞭、茶米草。

【入药】地上部分。

【性味】性微寒，味苦。

【归经】归肝、脾经。

【功效】通经、利尿、消炎止痛、清热解毒、活血散瘀、利水消肿。

【主治】腹部有肿块、水肿腹胀、湿热黄疸、痢疾、疟疾、咽喉肿痛等症。

【禁忌】孕妇慎用。

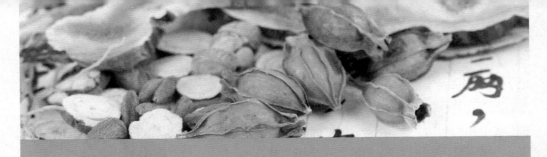

腹痛

　　腹痛主要是指由各种因素导致腹腔内外的脏器发生病变，因而产生的疼痛。腹痛常分为急性和慢性两种，二者的病因不同，产生的症状也大不相同。常见的腹痛主要有钝痛、疝痛和激痛。

推荐药材

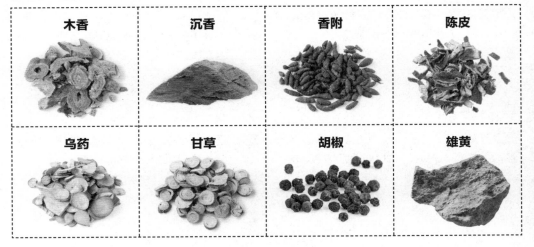

| 木香 | 沉香 | 香附 | 陈皮 |
| 乌药 | 甘草 | 胡椒 | 雄黄 |

病因探析

　　现代医学将腹痛的病因分为两类：一类是内脏病变导致的疼痛，这种疼痛显示病变已经伤及腹部和肠部；另一类是内脏器官自身的疼痛通过自主神经导致的疼痛。大多数腹痛是由消化系统疾病引起的。

症状表现

　　腹痛有急性和慢性之分，多和诱发的疾病类型有关，而且疼痛程度也和疾病类型有关。一般腹痛的部位就是疾病产生的部位。慢性腹痛的伴随症状较少，急性腹痛的伴随症状较多，一般有寒战、高热、黄疸等，甚至还会出现休克。

预防护理

　　腹痛是一种常见的病症，也是一种病状表现，对腹痛的预防护理主要有以下几点：

　　（1）养成规律的生活习惯，加强自身锻炼，多注意气候的变化，做好自身的防护。

　　（2）合理调节饮食，少食刺激性的食物，在进食时注意卫生，不挑食、不偏食，忌暴饮暴食。

　　（3）腹痛时要对症护理，在未明确诊断前不宜用镇痛药，以免掩盖真实的病情，错过最佳的治疗时间；确诊后要及时治疗，以减轻腹痛。

实用名方验方偏方推荐

复方五香散 《中国民间敷药疗法》

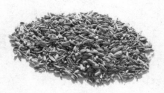

小茴香

方剂组成 木香、丁香、沉香、小茴香、香附、芍药、陈皮各 12 克，生姜 6 克。

制法用法 将所有中药材研末，炒热后贴敷在疼痛处，每日 2 次。

适用病症 小儿腹痛。

椒姜黄萸膏 《中国民间敷药疗法》

方剂组成 吴茱萸 12 克，胡椒 10 克，干姜 8 克，雄黄 3 克，姜汁适量。

制法用法 将所有中药材研末，然后调和姜汁成膏状，贴敷在腹部两侧即可。

适用病症 腹痛。

姜附酒 《药酒验方选》

方剂组成 干姜 60 克，制诃子 40 克，黄酒 500 毫升。

制法用法 将干姜、制诃子研末，然后用黄酒浸泡、密封，7 日后开封，每日 3 次，饭前温服 1 杯。

适用病症 心腹冷痛，症见呕吐、手脚出冷汗、喘咳等。

乌药汤 《千金翼方》

方剂组成 乌药、当归、木香、甘草、香附各适量。

制法用法 将所有中药材用水煎煮，取药汁口服。

适用病症 孕妇产后虚弱，小腹绞痛。

甘松粥 《饮食辨录》

方剂组成 甘松、粳米各 50 克。

制法用法 将甘松洗净，用水煎煮取药汁；把粳米熬粥，加入药汁，再煮 10 分钟即可服用。

适用病症 气郁导致的腹痛。

中药档案 · 小茴香

【别名】茴香、茴香子、怀香、香子、谷香。

【入药】果实。

【性味】性温，味辛。

【归经】归肝、肾、脾、胃经。

【功效】和胃、理气、疏肝、补肾、止痛、温肾散寒。

【主治】肾虚腰痛、小腹冷痛、胃痛、呕吐、痛经等症。

【禁忌】不能多食、久食；霉变后不能食用；结核病、糖尿病、干燥综合征患者不能食用。

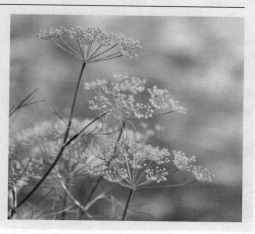

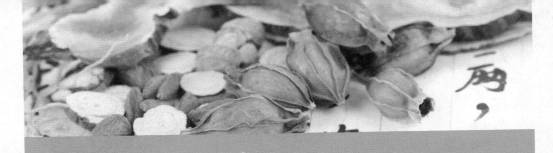

腹泻

　　腹泻俗称"拉肚子"，是一种常见病症，主要指排便次数过于频繁，且粪便稀薄。腹泻有急性和慢性之分，急性腹泻较为严重，须及时治疗。慢性腹泻的持续时间较长，且有反复发作的可能。

推荐药材

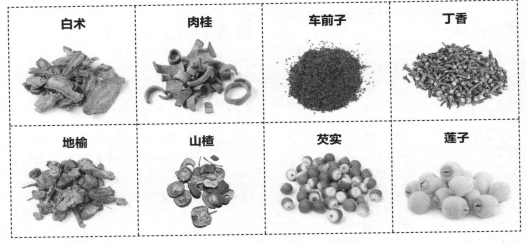

| 白术 | 肉桂 | 车前子 | 丁香 |
| 地榆 | 山楂 | 芡实 | 莲子 |

病因探析

　　慢性腹泻和急性腹泻的病因有较多不同，慢性腹泻的诱发因素较为复杂，治疗也较为困难。其病因主要有肠道感染、非肠道感染疾病、肿瘤和小肠吸收不良。急性腹泻较为常见，影响的因素也较为多样，主要有食用生冷食物、着凉、食物中毒、食物滞留、病毒感染和细菌感染等。

症状表现

　　急性腹泻发病急促，有时伴有发热和腹痛，粪便中偶含有血液；慢性腹泻持续时间长，粪便恶臭，常带脓血。

预防护理

　　对于腹泻，预防是关键。预防腹泻，要注意以下几个方面：

　　（1）注意饮食，不同的食物要分开贮存；尽量不要吃剩下的食物；海鲜一定要煮透煮熟；饭前要洗手。

　　（2）注意用水卫生，最好饮用煮沸的开水。

　　（3）注意生活环境卫生和个人卫生，室内要经常打扫、消毒；个人要勤洗澡、勤换衣；便后洗手。

　　（4）尽量减少与腹泻患者接触，最好不要共用餐具等。

止泻散 《经验方》

方剂组成 白术50克，丁香、肉桂各10克。

制法用法 将所有中药材研末，装瓶备用，使用时先用温水擦洗患者肚
脐，然后将药粉填满肚脐，用纱布固定，每1~2日换药1次，
每日用温热水袋贴敷肚脐1~2次，每次20分钟。

适用病症 小儿腹泻。

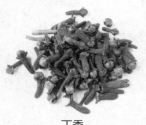

丁香

附片羊肉汤 《中国药膳学》

方剂组成 附片30克，羊肉2000克，生姜50克，
胡椒6克，食盐5克。

制法用法 将羊肉切成小块，入沸水锅中烧至无血
红色，去血水，与生姜、附片以武火煮
沸30分钟，转文火炖至羊肉熟烂，加胡
椒、食盐调味，吃肉喝汤。

适用病症 脾肾阳虚之腹泻。

二香葛根汤 《全国名老中医验方选集》

方剂组成 广藿香、葛根（煨）、橘皮、大腹皮、
焦山楂、茯苓、六一散各10克，广木香
6克，厚朴（炒）4克，神曲（炒）12克，
通草5克，生姜3片，荷叶1角，扁豆
叶14片。

制法用法 将所有中药材加水煎服，每日1剂，分2
次服用。

适用病症 暑湿泄泻、胸闷欲呕。

硫黄茶 《太平圣惠方》

方剂组成 硫黄、诃子皮、紫笋各9克。

制法用法 将硫黄研末，与诃子皮、紫笋和匀，水
煎代茶热服，每日1剂。

适用病症 五更泻。

姜茶饮 《圣济总录》

方剂组成 干姜、绿茶各3克。

制法用法 将干姜切丝，和绿茶一起加盖浸泡15分
钟，代茶频饮。

适用病症 寒湿所致泄泻。

中药档案 · 山楂

【别名】鼻涕团、柿楂子、山里果子。

【入药】果实。

【性味】性微温，味甘、酸。

【归经】归脾、胃、肝经。

【功效】消食健胃、行气散瘀、化浊降脂。

【主治】肉食积滞、胃脘胀满、泻痢腹痛、瘀
血经闭、产后瘀阻、心腹刺痛、胸痹
心痛、疝气疼痛、高脂血症。

【禁忌】胃酸分泌过多者慎用。

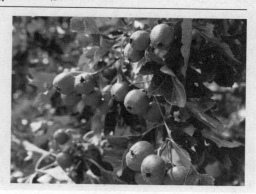

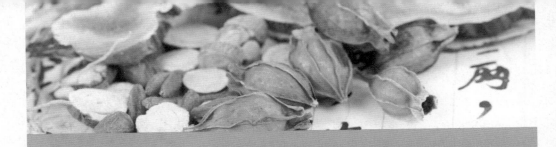

便秘

便秘并不是一种疾病，而是一种常见的症状，主要是指排便困难、粪便干结、量少等，如果这些症状超过 6 个月，就是慢性便秘。受干燥气候的影响，便秘多发生在秋季，老年人、孕妇、婴幼儿是便秘的易发人群。

推荐药材

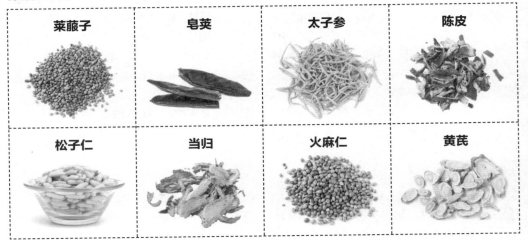

| 莱菔子 | 皂荚 | 太子参 | 陈皮 |
| 松子仁 | 当归 | 火麻仁 | 黄芪 |

病因探析

现代医学将便秘的病因分为两类，一类是功能性便秘，一类是器质性便秘。目前功能性便秘尚未有明确的病因，主要和日常生活有密切关系，包括工作紧张、压力过大、精神困扰、进食量减少、水分摄入不足、滥用药物、年老体弱等。器质性便秘主要和相关的疾病有关，包括肿瘤、直肠病变、神经系统疾病等。

症状表现

便秘的病因复杂，症状表现因病情的轻重略有差异，主要的症状有排便次数减少、排便困难、粪便干结、腹部常有疼痛或不适感，还会有失眠、多梦、烦躁等现象。便秘是一种较为缓慢的症状，在发病前可出现诸如贫血、发热、黑便等症状。

预防护理

便秘是一种发病率极高的病症，会影响人们的生活，日常生活中应注意以下几点：

（1）合理安排工作与生活，劳逸结合，加强锻炼，以改善胃肠功能。

（2）养成良好的排便习惯，及时排便。

（3）避免进食过少，食物过于精细，以免导致结肠运动的减少。

（4）及时治疗肛肠疾病，慎重用药。

（5）患者每天应多饮水，并进行适当的锻炼。

养阴清热润燥汤 《百治百验效方集》

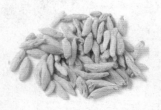
麦冬

方剂组成 熟地黄 12 克，天冬 8 克，麦冬 9 克，肉苁蓉 15 克，黑芝麻 20 克，牛奶、梨汁各 1 杯。

制法用法 将所有中药材加水煎煮，取药汁加入牛奶、梨汁，每日 1 剂，分 3 次饭前服用。

适用病症 便秘。

通幽灵汤 《当代中医实用临床效验方》

方剂组成 当归、莱菔子各 20 克，蜂蜜 200 毫升。

制法用法 将当归、莱菔子加 300 毫升水煎煮，熬煮 2 小时后滤渣取药汁，和蜂蜜调匀继续煮沸，装瓶备用，每日服用 2 次。

适用病症 习惯性便秘。

润肠饮 《百病奇效良方妙法精选》

方剂组成 番泻叶 10 克，蜂蜜适量。

制法用法 将番泻叶用 150 毫升开水冲泡 30 分钟，取药液加蜂蜜调和饮用。

适用病症 老年人便秘。

通导散 《理瀹骈文》

方剂组成 葱白 50 克，黄芪、红糖各 30 克，皂荚 10 克。

制法用法 将黄芪、皂荚研末，葱白捣烂取汁，红糖浓煎冷凉后搓成条状，然后将糖条浸泡在葱白汁中，撒上药末后放入肛门内。

适用病症 便秘。

通便饮 《广西中医药》

方剂组成 熟地黄、当归、玄参、白芍各 30 克，丹参 18 克，桃仁、红花、甘草各 9 克，紫苏子、杏仁各 6 克。

制法用法 将所有中药材加水煎服，每日 1 剂。

适用病症 习惯性便秘。

中药档案·柏子仁

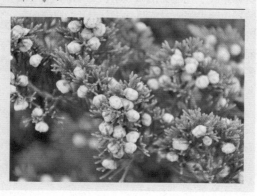

【别名】柏实、柏子、柏仁、侧柏子。

【入药】成熟种仁。

【性味】性平，味甘、辛。

【归经】归心、肝、脾经。

【功效】养心安神、润肠通便、止汗、止血、祛风清热。

【主治】肠燥便秘、虚烦失眠、阴虚盗汗、健忘、怔忡等症。

【禁忌】痰多者忌服。

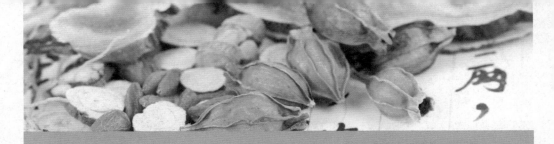

胃下垂

顾名思义，胃下垂即胃部的位置低于正常的位置。一般而言，胃部的位置较为固定，常位于腹腔的左上方，最低点不低于脐下2横指。胃下垂的产生主要和日常的生活习惯有关，高发人群主要有办公族、美食族、不规律饮食者。

推荐药材

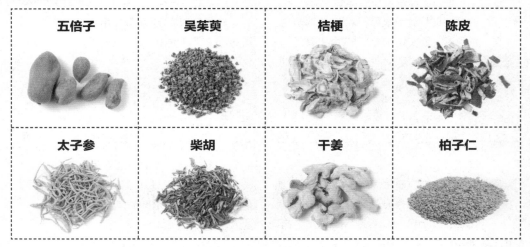

| 五倍子 | 吴茱萸 | 桔梗 | 陈皮 |
| 太子参 | 柴胡 | 干姜 | 柏子仁 |

病因探析

诱发胃下垂的直接因素是器官功能下降，特别是膈肌活动力的降低。器官功能下降主要表现为腹肌收缩力减弱、压力降低，胃膈韧带、胃肝韧带、胃脾韧带、胃结肠韧带过于松弛等，而导致这些器官功能降低的因素主要有不吃早餐、久坐、饭后剧烈运动、饮食过度等。

症状表现

胃下垂的主要症状有轻重之分，轻者几乎没有明显的症状，病情较重者主要有腹痛、恶心呕吐、便秘、腹胀及失眠、头痛等神经症状。

预防护理

预防胃下垂应注意以下几个方面：

（1）选择易消化、营养丰富的食物，忌暴饮暴食、饮食过度。

（2）吃饭时要细嚼慢咽，以减轻胃部进行消化时的负荷。

（3）饭后可以俯卧或右侧卧半小时，有利于食物快速进入十二指肠，减轻胃部压力。

（4）生活、工作中不宜久坐或长时间站立，饭后不宜做剧烈运动。

山药薏米粥 《偏方妙用》

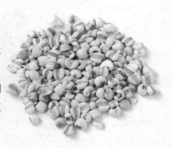

方剂组成 山药、芡实、茯苓、莲子肉、白术各9克,薏苡仁、白扁豆、党参各12克,黄芪20克。

制法用法 将白术、党参、黄芪用干净纱布包裹,和其他中药材一起加水煎煮40分钟,捞出纱布包和药渣,加入150克洗净的江米,继续煮烂成粥,分顿调入白糖食用,连食数日。

适用病症 胃下垂。

薏苡仁

提胃膏 《河北中医》

方剂组成 蓖麻子3只,五倍子1.5克。

制法用法 将所有中药材捣烂后贴敷肚脐,然后用关节镇痛膏固定,每日早、中、晚各热熨1次,一般第4日去掉。

适用病症 胃下垂。

加减乌龙丸 《山东中医杂志》

方剂组成 人参、砂仁、九香虫各30克,苍术60克,陈皮20克。

制法用法 将所有中药材共研细末,装入胶囊,每次服2克,每日服3次。

适用病症 胃下垂。

参芪提升方 《偏方妙用》

方剂组成 党参、焦白术、枳壳各9克,黄芪、炒山药各15克,升麻6克,炒莱菔子、砂仁各10克,干姜3克。

制法用法 将所有中药材加水煎服,每日1剂,分早、晚2次服用。

适用病症 胃下垂。

温中化饮汤 《山西中医》

方剂组成 吴茱萸、党参、桂枝各12克,白术、茯苓、陈皮、制半夏各10克,干姜20克,旋覆花15克,炙甘草6克,大枣6枚。

制法用法 将所有中药材加水煎服,每日1剂,15日为1个疗程。

适用病症 胃下垂。

中药档案·蓖麻子

【别名】红蓖麻、蓖麻仁、红肚卑子。

【入药】种子。

【性味】性平,味甘、辛,有小毒。

【归经】归大肠、肺经。

【功效】消肿、止痛、活血、祛风、解毒、杀虫、润肠通便。

【主治】胃下垂、阴囊肿痛、跌打瘀痛、破伤风、癫痫等症。

【禁忌】孕妇及便滑者忌服。

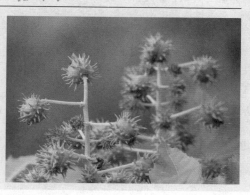

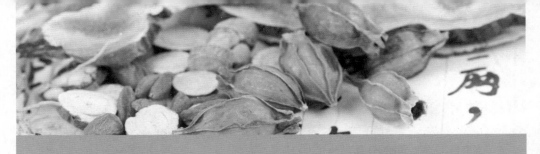

呃逆

呃逆俗称打嗝，是指气体从胃部向上，在喉间引起急而短的响声，主要是由横膈膜痉挛收缩引起的。呃逆常发生在饭后，持续时间一般都非常短，若是频繁发生或持续超过 24 小时就是难治性呃逆。

推荐药材

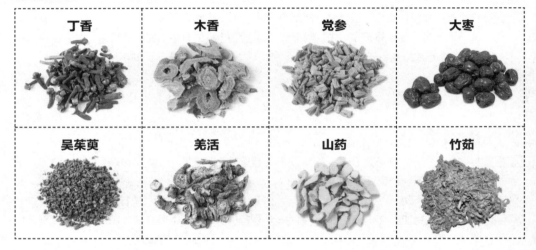

| 丁香 | 木香 | 党参 | 大枣 |
| 吴茱萸 | 羌活 | 山药 | 竹茹 |

病因探析

现代医学根据发生病变的部位将呃逆的病因分为三种，分别是外周性、中枢性和其他因素。外周性主要指呃逆反射弧向心路径受刺激，包括膈神经刺激、膈肌周围病变及迷走神经刺激等。中枢性主要指呃逆反射弧抑制功能的丧失。其他因素主要有药物因素、精神因素以及手术影响等。

症状表现

呃逆的主要症状表现为打嗝、腹胀或不适、排气障碍、嗳气等。

预防护理

呃逆是一种常见的生理现象，一般性呃逆都是持续一段时间后自动消失，也可以采取下列措施进行抑制：

（1）惊吓法。因为惊吓这种强烈的情绪刺激可通过皮层传到皮下中枢，从而抑制膈肌痉挛。

（2）食用一些刺激性的食物，如酸、苦、甜的水果。

（3）拉舌头，用洗干净的手将舌头尽量往外拉一会儿。

（4）发生呃逆时，采取方法打个喷嚏，如闻一下胡椒粉之类。

（5）针对难治性呃逆，需要及时进行药物治疗。

制呃方 《百病良方》

方剂组成 附片、葛根、白豆蔻、旋覆花、法半夏、茯苓各10克，党参12克，丁香、枳实、甘草各6克，炮姜3片。

制法用法 将附片先加水煎煮1小时，然后放入其他中药材，煎取药汁服用，每日1剂。

适用病症 手术后顽固性呃逆。

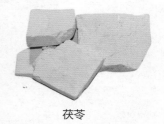

茯苓

橘皮竹茹汤 《金匮要略》

方剂组成 橘皮、竹茹各12克，生姜9克，甘草6克，人参3克，大枣5枚。

制法用法 将所有中药材加水1升，煮至300毫升，每次服100毫升，每日服3次。

适用病症 气逆不降、呃逆、呕吐。

郁金香方 《上海中医药杂志》

方剂组成 郁金、旋覆花、半夏、陈皮各10克，丁香、柿蒂各5克，代赭石15克。

制法用法 将所有中药材加水煎服。

适用病症 呃逆。

蛋羹止呃汤 《偏方妙用》

方剂组成 何首乌30克，柿蒂20克，鸡蛋2个。

制法用法 将何首乌、柿蒂放入砂锅内，加500毫升水，煎至250毫升，去渣后打入鸡蛋，每日服用2次，连服3日。

适用病症 顽固性呃逆。

芦根柿蒂汤 《百病饮食自疗》

方剂组成 鲜芦根、柿蒂各适量。

制法用法 将鲜芦根切碎，与柿蒂同煎汤，酌量服用。

适用病症 胃火上逆之呃逆。

中药档案·柿蒂

【别名】柿钱、柿丁、柿萼、柿子把。

【入药】干燥宿萼。

【性味】性平，味苦。

【归经】归胃经。

【功效】理气、降气、止呃、止咳、清热。

【主治】胃寒呃逆、虚寒呃逆、胃热呃逆等症。

【禁忌】不可与酸菜、黑枣、螃蟹、甘薯、鸡蛋、醋同食。

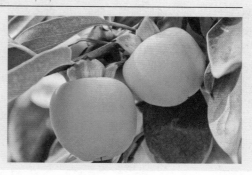

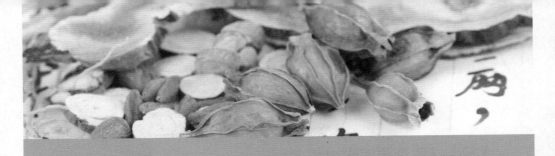

噎膈

噎膈是一种中医病名，分为噎和膈，噎主要是指食物吞咽不顺，膈是指食物下咽即吐。噎和膈是前后顺序，经常把二者并称，噎也可以单独出现。噎膈是一种统称，现代医学中很多疾病如食管炎、食管狭窄、食管溃疡等都属于噎膈的范畴。本病多发于老年男性人群。

推荐药材

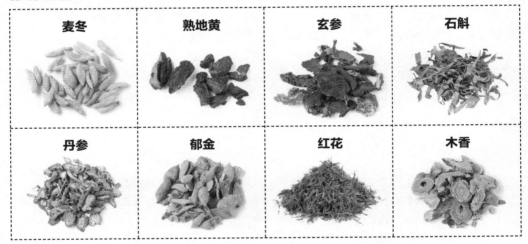

| 麦冬 | 熟地黄 | 玄参 | 石斛 |
| 丹参 | 郁金 | 红花 | 木香 |

病因探析

噎膈是由一系列的病理变化所致，主要的诱发因素有两种，一是不良的情绪，二是饮食不节。忧思过度、郁闷、恼怒等不良的情绪容易导致脾、肝等脏器损伤，痰淤阻塞食道，饮食难以下咽。饮食不节主要指过多食用刺激性食物、饮酒等，导致痰热郁结，食管干涩，下咽即吐。

症状表现

噎膈的主要症状为吞咽困难、胸膈疼痛、口干舌燥、舌红苔腻、大便干结、肌肤干燥、长时间噎膈会导致面浮足肿、形体消瘦。

预防护理

针对诱发噎膈的两种原因，可以采取有效的措施进行预防：

（1）日常生活中要注意情绪的调节，避免忧思过度，学会克制自己的情绪，保持平和的心境，并注意劳逸结合。

（2）养成良好的饮食习惯，少食刺激性食物，进食时不宜过快，多食用营养丰富、蛋白质含量高的食物，如牛奶、羊奶、肉汁、蜂蜜、藕汁、梨汁等流质饮食。

（3）戒酒戒烟，特别是烈性酒最好不要饮用。

养阴止噎方 《当代中国名医高效验方 1000 首》

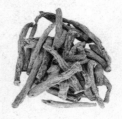

玉竹

方剂组成 玉竹 15 克，天冬、麦冬、生地黄、熟地黄、当归、生白芍、玄参、石斛各 9 克，甘草 3 克，柿蒂 3 个。

制法用法 将所有中药材用水煎煮，取药汁服用，每日 1 剂。

适用病症 老年人气结津亏导致的噎膈。

桃红丹参饮 《袖珍中医处方》

方剂组成 石见穿 15 克，丹参、生地黄各 12 克，郁金 10 克，当归、桃仁、红花各 9 克。

制法用法 将所有中药材用水煎煮，取药汁服用。

适用病症 噎膈。

五膈方 《当代中药外治临床大全》

方剂组成 干姜、吴茱萸、香豉、杏仁（去皮、尖）、花椒各等份。

制法用法 将所有中药材分炒，混合研末，然后炼蜜为丸，擦拭胸口，每日数次。

适用病症 噎膈反胃。

八角金盘汤

《安徽省安庆市第一人民医院马吉福方》

方剂组成 八月札 30 克，半枝莲、急性子各 15 克，生山楂、丹参各 12 克，青木香、八角金盘各 10 克。

制法用法 将所有中药材加水煎服。

适用病症 食道癌等引起的噎膈。

砂仁藕粉 《北京卫生职业学院资料》

方剂组成 砂仁 1.5 克，木香 1 克，藕粉、白糖各适量。

制法用法 将砂仁、木香研末后与藕粉和白糖混合，用温水冲服。

适用病症 噎膈。

中药档案·急性子

【别名】金凤花子、凤仙子、透骨草、凤仙花、指甲花。

【入药】成熟种子。

【性味】性温，味微苦，有小毒。

【归经】归肺、肝经。

【功效】消积、软坚、活血、化瘀、通经。

【主治】噎膈、经闭、难产、腹部有肿块、跌打损伤等症。

【禁忌】孕妇忌服。

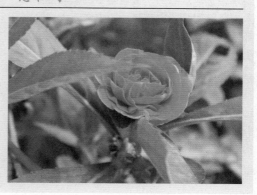

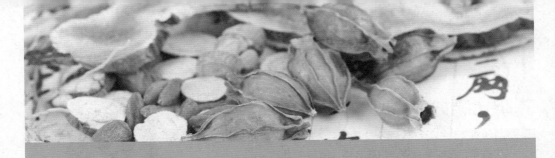

绦虫病

绦虫病是由幼绦虫寄生在肠道内引发的疾病。常见的绦虫病主要包括牛肉绦虫病和猪肉绦虫病。绦虫在进入人体后作为终宿主吸附在肠黏膜上，破坏胃肠黏膜，引发炎症。绦虫病的高发人群主要是小儿和嗜好肉食的人。

推荐药材

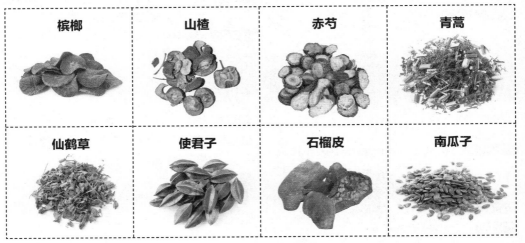

槟榔	山楂	赤芍	青蒿
仙鹤草	使君子	石榴皮	南瓜子

病因探析

绦虫病的诱发因素主要是绦虫，而绦虫主要来源于未煮熟的、含有囊虫的猪肉或牛肉，人们在食用这些食物时，囊虫进入人体吸附在肠壁上，经过一段时间发育后形成绦虫，从而引发感染，导致疾病的产生。

症状表现

疾病初期，主要症状为上腹部隐痛、有不适感，偶有恶心呕吐，肛门伴有瘙痒。长期患有绦虫病会导致面色苍白、形体消瘦、食欲不振、全身无力等全身症状。

预防护理

（1）要预防绦虫病，就要绝对禁止食用生肉，特别是生猪肉和生牛肉。

（2）注意个人卫生，勤洗澡、勤换洗内衣裤，饭前便后要洗手。

（3）儿童是绦虫病的高发人群，尽量每天给其洗澡，特别是在玩耍、排便后要洗手。

（4）生肉和熟肉要分开放、分开切，烹饪肉类时要煮熟，因为绦虫无法在100℃的环境下生存。

（5）购买肉类最好到正规超市、厂家购买，选择新鲜、有品质保证的肉类。

实用名方验方偏方推荐

驱绦散 《百病奇效良方妙法精选》

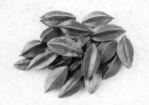
使君子

方剂组成 南瓜子150克，槟榔100克，使君子、山楂各30克，芒硝10克。

制法用法 将南瓜子、使君子和山楂研末，早晨空腹服用，2小时后把槟榔和芒硝用水煎煮，取药汁服用。

适用病症 绦虫病。

仙鹤草煎剂 《百病良方》

方剂组成 仙鹤草60克。

制法用法 将仙鹤草用水煎煮，取药汁服用。

适用病症 绦虫病。

外治法 《中医外治方药手册》

方剂组成 陈醋适量。

制法用法 用陈醋每晚清洗肛门。

适用病症 绦虫病。

祛虫合剂 《家庭实用便方》

方剂组成 槟榔、石榴皮各36克，雷丸30克。

制法用法 将槟榔和石榴皮用水煎煮，雷丸研末，用药汁冲雷丸末，空腹服用，每日1次，连续服用3日。

适用病症 绦虫病。

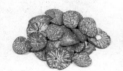
槟榔

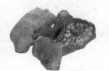
石榴皮

银胡清虫汤 《祖传秘方大全》

方剂组成 厚朴45克，银柴胡、生姜粉、赤芍各9克，青蒿6克。

制法用法 将所有中药材用水煎服，每日2次，每次间隔6小时。

适用病症 绦虫病。

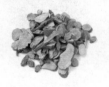
赤芍

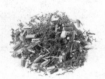
青蒿

中药档案·槟榔

【别名】槟榔玉、大腹槟榔、花大白、大腹子。

【入药】种子。

【性味】性温，味苦、辛。

【归经】归胃、大肠经。

【功效】驱虫、消积、利水。

【主治】绦虫病、蛔虫病、姜片虫病、疟疾、食积腹痛、泻痢后重、水肿胀满等症。

【禁忌】气虚下陷者慎服；不宜多食。

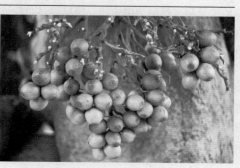

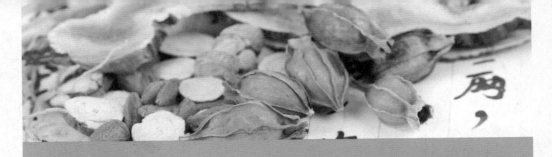

蛲虫病

　　蛲虫病是一种非常流行的感染性疾病，是指由肠道寄生虫引发肛门、会阴部瘙痒的病症。蛲虫病一般通过自身感染和异体感染两种方式传染，儿童是高发人群，一年四季都很流行，危害性较大。

推荐药材

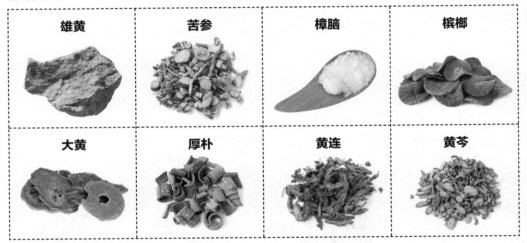

| 雄黄 | 苦参 | 樟脑 | 槟榔 |
| 大黄 | 厚朴 | 黄连 | 黄芩 |

病因探析

　　蛲虫感染者是蛲虫病的唯一传染源，主要有自身感染和异体感染两种。自身感染是患者体内寄生有蛲虫，然后侵入大肠引发感染；异体感染是通过接触蛲虫虫卵，使其通过口腔进入人体内引发感染。

症状表现

　　蛲虫病的症状表现不是很明显，有部分患者完全无症状，常见的症状主要有肛门或会阴部瘙痒、食欲不振、恶心呕吐、腹痛腹泻、精神萎靡、小儿哭闹不安等。蛲虫病还会引发其他疾病，如阴道炎、阑尾炎等。

预防护理

　　蛲虫的寿命较短，但抵抗力较强，针对蛲虫病要预防与护理同时进行，在个人预防的同时也要做好集体预防。

　　（1）保持个人卫生，勤洗澡、勤洗手、勤换床单衣物，饭前便后要洗手，特别是儿童在玩耍后要洗手。

　　（2）保持生活环境清洁卫生，室内常通风，常打扫，定期进行消毒。

　　（3）减少与患者接触，避免间接传播。当家中有人患病时，要对家中物品进行消毒，衣物、日常用品分开，休息时要分床而居。

实用名方验方偏方推荐

灭蛲灵 《百病奇效良方妙法精选》

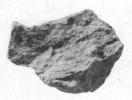

雄黄

方剂组成 雄黄、苦参各 3 克，樟脑适量。

制法用法 将所有中药材研末，用纱布包裹后蘸上醋或香油，睡觉前塞进肛门处，每晚 1 次。

适用病症 蛲虫病。

除蛲散 《土单验方选编》

方剂组成 雷丸、大黄各 15 克，牵牛子 9 克。

制法用法 将所有中药材研末，用开水送服，每日 2 次，每次 9 克。

适用病症 蛲虫病。

鸡蛋炒韭菜 《偏方大全》

方剂组成 鸡蛋 1 个，韭菜 80 克。

制法用法 按照日常炒法将二者炒熟，调味后食用。

适用病症 蛲虫病。

净蛲汤 《祖传秘方大全》

方剂组成 广木香 45 克，厚朴 6 克，槟榔、使君子仁各 4.5 克，苦楝皮、黄芩、黄连、麦芽（炒）、枳壳（炒）、大黄各 3 克。

制法用法 所有中药材用水煎，取汁一次服下，再煎再服，小儿用量酌减。

适用病症 蛲虫病。

槟榔饮 《百病良方》

方剂组成 槟榔 30 克。

制法用法 将槟榔捣碎后用水浸泡 1 夜，然后用水浓煎 1 小时，每日空腹服用 1 次，连续服用 2~3 日。

适用病症 蛲虫病。

中药档案·牵牛子

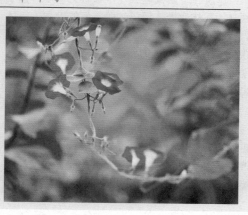

【别名】黑牵牛、白牵牛、黑丑、白丑、二丑、喇叭花。

【入药】种子。

【性味】性寒，味苦，有毒。

【归经】归大肠、肺、肾经。

【功效】祛痰逐饮、泻水消肿、杀虫攻积。

【主治】水肿、喘满、痰饮、脚气、虫积食滞、大便秘结等症。

【禁忌】不能与巴豆同用；孕妇及胃弱气虚者忌服。

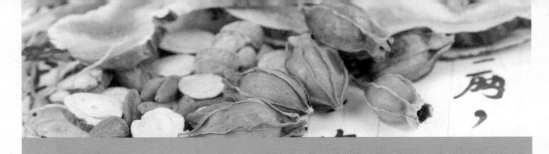

水肿

水肿是指组织间隙或体腔内有过量的体液潴留。其中，体腔内体液增多一般称积液。水肿分为局部性和全身性，局部性水肿主要是单个组织产生的体液增多，全身性水肿则同时有浆膜腔积液。

推荐药材

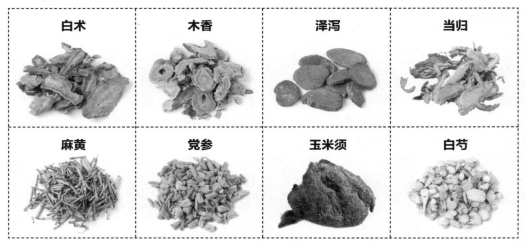

| 白术 | 木香 | 泽泻 | 当归 |
| 麻黄 | 党参 | 玉米须 | 白芍 |

病因探析

水肿在《黄帝内经》中被称为"水"。中医认为人体水液的运行依赖于气的推动，包括脾气、肺气、心气、肾气。当身体感受外邪、饮食失调或劳累过度后，都会导致诸气的失衡，使体内的水液潴留，蔓延至不同的组织，甚至全身，即是发生水肿。

症状表现

初期水肿多从眼睑开始，之后蔓延至头部、四肢、背部或全身。病情较轻者仅眼睑、足胫产生浮肿，肿胀处皮肤绷紧、光亮；病情严重者会出现腹部膨胀、心悸、胸闷、唇黑等。

预防护理

关于水肿的护理，可以采取以下措施：

（1）控制好水、钠的摄入，饮水量可以根据尿量而定，在病情严重时可以实行无盐饮食。

（2）饮食上要多食用利湿消肿的食物，少食味重的食物。

（3）不可穿过紧的衣物，尤其是臀部和大腿的位置。

（4）保持作息规律，劳逸结合，病情严重者须卧床休息。

（5）患病期间，要保持乐观积极的心情，并进行适度的锻炼。

 # 实用名方验方偏方推荐

益气养血利水汤 《广西中医药》

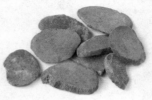
泽泻

方剂组成 生黄芪、党参各15克，当归12克，白术、泽泻、白芍、阿胶、汉防己、木香各10克，陈皮5克。

制法用法 将所有中药材用水煎煮，分2次服用，每日1剂，15剂为1个疗程。

适用病症 妇女特发性水肿症。

防己黄芪汤加味 《陕西中医》

方剂组成 玉米须、赤小豆各30克，生黄芪、防己各15克，土炒白术10克，大枣5枚，生姜3片。

制法用法 将所有中药材用水煎煮，每日1剂，分2次服用。

适用病症 功能性水肿，症见下肢水肿、肢麻乏力。

商陆饮 《吉林中医药》

方剂组成 生杜仲50克，商陆、泽泻各25克。

制法用法 将所有中药材用水煎煮，每日1剂，分3次服用，每次100毫升，30日为1个疗程。

适用病症 肾性水肿。

消水丹 《祖传秘方大全》

方剂组成 商陆18克，甘遂、牵牛子、防己各15克，葶苈子9克。

制法用法 将所有中药材研末，每日1次，每次服用2~3克。一般服用后泻水3~4次。

适用病症 肾病水肿。

商陆麻黄汤 《浙江中医杂志》

方剂组成 茯苓皮、赤小豆各10克，泽泻6克，商陆3~6克，麻黄1.5~3克。

制法用法 先将麻黄煎煮去沫，然后将其余中药材用水煎煮，混合后取药汁服用，每日1剂。

适用病症 水肿。

中药档案 · 商陆

【别名】章陆、章柳根、见肿消、当陆、洋商陆、花商陆。

【入药】根。

【性味】性寒，味苦，有毒。

【归经】归肺、脾、肾、大肠经。

【功效】解热、化痰、止咳、利尿、利水消肿、解毒散结。

【主治】水肿胀满、痈肿疮毒、脚气、喉痹、恶疮等症。

【禁忌】孕妇忌用。

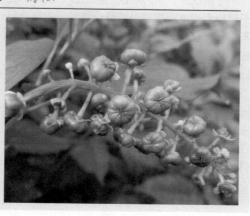

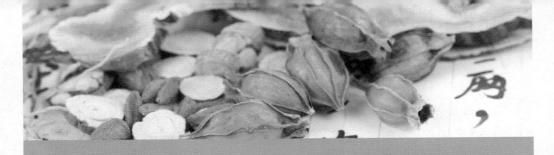

疟疾

疟疾是一种由疟原虫引发感染的虫媒传染病，可经蚊虫叮咬或输入带疟原虫者的血液而感染。我国较为常见的疟原虫为间日疟原虫和恶性疟原虫。疟疾主要表现为周期性规律发作，长期反复发作后，可引起脾肿大和贫血。

推荐药材

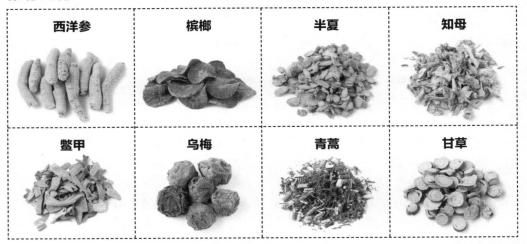

| 西洋参 | 槟榔 | 半夏 | 知母 |
| 鳖甲 | 乌梅 | 青蒿 | 甘草 |

病因探析

中医认为，引起疟疾的病因是感受疟邪，引起瘅疟的疟邪被称为瘅毒或瘅气，主要流行于南方。现代医学得出疟疾的主要病因是人体感染疟原虫。

症状表现

疟疾的病程可分为四个阶段，分别是潜伏期、发冷期、发热期和出汗期。潜伏期症状表现不明显，可因人体免疫力、感染方式不同存在差异；发冷期主要表现为四肢发冷、全身颤抖、口唇发绀、脸色苍白和肌肉关节疼痛等；

发热期表现为体温升高、头痛、皮肤干燥、气促、口渴、尿短色深、心悸等，病情严重者会出现抽搐或不省人事；出汗期时全身出大汗，体温恢复正常，感到困倦，食欲开始恢复，此时进入间歇期。

预防护理

（1）夏秋季节防止蚊虫叮咬，室内可以用纱门、纱窗、蚊香等进行防蚊，野外可以使用驱蚊剂、蚊帐等装备。

（2）进入疟疾流行高发区的人员，可以配备抗疟药，但连续服药不宜超过3个月。

实用名方验方偏方推荐

截疟饮《家庭实用便方》

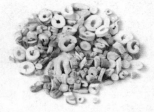

牡丹皮

方剂组成 生石膏30克，鳖甲、粳米各15克，生地黄12克，西洋参、牡丹皮各9克，知母7克，青蒿6克，甘草3克。

制法用法 先将生石膏用水煎煮，然后加入剩余中药材煎煮，取药汁服用，每日1剂。

适用病症 疟疾。

常山饮《中医内科学》

方剂组成 常山、槟榔、半夏、乌梅各9克。

制法用法 将上述中药材用水煎煮，取药汁服用，每日1剂，连续服用3日。

适用病症 疟疾。

知贝夏散《中医外治方药手册》

方剂组成 知母、贝母、半夏各3克，生姜适量。

制法用法 将知母、贝母和半夏研末，生姜捣烂取汁，在发病前2小时用生姜汁擦拭神阙穴，然后将药末撒在神阙穴上，用纱布固定，疟疾发作后6小时取下。

适用病症 疟疾。

丁香末《祖传秘方大全》

方剂组成 丁香适量。

制法用法 将丁香研末，大人取2小撮，儿童取1小撮，疟疾发作前将药末放入肚脐中，敷上膏药。

适用病症 疟疾。

青蒿煎《中医内科学》

方剂组成 青蒿30克。

制法用法 将青蒿用水煎煮，在疟疾发作前2小时服用，连续服用3日。

适用病症 疟疾。

中药档案·青蒿

【别名】草蒿、臭蒿、苦蒿、香蒿、蒿子。

【入药】干燥地上部分。

【性味】性寒，味苦、辛。

【归经】归肝、胆、肾经。

【功效】截疟、清虚热、解暑、凉血、止咳、化痰、平喘、解热、除骨蒸。

【主治】疟疾寒热、疥疮、瘙痒、暑邪发热、骨蒸劳热、湿热黄疸等症。

【禁忌】脾胃虚寒者慎服；不能与当归、地黄同用。

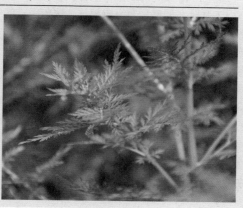

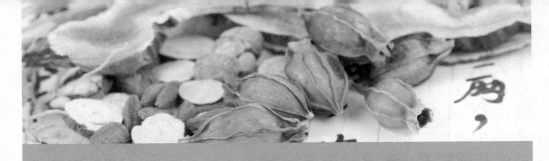

黄疸型肝炎

黄疸型肝炎是指由各种病因引起、伴有皮肤黏膜黄染的肝炎。黄疸型肝炎不是一个独立的病种，而是一种具体的症状表现。当血清胆红素超过 17.1μmol/L，且有黄疸表现者，即为黄疸型肝炎。

推荐药材

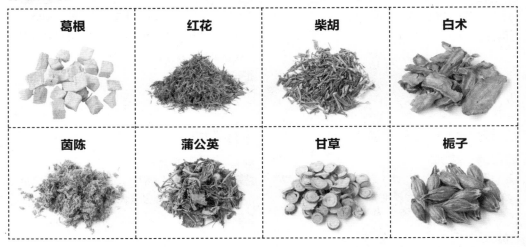

葛根	红花	柴胡	白术
茵陈	蒲公英	甘草	栀子

病因探析

黄疸型肝炎的诱发因素多种多样，常见的有以下几种：酗酒导致肝脏损伤、遗传因素的影响、肝炎病毒导致的感染、一些化学毒物和药物带来的损伤或一些疾病的诱发（如脂肪肝等）。此外，其他嗜肝病毒的感染也能引起黄疸型肝炎。

症状表现

黄疸型肝炎的症状表现主要分为肝炎和黄疸，其中肝炎的临床表现主要有恶心、乏力、食欲不振、肝部肿大、肝功能下降等；黄疸的主要症状是皮肤呈现浅黄色至黄色，有时会出现瘙痒。急性黄疸型肝炎的症状较为常见，早期出现乏力、呕吐、食欲不振、腹部疼痛，中期皮肤颜色加深、尿黄，后期开始恢复。

预防护理

（1）合理膳食，均衡营养，戒烟少酒。

（2）劳逸结合，保证睡眠。充足的休息和睡眠是养肝护肝的关键。

（3）衣服穿着要舒适宽松，减少衣物与皮肤的摩擦。

（4）谨慎服用药物。肝脏是多数药物的代谢器官，药物服用过多会影响肝功能。

解毒退黄汤《四川中医》

方剂组成 青蒿尖、茯苓、鸡内金各5克，半夏、山豆根、川楝子、
甘草各3克，板蓝根8克，山药、白茅根各12克。

制法用法 将所有中药材加水煎服，每日1剂，分3次服用。

适用病症 黄疸型肝炎。

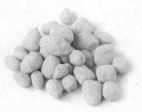

半夏

消炎利胆茶《经验方》

方剂组成 茵陈、玉米须、蒲公英各30克，白糖适量。

制法用法 将所有中药材用水煎煮后取药汁，加入
白糖温服，每日3次，每次250毫升。

适用病症 黄疸型肝炎。

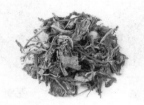

蒲公英

金茵六一散《湖北中医杂志》

方剂组成 茵陈30~60克，滑石20~30克，金钱
草10~20克，甘草5~10克，枳壳3~6克。

制法用法 将所有中药材用水煎煮，取药汁分3次
服用。

适用病症 黄疸型肝炎。

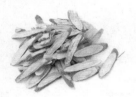

甘草

中药档案·茵陈

【别名】茵陈蒿、绒蒿、白蒿、猴子毛、细叶青蒿、
安吕草。

【入药】地上部分。

【性味】性微寒，味苦、辛。

【归经】归脾、胃、肝、胆经。

【功效】清热、利湿、退黄疸。

【主治】黄疸尿少、湿疮瘙痒、传染性黄疸型
肝炎、小便不利、瘀热在里等症。

【禁忌】不宜用量过大，否则会引起恶心、腹
泻等。

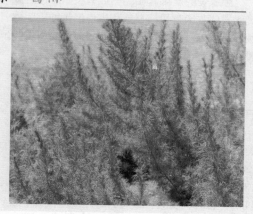

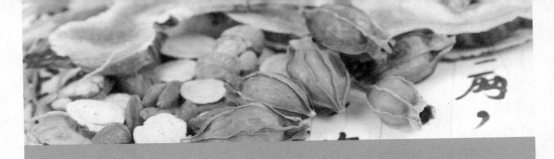

胆囊炎

胆囊炎是一种较为常见的疾病，是由胆囊遭到阻塞而引发的炎症。胆囊炎的发病率比较高，发病较为突然，产生的疼痛十分剧烈，一般有急性和慢性之分。胆囊炎的高发人群主要是肥胖者、40岁以上中老年人、女性以及经常不吃早餐者。

推荐药材

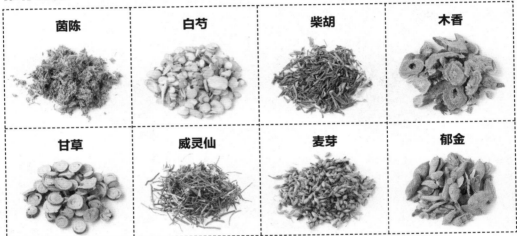

| 茵陈 | 白芍 | 柴胡 | 木香 |
| 甘草 | 威灵仙 | 麦芽 | 郁金 |

病因探析

胆囊炎的发病常和胆石症有关，急性胆囊炎的发病主因就是结石或寄生虫嵌顿梗阻胆囊颈部。此外，胆囊管的扭转、狭窄也会引发胆囊炎。

症状表现

胆囊炎分为急性胆囊炎和慢性胆囊炎，二者的症状表现有所不同。

急性胆囊炎主要表现为发作急促、右上腹剧痛或绞痛、恶心、呕吐、畏寒、发热，少见有黄疸。

慢性胆囊炎主要表现为病程较长、右上腹钝痛、恶心、反酸、嗳气、消化不良、右下肩胛区疼痛，少见有黄疸。

预防护理

（1）规律饮食是预防结石的最有效途径。结石是影响胆囊炎的主要原因之一，规律的饮食能够减少或避免结石的产生，从而达到预防胆囊炎的效果。

（2）控制脂肪和胆固醇。肥胖也是诱发胆囊炎的因素之一，因此控制脂肪和胆固醇的摄入，能在一定程度上避免胆固醇结石的形成。

（3）讲究个人卫生，防止蛔虫感染。肠道、肝道寄生虫也能诱发胆囊炎的产生，因此应在日常生活中注意个人卫生。

疏肝利胆汤 《山东中医杂志》

方剂组成 茵陈、麦芽、金钱草各 30 克，白芍 20 克，川楝子 15 克，柴胡、延胡索各 12 克，枳壳、木香各 10 克，大黄（后下）、甘草各 6 克。

制法用法 将所有中药材用水煎煮，取药汁服用。

适用病症 胆囊炎。

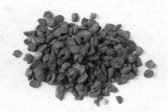

延胡索

大黄郁金汤 《山东中医杂志》

方剂组成 生大黄、郁金、川楝子各 15 克，积雪草、栀子各 12 克。

制法用法 将所有中药材用水煎煮，取药汁服用，每日 1 剂。

适用病症 胆囊炎。

柴胆牡蛎汤 《经验方》

方剂组成 生牡蛎 30 克，柴胡、胆草各 10 克。

制法用法 将所有中药材用水煎煮，取药汁服用，每日 1 剂。

适用病症 胆囊炎。

威灵仙汤 《百病良方》

方剂组成 威灵仙 30 克。

制法用法 将中药材用水煎煮，取药汁服用，每日 1 剂，10 日为 1 个疗程。

适用病症 胆囊炎。

金钱草汤 《中医外科学》

方剂组成 金钱草 120~140 克。

制法用法 将中药材用水煎煮，取药汁，代茶饮。

适用病症 胆囊炎。

中药档案 · 柴胡

【别名】红柴胡、北柴胡、山菜、茹草、柴草、芘胡。

【入药】根。

【性味】性微寒，味苦、辛。

【归经】归肝、胆经。

【功效】疏肝解郁、解表退热、升发清阳、升提中气。

【主治】胆道感染、胆囊炎、肝炎、疟疾等症。

【禁忌】不能与皂荚、女菀、藜芦同用。

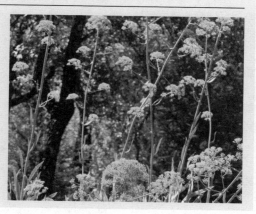

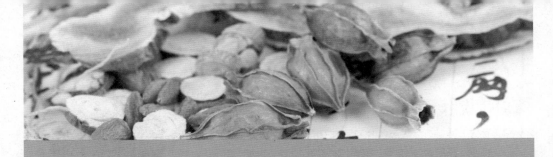

胆结石

胆结石是一种常见疾病，又称胆石症，是指胆囊或胆管内发生结石的病症。结石的形成过程较为缓慢，但形成后可引发感染，导致其他疾病的产生。在现代生活中，胆结石的发病率较高，一般饮食不规律者和孕妇是高发人群。

推荐药材

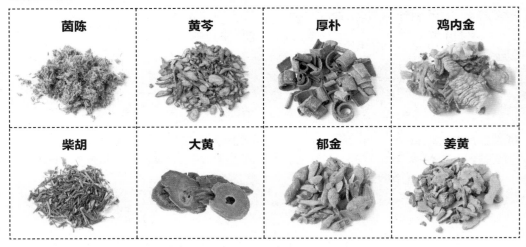

| 茵陈 | 黄芩 | 厚朴 | 鸡内金 |
| 柴胡 | 大黄 | 郁金 | 姜黄 |

病因探析

（1）饮食不规律，饭后食用零食。长期不吃早餐使胆汁浓度增加，饭后食用零食不利于消化和胆汁排泄，易形成胆固醇积淀。

（2）久坐，运动少。久坐容易导致胆囊肌的收缩力下降，胆汁易淤积，诱发胆结石。

（3）肝硬化患者。肝硬化会导致肝胆功能下降、胆囊收缩功能低下，加上其他因素便可诱发胆结石的产生。

（4）遗传因素。部分胆结石是由遗传因子诱发的，胆固醇结石患者的近亲中更常发生胆结石。

症状表现

胆结石有胆囊结石和肝胆管结石两种。胆囊结石的症状表现较少，急性感染时会出现上腹压痛；肝胆管结石的症状表现较多，常见的症状有腹痛、发冷、发热、黄疸等，还会引发其他疾病。

预防护理

作为肠道疾病的一种，预防护理胆结石应从日常饮食出发，主要方法有多喝水、少吃盐、少吃糖和动物内脏、少喝酒、多食用蔬菜和水果、睡前不宜喝牛奶、早餐要吃、晚餐要早吃等。

实用名方验方偏方推荐

利胆排石汤 《实用专病专方临床大全》

方剂组成 金钱草、茵陈、莱菔子各 30 克，生大黄 20 克，黄芩、厚朴、芒硝各 15 克，香附、三棱、莪术各 12 克。

制法用法 将所有中药材用水煎煮，取药汁服用，每日 1 剂。

适用病症 胆道术后残余结石。若是气滞型可以去黄芩和芒硝，加入柴胡和郁金；若是脓毒型可以去三棱和莪术，加入金银花、连翘或败酱草。

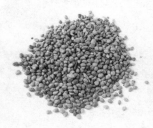

莱菔子

金钱开郁散 《中医实践经验录》

方剂组成 金钱草 30 克，柴胡、枳实、白芍、海螵蛸、浙贝母各 9 克，郁金 6 克，甘草 3 克。

制法用法 将所有中药材加水煎服，每日 1 剂，分 2 次服用。

适用病症 胆结石。

胆金饮 《经验方》

方剂组成 龙胆草、左金丸各 9 克。

制法用法 将龙胆草用水煎煮，取药汁送服左金丸，每次 3 克，每日 3 次。

适用病症 胆结石。

消石汤 《新中医》

方剂组成 金钱草 30 克，茵陈 20 克，柴胡 15 克，郁金 12 克，姜黄、生大黄各 10 克，鸡内金 6 克。

制法用法 将所有中药材用水煎煮，取药汁服用，每日 1 剂，1 个月为 1 个疗程。

适用病症 胆结石。

硝黄泡服方 《江苏中医药》

方剂组成 芒硝 10 克，龙胆草 6~10 克，大黄 1 克。

制法用法 将芒硝研末，和龙胆草、大黄一起用开水浸泡 5 分钟，服用清液，每日 1 次，病情较重者可以每日 2 次。

适用病症 胆结石。

中药档案 · 厚朴

【**别名**】川朴、紫油厚朴。

【**入药**】树皮。

【**性味**】性温，味苦、辛。

【**归经**】归脾、胃、肺、大肠经。

【**功效**】行气消积、燥湿除满、降逆平喘。

【**主治**】食积气滞、腹胀便秘、湿阻中焦、脘痞吐泻、痰壅气逆、胸满喘咳。

【**禁忌**】气虚津亏者及孕妇慎用。

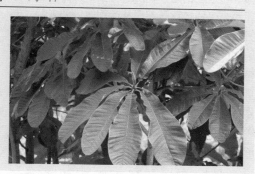

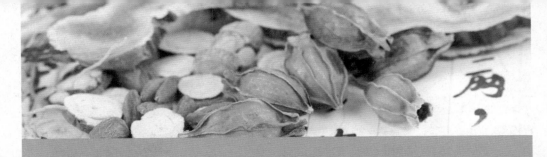

痛风

在现代医学理论中，痛风是由长期嘌呤代谢紊乱导致的疾病，分为原发性和继发性两种。在中医中，痛风是指足背、足跟、脚踝、拇趾等小关节红肿剧痛、畸形且反复发作的病症，属于肢体痹病类疾病。

推荐药材

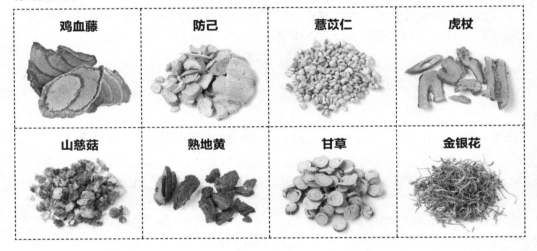

| 鸡血藤 | 防己 | 薏苡仁 | 虎杖 |
| 山慈菇 | 熟地黄 | 甘草 | 金银花 |

病因探析

中医认为，痛风的发病原因主要有内因、外因两种。外因主要是风湿寒热等邪气侵入人体，导致经络阻塞；内因主要是疲劳过度、体质亏虚等导致正气不足从而引发外邪入侵。邪气入侵经络，导致气血运行不畅，因此关节、肌肉产生疼痛、麻木、曲展不利，形成痛风。

症状表现

痛风多发于中年男性，其中以肥胖、超重者居多。痛风发作较为突然，一般在夜间发作，发作前没有任何征兆。发作时疼痛剧烈，难以忍受。发作的部位集中在脚部关节，脚踝、大脚趾、膝关节等处出现肿痛。痛风急性发作后可以自然缓解，但是易反复发作。

预防护理

针对痛风的发病机制，日常生活中可以采取以下措施进行预防和护理：

（1）加强锻炼，多参加户外运动，保持正常的体重。

（2）注意饮食。饮食问题是引发痛风的主要因素之一，在饮食上要做到"三多三少"，即多喝水，少喝汤；多吃碱性食物，少吃酸性食物；多吃蔬菜，少吃热量高的食物。

痛风验方 《当代中国名医高效验方1000首》

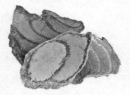
鸡血藤

方剂组成 八角风、九节风、三角风、鸡血藤、白通草、黑马草、花椒根各6克，白酒250毫升。

制法用法 将所有中药材放入白酒中浸泡7日，每次服用9~15毫升。

适用病症 痛风。

祛风饮 《当代中国名医高效验方1000首》

方剂组成 生地黄90克，玉竹15克，羌活、独活、制川乌、苍术、当归、白花蛇舌草各9克，细辛3克。

制法用法 将所有中药材加水煎服，每日1剂，分2次服用。

适用病症 痛风。

镇痛消风汤 《新中医》

方剂组成 车前子15克，秦艽、威灵仙、川牛膝、忍冬藤、地龙各12克，黄柏、山慈菇各10克，甘草6克。

制法用法 将所有中药材加水煎服，每日1剂。

适用病症 痛风。

贴敷方 《当代中药外治临床大全》

方剂组成 芙蓉叶、生大黄、赤小豆、凡士林各适量。

制法用法 将除凡士林外的中药材研末，然后以4∶6的比例加入凡士林调和，制成膏状，敷于患处，每日1次，10日为1个疗程。

适用病症 痛风。

祛痛汤 《江苏中医药》

方剂组成 苍术、黄柏、络石藤、没药、六一散、车前草各10克，当归尾、蚕沙各15克，忍冬藤、蒲公英、薏苡仁各30克。

制法用法 将所有中药材加水煎服，每日1剂，分2次服用，14日为1个疗程。

适用病症 急性痛风性关节炎。

中药档案·黄柏

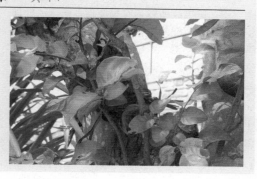

【别名】川黄柏、黄檗、元柏、檗皮、关黄柏。

【入药】树皮。

【性味】性寒，味苦。

【归经】归肾、膀胱、大肠经。

【功效】清热、燥湿、泻火、解毒、除蒸。

【主治】骨蒸劳热、疮疡肿毒、目赤肿痛、口舌生疮、湿热泻痢、泄泻、消渴等症。

【禁忌】脾虚泄泻、胃弱食少者忌服。

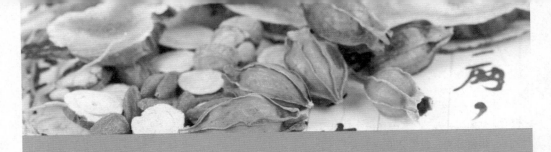

麻木

麻木是指感觉缺失，在现代医学上是一种症状表现，主要由神经病变、脊髓病变等疾病引起。中医上是指肌肤感觉障碍。发病部位常见于四肢，中老年人为高发人群。

推荐药材

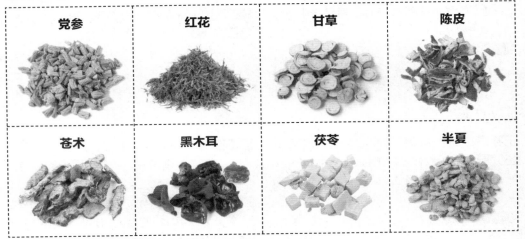

| 党参 | 红花 | 甘草 | 陈皮 |
| 苍术 | 黑木耳 | 茯苓 | 半夏 |

病因探析

中医认为，麻木是两种症状，麻是肌肤发麻，木是肌肤木然，二者有不同的病因。麻多属气病，由气虚所致；木是血虚，由湿痰死血引起。由于气血两虚，导致经络失于涵养，或者导致气血凝滞，经络不畅，各种湿寒阻塞经络，产生麻木。二者常同时发作，故统称麻木。

症状表现

麻木的发病部位有多处，以四肢居多，最主要的症状表现就是感觉的缺失，肌肤麻痹，不知痛痒，有时身体局部会出现如千万小虫爬行之感。

预防护理

麻木多见于肢体麻木，可采取以下措施进行预防和护理：

（1）腰部要注意保暖，特别是在冬季，尽量少弯腰、少提重物，避免过度用力。

（2）多卧床休息，床以硬板床为宜。卧床休息可以减少劳累，减轻病痛，硬板床可以减少椎间盘承受的压力。

（3）在饮食上，要多食用高钙食物，如牛奶、虾皮、豆制品等，减少关节疾病的发生。

补虚牵正散 《河北中医》

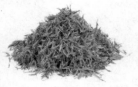
红花

方剂组成 黄芪、党参、羌活、红花各12克，蝉蜕、僵蚕、天南星各9克，甘草8克，白附子7克，全蝎5克。

制法用法 将所有中药材用水煎煮，取药汁服用，每日1剂，分2次服用。

适用病症 面部麻木，口歪眼斜。

姜醋汤 《家用偏方二百三》

方剂组成 葱120克，生姜60克，醋120毫升。

制法用法 将葱、姜、醋混合，用水煎煮，先用热气熏患处，再用药汁洗患处。

适用病症 手足麻木。

木黄散 《家用偏方二百三》

方剂组成 黑木耳150克，黄豆20克。

制法用法 将黑木耳烘干、黄豆炒黄，混合研末；每次服用5克，用开水送服，分早、晚服用，15日为1个疗程。

适用病症 抽麻症。

活络通经汤 《新中医》

方剂组成 白术、陈皮、半夏、茯苓、桃仁、红花、炙甘草、苍术各15克，熟附子5克。

制法用法 将所有中药材用水煎煮，取药汁服用，每日1剂。

适用病症 十指麻木。

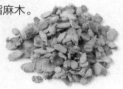
半夏

桑枝汤 《家用偏方二百三》

方剂组成 桑枝60克。

制法用法 将桑枝用水煎煮，先用热气熏患处，再用药汁洗患处。药汁可以连续使用3次。

适用病症 手足麻木。

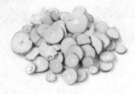
桑枝

中药档案·桑枝

【别名】桑条、嫩桑枝。

【入药】嫩枝。

【性味】性平，味苦。

【归经】归肝经。

【功效】祛风湿、利关节、行气。

【主治】风寒湿痹、四肢拘挛、关节酸痛麻木、肌体风痒等症。

【禁忌】孕妇忌服。

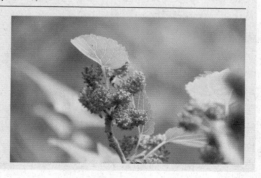

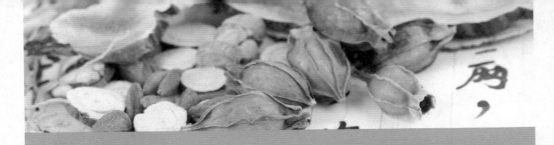

自汗盗汗

自汗盗汗是中医病症名。自汗是指不因外部因素自然汗出的症状；盗汗是指入睡后汗出异常，醒后汗泄即止的现象。二者虽然病因不同，但都有出汗的现象，中医因此常将二者放在一起。

推荐药材

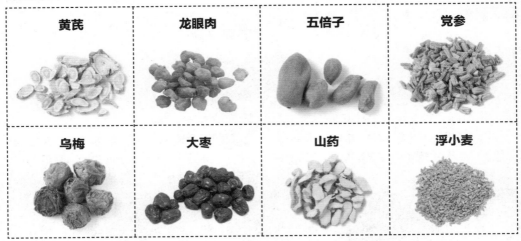

| 黄芪 | 龙眼肉 | 五倍子 | 党参 |
| 乌梅 | 大枣 | 山药 | 浮小麦 |

病因探析

中医有"气虚自汗，阴虚盗汗"之说，认为自汗多由肺气不足或营卫不和导致体内津液外泄而成；盗汗多是因为人体阴阳失调、阴虚火旺，导致体内湿热，津液因此外泄。

症状表现

自汗和盗汗的症状表现各不相同。自汗主要表现为经常出汗，稍微活动后出汗更多，并常伴有精神萎靡、脸色苍白、气短、肢体酸楚、乏力、容易感冒、舌苔淡白、恶露恶风等。盗汗主要表现为睡眠时汗出，醒来后汗止，还常伴有消瘦、乏力、精神不佳、脸颊潮红、口干舌燥、小便短赤、舌苔薄白、手足心热等症状。

预防护理

中医认为长期自汗盗汗会损伤心阴。因此在通过药物治疗的同时，还需注意日常护理。

（1）加强锻炼，多参加户外运动，增强身体的免疫能力。

（2）起居有序，劳逸结合，养成良好的生活习惯。

（3）注意个人卫生。衣被要经常洗晒，个人要勤洗澡，减少汗液对皮肤的刺激。

（4）室内温度和湿度要符合自身体质，如阴虚火旺者室内温度可以稍微低点。

外敷敛汗散 《当代中国名医高效验方 1000 首》

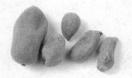

五倍子

方剂组成 五倍子 5 克，飞辰砂 15 克。

制法用法 将五倍子研末，用水将其和飞辰砂一起调和成糊状，然后涂抹在脐窝，用纱布固定，每日 1 次。

适用病症 肺结核盗汗。

黄芪羊肉汤 《偏方大全》

方剂组成 羊肉 90 克，黄芪、山药各 15 克，龙眼肉 10 克。

制法用法 将羊肉煮沸片刻，捞起用冷水去膻味，再把水煮开后，放入中药材和羊肉煮汤，煮好调味后佐餐食用。

适用病症 病后体虚盗汗。

敛汗固表汤 《广西中医药》

方剂组成 炙黄芪皮、党参、煅牡蛎各 15 克，麻黄根、瘪核桃、浮小麦各 10 克，五味子、炙甘草各 7 克。

制法用法 将所有中药材用水煎煮，取药汁分 2 次服用，每日 1 剂。

适用病症 自汗、盗汗。

乌梅汤 《中医内科学》

方剂组成 浮小麦 15 克，乌梅 10 枚，大枣 5 枚。

制法用法 将所有中药材用水煎煮，取药汁服用，每日 1 剂。

适用病症 阴虚型盗汗。

黑豆枣芪汤 《偏方大全》

方剂组成 黑豆 100 克，黄芪 50 克，大枣 20 克。

制法用法 将所有中药材用水煎煮，取药汁服用，每日 1 剂，分 2 次服用。

适用病症 气虚型自汗。

中药档案·浮小麦

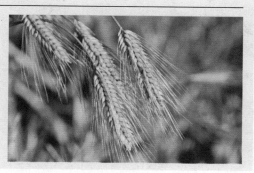

【别名】浮水麦、浮麦。

【入药】干瘪轻浮的小麦。

【性味】性凉，味甘。

【归经】归心经。

【功效】收涩、益气、解热、固表止汗。

【主治】气虚自汗、阴虚盗汗、阴虚发热、骨蒸劳热等症。

【禁忌】虚寒证者忌用。

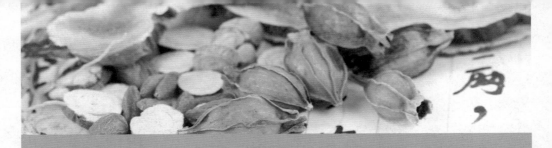

癫痫

癫痫俗称"羊癫疯""羊角风"，是一种发作性神志异常的疾病，指大脑神经元突发性异常放电，导致大脑功能短暂障碍的一种慢性疾病。癫痫在各个年龄段都有可能发生，多发生于青少年、儿童。

推荐药材

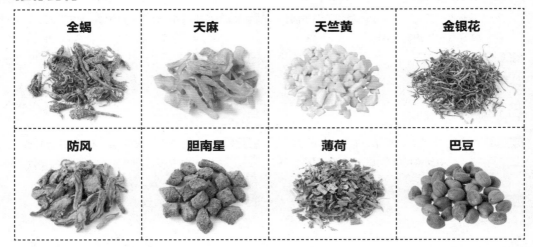

全蝎	天麻	天竺黄	金银花
防风	胆南星	薄荷	巴豆

病因探析

癫痫的病因复杂，中医认为，癫痫多和情绪、饮食、劳累、先天因素、脏腑损伤以及脑部外伤有关。癫痫的发病机制也非常复杂，多因中枢神经系统中的兴奋和抑制不协调而发作。

症状表现

癫痫的临床表现复杂多样。小发作时，患者会出现意识障碍、无法言语、面色苍白、两眼僵直等症状，发作时间不超过1分钟，发作后恢复正常。大发作时，患者会出现幻觉、错觉，并丧失意识，伴有肢体僵直、四肢抽搐等症状。

预防护理

癫痫是一种慢性疾病，短期内危害不大，长期发作就会带来严重影响，以下是预防和护理癫痫的几个要点：

（1）切记不要暴饮暴食，并注意营养的均衡，及时补充水分。

（2）注意休息，劳逸结合，保证充足的睡眠。过度劳累、睡眠不足易引发癫痫的发作。

（3）适量活动，注意娱乐方式。参加户外活动有利于身心健康，要少看电视、电影，禁止玩电子游戏。

（4）外出时要随身携带"癫痫治疗卡"和药物，最好是和家人一起出行。

通窍活血癫痫散《四川中医》

方剂组成 天麻、川贝母、胆南星、琥珀、朱砂各10克，姜半夏、陈皮、石菖蒲、远志、全蝎、僵蚕、川芎、红花、桃仁、赤芍各15克，煅礞石、茯苓各30克，潞党参、紫河车、丹参各50克，麝香1克。

制法用法 将所有中药材共研细末，成年人每次取5.5克，小儿酌减，用老姜、老葱煎汤送服，早、晚各服1次，1个月为1个疗程。

适用病症 癫痫。

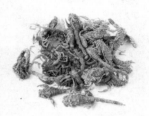

全蝎

甲鱼定痫汤《山东中医杂志》

方剂组成 活甲鱼1只，胆南星10克，天竺黄5克，食用油、盐各适量。

制法用法 将活甲鱼洗净后用清水煮熟，去壳不去内脏，然后放入用纱布包裹的胆南星，加食用油、盐炖熟，去掉胆南星渣，在病症未发作时吃肉喝汤，并用汤送服天竺黄，每日1次，连续服用10日为1个疗程。

适用病症 癫痫。

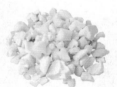

天竺黄

抗痫散《中国医学文摘—中医》

方剂组成 面粉400克，芝麻120克，金银花0.7克，防风、黄连、荆芥、胆南星、清半夏各0.3克，薄荷0.2克，巴豆2枚。

制法用法 将所有中药材研末，混合面粉、芝麻烙成焦饼，每日1剂，分2次服用。

适用病症 癫痫。

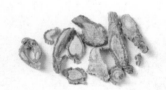

防风

中药档案·天竺黄

【别名】竹膏、竹糖、竹黄、竹花、赤团子。

【入药】青皮竹或华思劳竹等杆内的分泌液干燥后的块状物。

【性味】性寒，味甘。

【归经】归心、肝经。

【功效】清热、止血、止咳、化痰、清心定惊。

【主治】癫痫、热病神昏、中风痰迷不语、痰热咳嗽等症。

【禁忌】孕妇、皮肤病患者忌用。

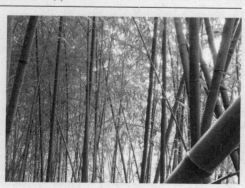

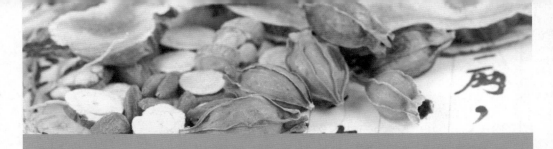

糖尿病

糖尿病在中医上被称为消渴症，现代医学上主要指一组以高血糖为特征的代谢性疾病。糖尿病是一种较为常见的病症，发病率极高，多发于老年人、肥胖症及高血压患者。糖尿病有较大的危害性，长期患病易导致心脏、血管、神经等功能的损伤。

推荐药材

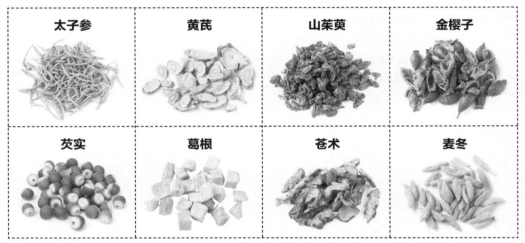

| 太子参 | 黄芪 | 山茱萸 | 金樱子 |
| 芡实 | 葛根 | 苍术 | 麦冬 |

病因探析

糖尿病的病因主要有内外两种因素。内因主要是遗传因素，1型或2型糖尿病均存在明显的遗传异质性；外因包括的范围较广，主要包括工作生活环境、生活起居、饮食习惯、情绪情志以及个人体质等众多因素。

症状表现

糖尿病对人体的危害较为严重，其中1型糖尿病主要表现为"三多一少"，即多饮、多尿、多食和消瘦；2型糖尿病的症状多是疲乏无力、身体肥胖，其中肥胖还是糖尿病发病的病因之一。

预防护理

糖尿病是一种发病率较高的慢性疾病，常见的预防护理措施主要有以下几种：

（1）养成良好的生活习惯，生活起居有序，劳逸结合，戒烟戒酒。

（2）适当锻炼，多参加户外活动。这样不仅能够提高身体的免疫能力，还能改善不良的情绪，减少疾病的发生概率。

（3）合理饮食，注意营养均衡，控制脂肪的摄入量。

（4）保持积极乐观的态度和稳定的情绪。

（5）每年至少进行一次全面的身体检查，提前发现问题。

三消汤《湖南中医杂志》

方剂组成 天花粉、葛根、生地黄、玄参、丹参、山药各15~30克，生石膏、黄芪各15~50克，苍术、黄柏、知母、泽泻、麦冬、五味子各10~20克。

制法用法 将所有中药材加水煎2次，每日1剂，分3次饭前1小时服用，15日为1个疗程，一般2~6个疗程即可，后继续巩固1~2个疗程，并采用2~3日服1剂的方法递减，逐渐停药。

适用病症 糖尿病。

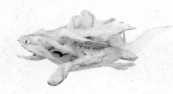

黄芪

消渴方《广西中医药》

方剂组成 茯苓、萆薢、党参、熟地黄、覆盆子各10克，天花粉、山药各12克，苍术、玄参、石斛各9克，三颗针、蛇床子各5克，生石膏100克。

制法用法 将所有中药材加水煎服，每日1剂。

适用病症 糖尿病。

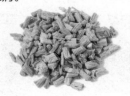

党参

消渴汤《实用专病专方临床大全》

方剂组成 泽泻、玉竹、沙苑子、刺蒺藜各13克，山药、桑白皮、枸杞子各15克，玉米须9克。

制法用法 将所有中药材加水煎服，小儿酌减，每日1剂，7日为1个疗程。

适用病症 糖尿病。

玉竹

中药档案·山药

【别名】怀山药、山薯、土薯、田薯、薯蓣。

【入药】干燥根茎。

【性味】性平，味甘。

【归经】归脾、肺经。

【功效】滋阴、补虚损、健脾胃、稳定血糖、益肺肾。

【主治】糖尿病、高脂血症、营养不良、慢性肠炎、慢性肝炎、慢性肾炎等症。

【禁忌】不能与甘遂、碱性药物同食；感冒发热、大便燥结者忌服。

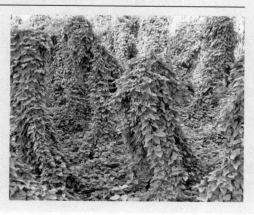

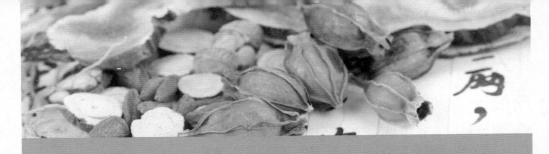

尿血

尿血是一种病症名，也称血尿，是指血从尿道排出但无疼痛感。尿血一般分为肉眼血尿和镜下血尿，肉眼血尿指不借助工具直接观察尿液确定病症；镜下血尿指借助显微镜观察红细胞的多少来确定病症。尿血常见于老年人，也是泌尿系统疾病的症状表现之一。

推荐药材

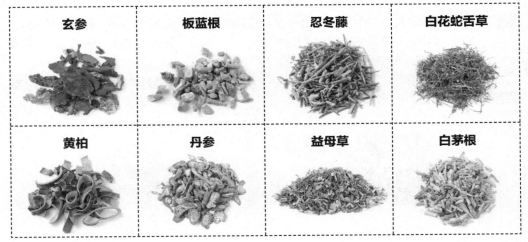

| 玄参 | 板蓝根 | 忍冬藤 | 白花蛇舌草 |
| 黄柏 | 丹参 | 益母草 | 白茅根 |

病因探析

尿血多由其他疾病诱发，主要包括肾脏及泌尿系统疾病和全身性疾病。引起肾脏及泌尿系统疾病的原因主要有炎症、结石、肿瘤、外伤以及先天因素等。全身性疾病的范围较广，包括各种出血性疾病、感染性疾病、心血管疾病等。

症状表现

尿血最主要的症状表现就是尿液颜色的变化，多数呈暗红色，并伴有尿频、尿急等。此外，尿血还会诱发其他病症，如膀胱炎、尿道炎、前列腺炎、尿路结石、肾炎等。

预防护理

日常生活中预防和护理尿血的常见措施主要有以下几种：

（1）保证充足的水分摄入，养成多喝水的习惯。

（2）养成良好健康的生活方式，戒烟戒酒，锻炼身体，注意劳逸结合。

（3）注意饮食健康，合理均衡饮食，少吃辛辣刺激性食物，保证营养全面。

（4）在工作生活中，尽量不要憋尿，要及时排尿。

（5）对泌尿系统方面的疾病，特别是炎症、结石类疾病要及时治疗。

尿血验方 《当代中国名医高效验方1000首》

方剂组成 生地黄、玄参、忍冬藤、板蓝根各15克，棕榈炭、阿胶珠、炒蒲黄、炒地榆各10克。

制法用法 将所有中药材用水煎煮，取药汁服用，每日1剂，分2次服用。

适用病症 尿血。

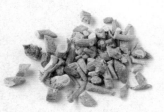

板蓝根

爵床止血方 《经验方》

方剂组成 爵床、白毛藤、狗肝菜各30克。

制法用法 将上述中药材用水煎煮，取药汁服用，每日1剂。

适用病症 尿血。

当归生地汤 《偏方妙用》

方剂组成 生地黄、黑豆、煅牡蛎各15克，当归头10克。

制法用法 将上述中药材用水煎煮，取药汁服用，每日1剂。

适用病症 尿血。

白茅根煎 《中医杂志》

方剂组成 白花蛇舌草、黄柏、丹参、赤芍、益母草、生地黄、白茅根各10克。

制法用法 将上述中药材用水煎煮，取药汁服用，每日1剂。

适用病症 小儿迁延性尿血。

马鞭草方 《赵益人方》

方剂组成 马鞭草30~60克，生地榆30克，大枣5枚。

制法用法 将上述中药材用水煎煮，取药汁服用，每日1剂。

适用病症 尿血。

中药档案·地榆

【别名】白地榆、鼠尾地榆、黄瓜香、绵地榆、马猴枣、红地榆。

【入药】根。

【性味】性微寒，味苦、酸。

【归经】归肝、胃、大肠经。

【功效】凉血、止血、清热解毒、生肌敛疮。

【主治】尿血、便血、血痢、关节炎、痈肿疮毒、烧伤、烫伤等症。

【禁忌】不能和麦冬同用；虚寒者忌服。

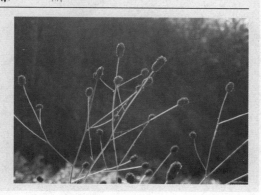

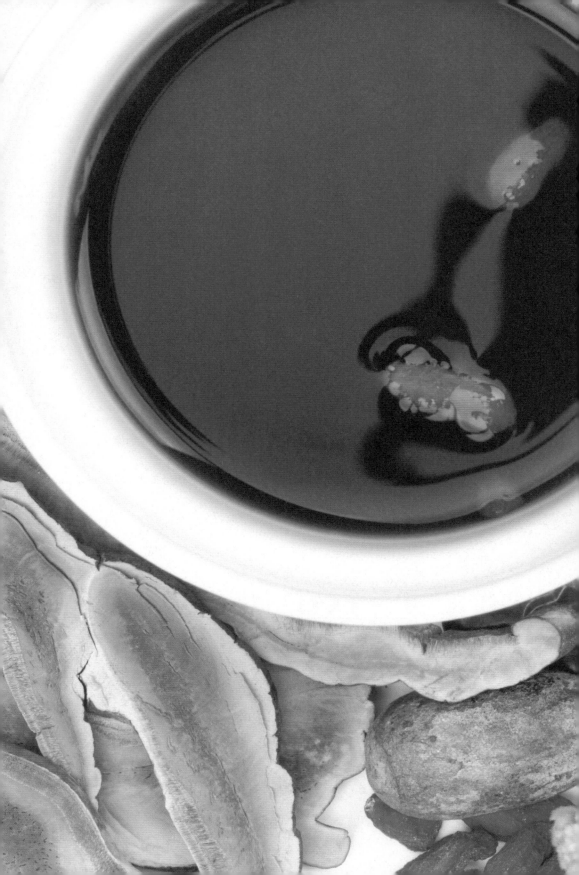

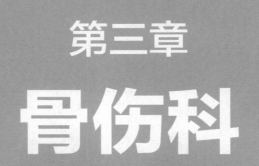

第三章

骨伤科

在中医中，骨伤科是一门研究、治疗人体皮肉、筋骨、气血、脏腑、经络损伤与疾患的科学。骨伤科有着悠久的历史，在古代有着"正骨""接骨""金疮"等称谓，是古代中医的一大范畴。在骨伤科的长期发展中，名医大家们总结、创造了许多治疗骨伤的药方，如今依然适用。

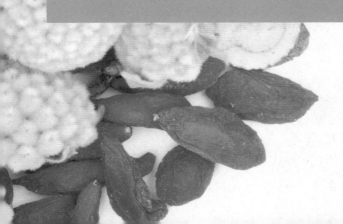

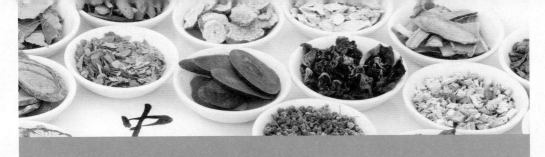

腰痛

　　腰痛是生活中较常见的病症，是指腰部由劳伤、肾虚、外邪等原因引起气血运行不畅、腰府失养、脉络绌急而导致的腰部一侧或两侧的疼痛。腰痛经常不受人们的重视，但其实它是一种发病率较高且影响人们身体健康的病症。

推荐药材

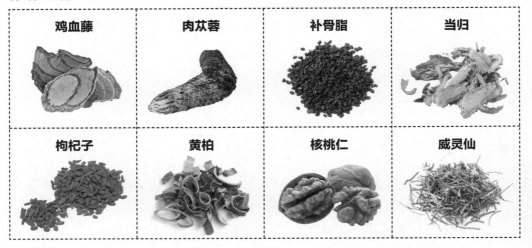

| 鸡血藤 | 肉苁蓉 | 补骨脂 | 当归 |
| 枸杞子 | 黄柏 | 核桃仁 | 威灵仙 |

病因探析

　　腰痛产生的病因主要有外感、内伤和跌仆挫伤。外感主要指外邪侵袭腰部，致使邪痹阻络经脉引起疼痛；内伤主要指禀赋不足，肾精亏损致使腰府失养而产生疼痛；另外，跌仆损伤引起的气滞血瘀也会导致腰痛。

症状表现

　　腰痛主要有寒湿腰痛、湿热腰痛、瘀血腰痛和肾虚腰痛四大类别。寒湿腰痛主要表现为阴寒天气腰部疼痛，舌苔白腻；湿热腰痛主要表现为湿热天气腰部疼痛加剧，小便短赤，舌苔黄腻；瘀血腰痛主要表现为腰部刺痛，俯仰不便，舌质暗紫；肾虚腰痛分为肾阳虚、肾阴虚引起的疼痛。

预防护理

　　（1）日常生活中尽量保持正确的行走坐卧姿势，避免跌仆闪挫。

　　（2）劳动强度要适当。

　　（3）湿热季节减少户外夜宿。

　　（4）淋雨出汗后应及时擦身换衣，并及时服用姜汤驱寒。

　　（5）对腰痛的调理，除了常规的药物治疗外，还应加强腰部的防护，经常进行腰部锻炼。

腰痛散 《湖南中医杂志》

方剂组成 陈刀豆（烧炭）10克，肉苁蓉、杜仲各3克，补骨脂1.5克，猪肾1只，青石盐适量。

制法用法 将所有中药材一同研末，拌入适量青石盐；将混合好的药末放入洗净的猪肾中并用青菜叶包好；用黏稠的黄泥覆青菜叶上，放入燃烧的炭灰中煨熟，每日用白酒送服，每日1次，连续3次即可。

适用病症 肾虚型腰痛，症见腰膝酸软、手足无力、烦热、失眠等。

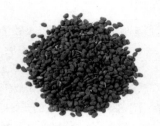

补骨脂

加味芍药甘草汤 《四川中医》

方剂组成 白芍60克，甘草25克，杜仲18克，菟丝子12克，牛膝、当归各15克，红花8克。

制法用法 将上述中药材加水煎服，每日1剂，分2次服用。

适用病症 慢性腰痛。

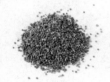
菟丝子

红花

通络宁腰散 《经验方》

方剂组成 骨碎补、鸡血藤各50克，红花、当归、白芷、威灵仙、杜仲各20克。

制法用法 将所有中药材混合研末，用酒调和，涂抹在患处，并在上面盖上纱布后用热水袋轻轻热熨，每日2次，每次坚持2小时。

适用病症 慢性腰痛。

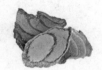
鸡血藤

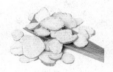
白芷

活血通络汤 《浙江中医杂志》

方剂组成 黄柏15克，车前子12克，苍术、草薢、当归、川牛膝、秦艽、土鳖虫、木防己各10克。

制法用法 将所有中药材加水煎服，每日1剂。

适用病症 湿热型腰痛，症见腰痛时有热感、舌苔黄腻、小便短赤等。

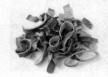
黄柏

车前子

补肾丸 《祖传秘方大全》

方剂组成 山药、枸杞子、核桃仁、棉花籽、盐炒杜仲、醋炒菟丝子、酒炒补骨脂各60克。

制法用法 将所有中药材研末，搭配蜂蜜炼制成每颗9克左右的药丸，每日2次，每次服用2颗，用开水送服。

适用病症 肾气虚引起的腰痛，症见腰酸、久不愈。

山药

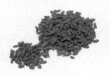
枸杞子

搜风壮腰汤 《吉林中医药》

方剂组成 威灵仙、鸡血藤、桑寄生、骨碎补各 15 克，牛膝、当归、
茯苓各 12 克，独活 9 克，细辛、防风、红花、柴胡、鹿角
粉各 6 克，炙甘草 3 克。

制法用法 将所有中药材用水煎取药汁服用，每日 1 剂。

适用病症 五更腰痛，每天的五更即凌晨 3 点至 5 点发作，让患者难
以入眠，清晨起床后疼痛消失。

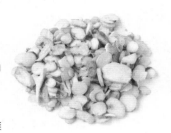

白芍

杜桂散 《中国民间单验方》

方剂组成 木香、杜仲各 120 克，桂枝 30 克。

制法用法 把杜仲炒去丝，与木香、桂枝共研末，
每次服用 6 克，用温酒送服，空腹服用。

适用病症 寒性腰痛。

散寒通络汤 《浙江中医杂志》

方剂组成 当归、赤芍、牛膝、桑寄生、土鳖虫、秦艽、
苍术各 10 克，川芎、防风、独活各 6 克。

制法用法 将所有中药材用水煎取药汁服用，每日
1 剂。

适用病症 寒湿性腰痛，症见腰部冷痛、两腿不便，
躺卧时亦难忍。

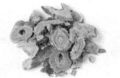

木香

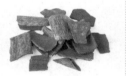

杜仲

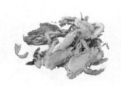

当归

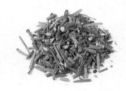

桑寄生

中药档案·枸杞子

【别名】狗奶子、枸杞果、红耳坠、血枸子、
枸地芽子、枸杞豆、血杞子。

【入药】果实。

【性味】性平，味甘。

【归经】归肝、肾经。

【功效】养肝、滋肾、润肺明目。

【主治】虚劳精亏、腰膝酸痛、眩晕耳鸣、内
热消渴、血虚萎黄、目昏不明等症。

【禁忌】外感实热、脾虚泄泻者慎服。

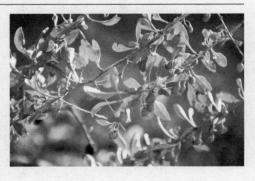

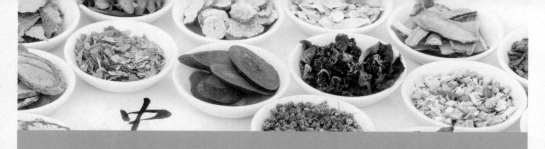

颈椎病

颈椎病又称颈椎综合征，是由颈椎退行性改变而引起的疾病，主要包括增生性颈椎炎、颈神经根综合征、颈椎骨关节炎和颈椎间盘突出症。本病常见于中老年人、长期伏案工作者以及喜卧高枕或有反复落枕病史者。

推荐药材

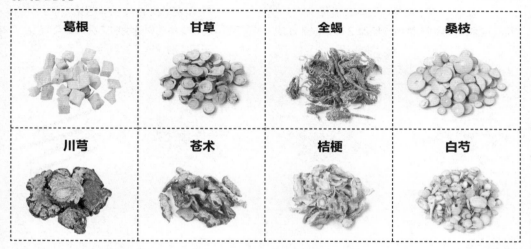

| 葛根 | 甘草 | 全蝎 | 桑枝 |
| 川芎 | 苍术 | 桔梗 | 白芍 |

病因探析

在中医理论中并没有"颈椎病"这个病名，关于颈椎病的症状在中医里的记述是"骨错缝，筋出槽"，这是对颈、肩、臂痛等症的统称描述，被称为"痹证"。中医认为，颈椎病是由气血不足、风寒湿邪侵袭、经脉不通、肝肾亏虚所导致的。

症状表现

颈椎病分为神经根型颈椎病、脊髓型颈椎病、椎动脉型颈椎病、交感神经型颈椎病、食管压迫型颈椎病和颈型颈椎病，症状表现主要有颈肩疼痛、四肢无力、肌肉萎缩、行走困难、头痛头晕、恶心呕吐等。

预防调理

（1）注意头、颈、肩、背的正确姿势，要保持脊柱的正直。

（2）加强颈、肩部的肌肉锻炼，工作之余可以做头及上肢的前屈、后伸及旋转运动，以增强颈段脊柱的稳定性。

（3）避免高枕睡眠。

（4）长期伏案工作时，应定时改变头部体位。

颈椎热敷方 《江西中医药》

方剂组成 鸡血藤、豨莶草各30克，骨碎补21克，肉苁蓉20克，威灵仙18克，当归、桂枝、赤芍、葛根各12克。

制法用法 将所有中药材连续煎2次，把装有药汁的器皿保温，用厚布蘸药汁敷在患处半小时，连续3日。搭配适当的针灸效果更佳。

适用病症 颈椎病。

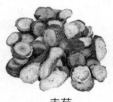

赤芍

舒筋通络汤 《中国中医骨伤科杂志》

方剂组成 白芍30克，甘草15克，延胡索、威灵仙各12克，牡蛎、酸枣仁各10克。

制法用法 将所有中药材用水煎煮2次，取药汁混合，每日1剂，分2次服用。

适用病症 颈痛，症见双肩沉重、手臂麻木等。

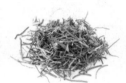

甘草

威灵仙

搜风通络汤 《江西中医药》

方剂组成 鹿衔草、乌梢蛇、当归、川芎、自然铜各15克，全蝎10克，蜈蚣2条。

制法用法 将以上中药材分别煎2次，取药汁混合，每日1剂，分2次服用。

适用病症 颈椎病。

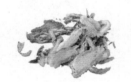

当归

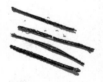

蜈蚣

颈椎基本方 《陕西中医》

方剂组成 葛根25克，白芍15~30克，鸡血藤、威灵仙各15克，甘草6克，全蝎8克。

制法用法 将所有中药材用水煎服，每日1剂，根据病情适量增减。

适用病症 神经根型颈椎病，症见手、臂、背部有疼痛、酸胀、麻木或烧灼感。

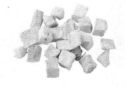

葛根

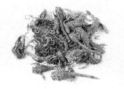

全蝎

壮骨汤 《中国医学文摘—中医》

方剂组成 葛根、骨碎补、枸杞子、山茱萸各15克，当归、黄芪、片姜黄、桑枝、牛膝、何首乌各10克。

制法用法 将所有中药材用水煎2次，取药汁混合服用，每日1剂，根据病情适当增减药量。

适用病症 颈椎病。

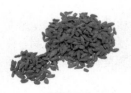

枸杞子

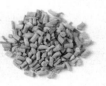

牛膝

白芍木瓜汤 《山东中医杂志》

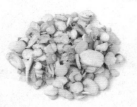

白芍

方剂组成 白芍、木瓜、葛根、鸡血藤、威灵仙各20克，陈皮、川芎各9克，牛膝5克，桑枝2克。

制法用法 将所有中药材用水煎2次，混合药汁，每日1剂，分2次服用，一般5剂为1个疗程，根据病情适当增减。

适用病症 颈椎骨质增生，症见颈部酸痛、头痛头晕、手臂麻木等。

二仙搽液 《陕西中医》

方剂组成 威灵仙、淫羊藿各50克，米醋750毫升，鲜生姜适量。

制法用法 将威灵仙、淫羊藿和米醋煎煮，取药汁备用；把鲜生姜切开蘸药汁涂擦颈椎及颈椎两旁1寸的地方，过程中保持药液的湿润，擦至皮肤发红，坚持每日1次。

适用病症 神经根型颈椎病。

颈椎方 《实用专病专方临床大全》

方剂组成 丹参、黄芪各15克，葛根、白芍各30克，桂枝12克，三七粉7克，炙甘草10克，生姜3片，大枣5枚。

制法用法 将所有中药材加水煎2次，将药汁混合后，分3次温服。

适用病症 颈椎病。

骨科合剂 《北京中医学院学报》

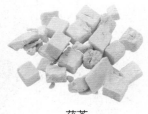

茯苓

方剂组成 炒白芍、茯苓、苍术各20克，川芎15克，干姜、厚朴、甘草、桔梗各10克。

制法用法 将所有中药材研末制成合剂，每次服用30毫升，每日3次，连续2周为1个疗程。

适用病症 颈椎病。

中药档案·葛根

【别名】葛条、甘葛、葛藤。

【入药】根。

【性味】性凉，味甘、辛。

【归经】归肺、胃经。

【功效】解肌退热、透疹、生津止渴、升阳止泻。

【主治】表证发热、项背强痛、麻疹不透、热病口渴、阴虚消渴、热泻热痢、脾虚泄泻等症。

【禁忌】虚寒者忌用；胃寒呕吐者慎用。

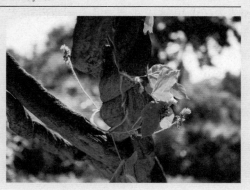

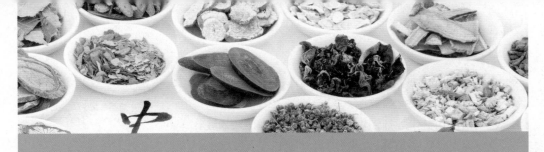

腰椎间盘突出症

腰椎间盘突出症是生活中较为常见的病症之一，主要是由于髓核、纤维及软骨板等腰椎间盘的组成部分在不同程度的退行性改变后，在外力的作用下引起的一种病症，其中发病率最高的部位为腰4~5、腰5-骶1。

推荐药材

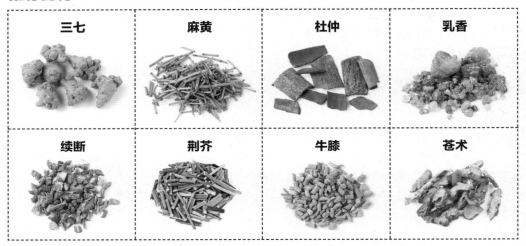

| 三七 | 麻黄 | 杜仲 | 乳香 |
| 续断 | 荆芥 | 牛膝 | 苍术 |

病因探析

腰椎间盘突出症是由于外力的作用，髓核组织从椎间盘的纤维环破裂之处脱出于后方或椎管内，从而使相邻的脊神经根遭到压迫而产生的病症。

症状表现

腰椎间盘突出症主要表现为腰部疼痛，一侧下肢或两侧下肢麻木、疼痛等。

预防护理

（1）平常坐姿要端正，头、颈、肩、背姿势正确，保持脊柱的正直。

（2）睡觉的床不能太过松软，否则影响腰椎保护。

（3）伏案工作者的桌椅高度要适宜，还要进行适当的腰部活动。

（4）工作中需要重复弯腰动作者要经常锻炼，尤其是要加强腰部的锻炼。

（5）日常生活中也要注意对腰椎间盘的保护，弯腰取东西时可以采用屈髋、屈膝的下蹲方式，这样可对腰椎间盘后方进行保护。

复方马钱子散 《中国医学文摘—中医》

方剂组成 马钱子、土鳖虫、牛膝、麻黄、僵蚕、全蝎、甘草、乳香、苍术、没药各适量。

制法用法 将上述中药材适当炮制后制成散剂，分装胶囊 0.3 克，晚上睡前服 4 粒，之后每日增加 1 粒，最多不能超过 8 粒，用 30~50 毫升黄酒冲服，1 个月为 1 个疗程。

适用病症 腰椎间盘突出症。

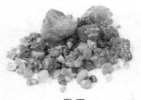
乳香

铁末热敷方 《当代中药外治临床大全》

方剂组成 纯生铁末 500 克，食盐水 60~70 毫升。

制法用法 将食盐水中加少许热水，放入纯生铁末拌匀后装入布袋中，用毛巾将热的药袋包好敷熨患处，每次 15~30 分钟，每日 1 次，12~15 次为 1 个疗程。

适用病症 肾虚型及风寒湿痹型腰椎间盘突出症。

阳和汤 《中医杂志》

方剂组成 熟地黄 50 克，白芥子 20 克，鹿角胶 15 克，肉桂、炮姜炭、麻黄各 10 克，生甘草 5 克。

制法用法 将所有中药材加水煎服，每日 1 剂，分 2 次服用，并和牵引疗法相配合。

适用病症 腰椎间盘突出症。

舒筋活血汤 《中国中医骨伤科杂志》

方剂组成 青皮、荆芥、红花、枳壳、三七各 6 克，羌活、防风、牛膝、独活、当归尾、续断、五加皮、乌药、延胡索各 9 克，丹参、金毛狗脊各 12 克。

制法用法 将上述中药材用水煎煮 2 次，然后将药汁混合，每日 1 剂，分 2 次服用。

适用病症 腰椎间盘突出症。

薄贴方 《中国民间敷药疗法》

方剂组成 乳香、没药、杜仲各 12 克，麻黄、自然铜各 10 克，马钱子、生草乌、生川乌各 6 克，骨碎补 20 克。

制法用法 将上述中药材炼制成膏药，取适量贴敷患处，每日 1 次，10 日为 1 个疗程。

适用病症 腰椎间盘突出症。

中药档案·麻黄

【别名】龙沙、狗骨、卑相、卑盐。

【入药】干燥草质茎。

【性味】性温，味辛、微苦。

【归经】归肺、膀胱经。

【功效】利水消肿、发汗散寒、宣肺平喘。

【主治】胸闷咳嗽、水肿、风湿麻痹等症。

【禁忌】自汗盗汗者、发汗力强者忌用；肺肾虚喘者禁用；高血压及失眠患者慎用。

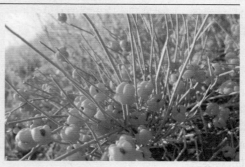

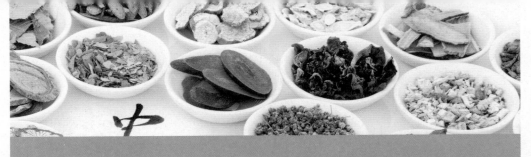

坐骨神经痛

坐骨神经痛是以坐骨神经路径及其分布区域，包括臀部、大腿后侧、小腿后外侧、足背外侧为主疼痛的综合征。坐骨神经痛多数为继发性的，称继发性坐骨神经痛，少数为原发性，即坐骨神经炎。病症的高发人群主要是办公族、职业司机和长期穿高跟鞋的女性等。

推荐药材

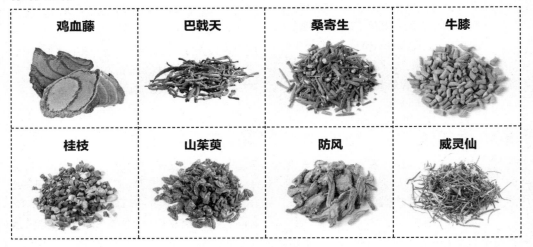

| 鸡血藤 | 巴戟天 | 桑寄生 | 牛膝 |
| 桂枝 | 山茱萸 | 防风 | 威灵仙 |

病因探析

坐骨神经痛产生的病因有原发性和继发性两种。继发性坐骨神经痛产生的原因是坐骨神经周围产生了病变，对坐骨神经形成损害导致坐骨神经痛，如腰椎间盘突出是诱发坐骨神经痛最为常见的原因。原发性坐骨神经痛主要由坐骨神经炎引起。

症状表现

一般症状为大腿后侧、小腿后外侧和足部疼痛，疼痛具有持续性和发作性，常伴有腰痛和背痛；继发性坐骨神经痛的症状随病因不同而有所差异；坐骨神经炎常有各种感染及全身性疾病发生。

预防护理

根据坐骨神经痛的病因，可以采取以下措施进行预防：

（1）起居要有序，饮食要合理。生活中要注意锻炼身体，提高身体免疫力；饮食注意合理搭配，营养均衡。

（2）减少细菌和病毒的感染途径。原发性坐骨神经痛主要是由感染引起的炎症，防止细菌和病毒的感染可预防坐骨神经痛的发作。

（3）保持正确的姿势。办公族、职业司机等人群，要定时活动，进行腰部自我按摩，以缓解腰部疲劳。

通络汤 《上海中医药杂志》

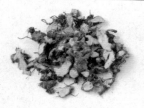

淫羊藿

方剂组成 鸡血藤30克，黄芪、熟地黄、淫羊藿、巴戟天、杜仲、桑寄生、当归、赤芍、白芍、牛膝各15克，附子12克，川芎9克。

制法用法 将所有中药材用水煎煮，取药汁服用，每日1剂。

适用病症 坐骨神经痛。

温经祛痛汤 《新疆中医药》

方剂组成 桂枝30~60克，生黄芪20~30克，山茱萸15~30克，续断10~20克，独活、当归、白芍各10克。

制法用法 将所有中药材用水煎煮，取药汁服用，每日1剂；病情较重者，可以每2日3剂，分开服用。

适用病症 原发性坐骨神经痛。

活络通经汤 《广西中医药》

方剂组成 白芍30克，独活、桑寄生、羌活、防风、川芎、当归、茯苓、牛膝、党参、制川乌、制草乌、续断、杜仲各10克，细辛6克，制马钱子0.7克。

制法用法 将所有中药材用水煎煮，取药汁服用，每日1剂。

适用病症 坐骨神经痛。

活血止痛汤 《广西中医药》

方剂组成 生黄芪30克，木瓜、延胡索各20克，白芍、赤芍、当归、牛膝各15克，海风藤、防风、苍术各12克，土鳖虫10克，川桂枝、甘草各6克。

制法用法 将所有中药材用水煎煮，取药汁服用，每日1剂，早、晚分服。

适用病症 坐骨神经痛。

穿灵汤 《广西中医药》

方剂组成 穿山龙30克，钩藤、五加皮根各20克，威灵仙、花椒根各15克，3~5年的母鸡1只。

制法用法 将母鸡处理好后和所有中药材一同炖煮，取汤汁服用，每周1剂，一般3~5周见效。

适用病症 坐骨神经痛。

中药档案·白芍

【别名】白芍药、毫芍、将离、金芍药、芍药。

【入药】根。

【性味】性微寒，味苦、酸。

【归经】归肝经。

【功效】养血补肝、缓中止痛、敛阴收汗。

【主治】胸腹胁肋疼痛、手足挛急、泻痢腹痛、自汗盗汗等症。

【禁忌】不能与藜芦同用。

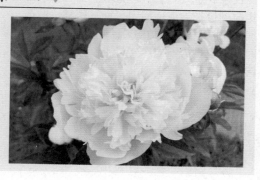

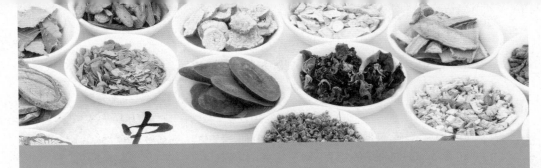

肩周炎

肩周炎又称肩关节周围炎，俗称凝肩、五十肩，是一种肩关节疼痛和活动不便的病症，包含落枕、肱二头肌腱炎、肱三头肌腱炎、岗上肌腱炎。这种病症多是由长期过度活动或姿势不良造成的，多发生在40岁以上的中老年人身上。

推荐药材

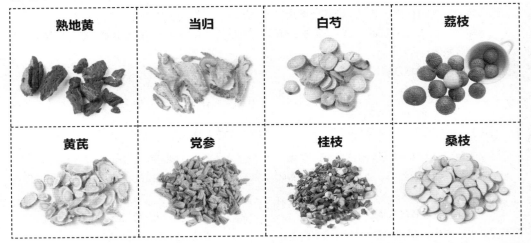

熟地黄	当归	白芍	荔枝
黄芪	党参	桂枝	桑枝

病因探析

肩周炎产生的原因包含内因与外因两方面。内因主要是指颈椎病及心、肺、胆道等疾病长期不愈；外因主要包含上肢外伤后肩部固定时间过长造成肩周组织继发萎缩、粘连，肩部急性挫伤、牵拉伤后治疗不当，过度活动时间长且姿势不当产生了慢性致伤力等多种因素。

症状表现

肩周炎最初主要表现为肩部阵发性疼痛，以慢性发作为主，之后疼痛感会逐渐加剧，呈现持续性，并向身体其他部位扩散；肩周炎患者的肩部遇到外力碰撞或拉扯时，会产生强烈的疼痛感；因受寒而引起的肩周炎对天气变化很敏感，昼轻夜重是其一大特点。

预防护理

关于肩周炎的预防，日常生活中需要注意加强肩关节部位的锻炼，多做一些包括主动与被动外展、屈伸、旋转及环转运动。日常劳动量、运动量也要适当，注意肩关节部位的保护。当肩关节部位麻木或疼痛时，除了药物调理外，还可采用按摩来缓解。

加味四物汤 《山东中医杂志》

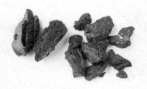

熟地黄

方剂组成 熟地黄、当归、川芎、桂枝各9克，白芍24克，生姜3片，甘草6克。

制法用法 将上述中药材用水煎煮2次，取药汁混合，每日1剂，分2次服用。

适用病症 肩周炎。

松肩汤 《山东中医杂志》

方剂组成 荔枝12克，白芍3克，黄芪、片姜黄、姜独活各15克，桑枝、青风藤、木瓜各30克，威灵仙18克，红花10克，细辛6克。

制法用法 将上述中药材用1000毫升水浸泡30分钟，用小火煎至500毫升，滤液后再加入500毫升水，小火煎至250毫升，滤液，然后将两次滤液混合，每次口服250毫升，每日3次，药渣用布包好后热敷肩部。

适用病症 肩周炎。

加味桂枝新加汤 《江西中医药》

方剂组成 桂枝、炙甘草、威灵仙、制乳香各19克，白芍24克，党参18克，桑枝12克，大枣5枚，生姜6片，细辛3克。

制法用法 将上述中药材用水煎煮2次，药汁混合，每日分2次服用。气虚需加黄芪10克；血虚加当归10克；气阴两虚去掉细辛和威灵仙，加入黄芪10克、北沙参12克；疼痛蔓延至背者，加入葛根24克；若伴有血瘀，加入独活6克、鸡血藤15克；伴有风湿者加入鲜柳树枝30克；疗程长者加入蜈蚣2条。

适用病症 气血两虚型肩周炎、经脉失养、肩关节周围疼痛。

中药档案 · 当归

【别名】云归、干归、秦归、秦当归、云当归、川当归。

【入药】干燥根。

【性味】性温，味甘、辛。

【归经】归肝、心、脾经。

【功效】调经止痛、补血、活血、润燥滑肠。

【主治】月经失调、血虚头晕、痈疽疮疡、跌打损伤、肠燥便秘。

【禁忌】月经过多、阴虚内热、慢性腹泻者慎用；热盛出血者禁用；孕妇慎用。

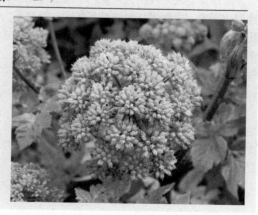

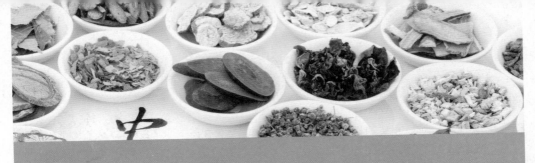

足跟骨刺

足跟骨刺即足跟骨质增生，是一种十分常见的生理退化现象，多发于中老年人。该病症与人们日常活动多、负重大有着紧密的联系。足跟与下肢由于承重大，因此常成为骨质增生的多发部位。生活中或工作中久坐、久站以及姿势不正确等因素，也容易造成足跟骨刺。

推荐药材

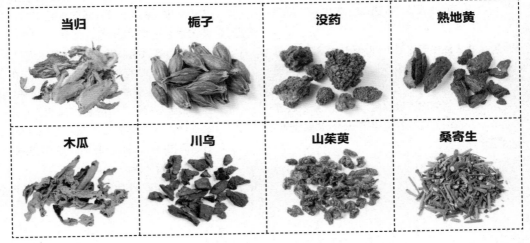

| 当归 | 栀子 | 没药 | 熟地黄 |
| 木瓜 | 川乌 | 山茱萸 | 桑寄生 |

病因探析

足跟骨刺是一种由人体老化引起的常见生理退化现象。中医学认为该病多是因为肝肾不足或久病体虚引起了足跟部位组织的退化，也有可能是因为身体虚胖造成足部和皮下脂肪负担过大，造成了组织退化。

症状表现

足跟骨刺的主要症状为足跟压痛、红肿，脚跟和脚板产生疼痛感或麻痹感，走路时感觉尤甚，石硌、针刺般的痛感影响走路，等到活动开之后，症状会有所减轻。

预防护理

（1）日常运动要适量。长期的剧烈运动是诱发足跟骨刺的重要原因之一。

（2）体重过重易加速关节软骨的磨损，也是引起骨质增生的一大隐患，因此要注意控制体重。

（3）无论是在工作中或是娱乐活动中，都要经常变换姿势，以防对关节造成压迫。

（4）最好选择不太软的厚底鞋，后跟部有适应足跟的弧形更佳。

骨刺浸剂 《中国医学文摘—中医》

方剂组成 土鳖虫 40 克，五灵脂、白芥子、制草乌、三棱各 30 克，威灵仙、楮实子、马鞭草、苏木、海带、皂角刺、蒲公英、延胡索、汉防己各 60 克，鲜葱 100 克，食醋 100 毫升。

制法用法 将上述中药材加水用大火煎沸后，再煎 3~5 分钟，取出热药和渣后，加入鲜葱、食醋，放入盆中浸泡足跟，每日 2 次，每次至少 30 分钟，每剂药用 2 日。

适用病症 足跟骨刺，足底筋膜炎、腱膜炎及其他骨质增生症。

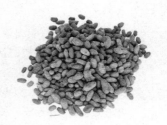

五灵脂

消瘀止痛散 《中国中医骨伤科杂志》

方剂组成 当归 20 克，川芎、乳香、没药、栀子各 15 克。

制法用法 将所有中药材研成粉末，放在白纸之上，面积与足跟大小相仿，然后放在热水杯上加温加压至药粉成片状，放在足跟患处。

适用病症 足跟骨刺。

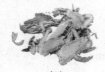

当归

栀子

强骨汤 《河南中医》

方剂组成 熟地黄、桑寄生、木瓜各 12 克，牛膝 9 克，甘草 10 克，山药、白芍各 25 克。

制法用法 将上述中药材加水煎煮 2 次，每日 1 剂，分 2 次服用，15 日为 1 个疗程。

适用病症 老年人足跟痛。

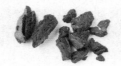

熟地黄

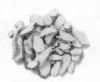

山药

川芎药袋法 《四川中医》

方剂组成 川芎 45 克。

制法用法 将川芎研为末，分成 3 等份，分别装入薄布袋内，每次取 1 个药袋，放入鞋中，使其与痛处直接接触，每日换药袋 1 次，3 个药袋交替使用；换下的药袋晒干后可继续使用。

适用病症 足跟骨刺。

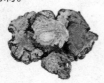

川芎

川乌散 《山东中医杂志》

方剂组成 川乌 30 克，白酒适量。

制法用法 将川乌研成粉末，加白酒调成糊状，晚上睡觉前将脚洗净后，将药平摊在足跟患处，并用塑料纸包裹好。

适用病症 足跟骨刺。

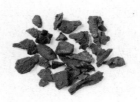

川乌

中药浸渍方 《百病奇效良方妙法精选》

方剂组成 凌霄花、威灵仙、透骨草、生桃仁、牛膝、生川乌、茜草、生草乌、秦艽、荆三棱、五加皮、蓬莪术、独活、羌活各30克，细辛15克，血竭、川芎各10克。

制法用法 将所有中药材煎汤，以热气熏患处至出汗，再用毛巾蘸取热药液敷患处，待药液稍温，将脚放入药液浸泡约20分钟，每日睡前1次，每剂药可连续用4日。

适用病症 足跟骨刺。

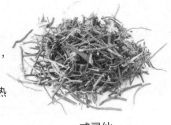

威灵仙

药汁浸泡方 《中国中医骨伤科杂志》

方剂组成 西红花、冰片各1份，蕲艾叶、伽南香、生川乌、生草乌各2份，乳香4份。

制法用法 将上述中药材加适量酒精制成酊剂，用时取20毫升酊剂加开水约2000毫升，盛脸盆中，趁热先熏后浸泡；患足用药汁浸泡4~5分钟后，踩在盐水瓶上来回滚1~2分钟，再浸泡3~4分钟，然后踩盐水瓶1~2分钟，反复数回，约30分钟，每日2次。

适用病症 足跟骨刺、足跟痛。

滋阴活血汤 《中国医学文摘—中医》

方剂组成 熟地黄、鸡血藤各30克，肉苁蓉20克，牛膝、白芍、黄芪各15克，黑杜仲、当归各12克，红花、淫羊藿、生姜各9克，木香3克。

制法用法 将上述中药材加水煎服，每日2次。

适用病症 足跟骨刺。

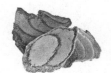

鸡血藤

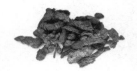

肉苁蓉

中药档案·栀子

【别名】 黄栀子、山枝子、大红栀、越桃、木丹、黄鸡子。

【入药】 干燥成熟果实。

【性味】 性寒，味苦。

【归经】 归心、肝、肺、胃、三焦经。

【功效】 止痛、祛瘀、降压、消炎、止血、镇静、清热凉血、泻火除烦、利湿。

【主治】 热病高热、黄疸、心烦不眠、尿血、眼结膜炎、热毒疮疡等症。

【禁忌】 脾虚便溏者忌服。

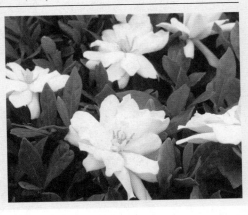

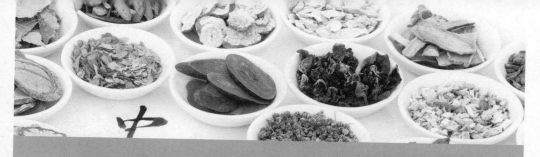

踝关节扭伤

踝关节是人体最重要的负重关节，同时也是距离地面最近的关节。踝关节扭伤是关节及韧带损伤中发病率较高的疾病，运动损伤中约有 40% 为踝关节扭伤。踝关节扭伤主要包括外踝的距腓前韧带和跟腓韧带损伤、内踝三角韧带损伤、下胫腓横韧带损伤等。

推荐药材

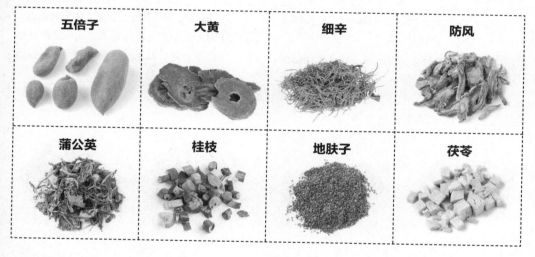

| 五倍子 | 大黄 | 细辛 | 防风 |
| 蒲公英 | 桂枝 | 地肤子 | 茯苓 |

病因探析

踝关节由胫骨、腓骨远端和距骨组成，距骨的鞍形关节前宽后窄，位于由内外踝和胫骨后缘构成的踝穴内，背伸时宽处进入踝穴，跖屈时窄部进入踝穴，其生理特点决定了踝关节跖屈时易发生扭伤。

症状表现

踝关节扭伤时患者会出现踝关节脱位感，并且疼痛肿胀，踝关节也会有轻微的内翻，在踝关节外韧带走形处会出现明显的压痛点。

预防护理

踝关节扭伤在生活中发生频率较高，且多为意外损伤，要想做好预防工作有一定的难度。在日常生活中，我们可以加强踝关节部位及其周围肌肉的锻炼，在运动时，除了要掌握好运动的技术要领外，还要做好自身的防护工作，比如在踝关节部位佩戴合适的护具，以防踝关节扭伤。

栀子芍甘酒 《中国中医骨伤科杂志》

方剂组成 栀子 30 克, 赤芍、甘草各 20 克, 延胡索、大黄、苍术、牛膝、伸筋草各 15 克, 川芎、红花各 10 克, 95% 酒精适量。

制法用法 将上述中药材放入 500 毫升的瓶中, 加入酒精, 浸泡 3 日, 以备外用。如内服, 用白酒或曲酒浸泡皆可。外擦患处; 内服首次 10~20 毫升, 后随病情适当增减剂量。

适用病症 各种扭挫伤。

赤芍

湿敷方 《当代中药外治临床大全》

方剂组成 五倍子 50 克, 栀子、生草乌、大黄、生天南星各 30 克, 土鳖虫、乳香、没药各 20 克, 细辛 10 克。

制法用法 将上述中药材研成粉末, 取适量用醋调后外敷患处, 每日 1~2 次, 10 次为 1 个疗程。

适用病症 踝关节扭伤肿痛剧烈。

消肿膏 《中国中医骨伤科杂志》

方剂组成 白芷、防风、牛膝、当归、乳香、没药、蒲公英、紫花地丁、大黄、木瓜各适量。

制法用法 将上述中药材研成粉末, 调制成糊状后敷于患处, 然后上外翻小夹板, 每日更换 1 次, 7 日为 1 个疗程。

适用病症 踝关节扭伤。

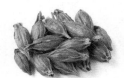

栀子

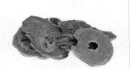

大黄

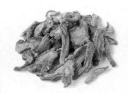

防风

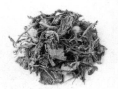

蒲公英

桂枝当归酒 《河南中医》

方剂组成 桂枝 15 克, 当归、川芎各 10 克, 75% 酒精 300 毫升。

制法用法 将以上中药材放入酒精内浸泡 24 小时, 取药汁搓洗伤处, 每日 4~6 次。

适用病症 踝关节扭挫伤造成的局部肿痛、皮下瘀血、不能站地等。

加味一号新伤药膏 《中药通报》

方剂组成 黄柏 30 克, 延胡索、大血藤各 12 克, 白芷、木香、羌活、独活各 9 克, 血竭 3 克, 紫草、地肤子、天南星、茯苓、土鳖虫、地龙各等份, 麝香少量。

制法用法 将前 8 味中药材制成 1 千克软糕, 其他药材研成粉末, 加酒精 750 毫升、樟脑 25 克、薄荷油 50 毫升、凡士林 3 千克, 制成软膏, 将适量软膏平摊在纱布上, 外敷患处, 并加固好。

适用病症 踝关节扭伤。

陆氏归尾四物汤 《浙江中医杂志》

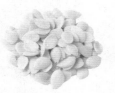

桃仁

方剂组成 当归尾、川芎、生地黄、川牛膝、桃仁、橘络、生甘草、红花、赤芍、丹参、三七粉各适量。

制法用法 根据病情取适量药，用水煎服，每日1剂。

适用病症 踝关节扭伤。

茜草根洗剂 《陕西中医》

方剂组成 茜草根200克，川芎100克。

制法用法 将上述中药材研为粗末，用布包裹好煮20分钟，先用药液洗，温后用布包敷；冷后放置，可再次加热使用。

适用病症 软组织损伤。

牛膝外敷法 《新中医》

方剂组成 鲜土牛膝适量。

制法用法 将上述中药材捣烂后，加少许食盐和匀，涂在患处，外用绷带固定，每日1次。

适用病症 踝关节扭伤，症见局部肿痛、行走困难。

蒸气疗法方 《当代中药外治临床大全》

方剂组成 松木锯末500克，陈醋500毫升。

制法用法 将松木锯末和陈醋加水400毫升煮沸后，把患足放在药盆上方，并覆盖上宽大毛巾熏蒸20~40分钟，每日1~2次，5~7次为1个疗程。

适用病症 气滞型踝关节扭伤。

冷冻栀酸液 《中国中医骨伤科杂志》

方剂组成 栀子100克，鲜酸浆草250克。

制法用法 将栀子捣烂，鲜酸浆草洗净，一同放入锅内，加水4000毫升，煎煮至1000毫升，过滤去渣，把药液倒入盆内，放入纱布块，待冷却后放进冰箱，冷冻至4℃便可使用。视损伤部位大小，选择合适的纱布块敷在患处，绷带加压包扎，每日1次。

适用病症 软组织闭合性损伤。

中药档案·大黄

【别名】将军、锦纹、锦纹大黄、火参、肤如、川军、黄良、蜀大黄。

【入药】根茎及根。

【性味】性寒，味苦。

【归经】归大肠、脾、胃、肝、心经。

【功效】泻下攻积、消肿、行瘀血、破积滞、泻热毒。

【主治】实热便秘、食积痞满、痢疾初起、暴眼赤痛、疮疡肿毒、产后瘀阻、水肿等症。

【禁忌】孕妇及月经期、哺乳期女性慎用。

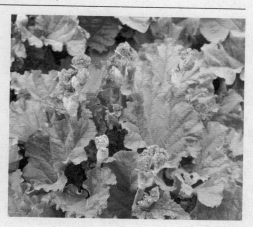

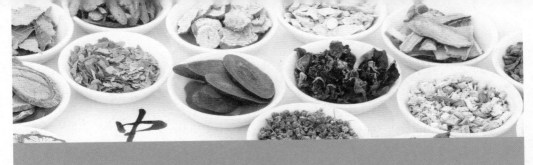

骨结核

骨结核是由结核杆菌侵入骨或关节而引起的破坏性病变。结核杆菌首先发生在肺部，肺部感染后，通过血液传播到全身，可以导致骨骼系统结核、泌尿系统结核、消化系统结核等。此时，骨结核就不再是一种单纯的病变，而是全身疾病在局部的表现。

推荐药材

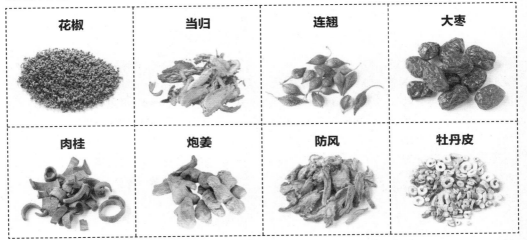

| 花椒 | 当归 | 连翘 | 大枣 |
| 肉桂 | 炮姜 | 防风 | 牡丹皮 |

病因探析

骨结核是由于结核杆菌侵入骨或关节而引起的破坏性病变，负重大、活动多、易发生劳损的骨或关节为易发病部位，尤其是脊柱最易发病。

症状表现

骨结核的症状分为两种，一种症状较为隐蔽，起病也较为缓慢，患者伴有低热、盗汗、倦怠、食欲减退和消瘦等症状；还有一小部分发病较急，患者高热可达39℃左右。骨结核患者四肢关节肿胀，引起身体局部疼痛，随着病情发展关节会出现畸形。

预防护理

（1）养成良好的生活习惯，保证充足的休息。

（2）日常饮食要均衡，营养补充要全面。

（3）抗结核药物治疗花费时间较长，要及时复查肝功能，避免肝脏受到损害。

狼毒枣 《浙江中医杂志》

方剂组成 狼毒、大枣各 500 克。

制法用法 先将狼毒在清水中浸泡 1~2 小时，然后放入锅内，上置蒸笼，放入大枣，水烧开后再蒸 3 小时，取出后晾干即可。成年人每日 3 次，每次食用 10 枚，2 日后再增加 1 枚，一般 10~16 枚即可。若有不良反应可减少 1~2 枚，其间禁止吃辛辣食物；孕妇慎用。

适用病症 骨结核。

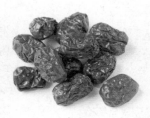

大枣

皂角刺煨老母鸡汤 《新中医》

方剂组成 皂角刺 120 克，老母鸡 1 只。

制法用法 将老母鸡清洗干净，用皂角刺戳满鸡身，然后放入锅中用小火煨烂，去掉皂角刺，吃肉喝汤，2~3 日食用 1 只，连服 5~7 只为 1 个疗程。

适用病症 骨结核。

活血散结汤 《陕西中医》

方剂组成 没药、穿山甲各 45 克，山药 30 克，鳖甲、龟板、金银花、连翘各 15 克，当归 12 克，赤芍、乳香各 4.5 克。

制法用法 将上述中药材用水煎服，每日 1 剂。

适用病症 阴虚火旺、肿痛化脓之中、后期骨结核。

中药烟熏方 《中国民间疗法》

方剂组成 肉桂、炮姜、人参芦、川芎、当归各 10 克，白芥子、祁艾各 30 克，白蔹、黄芪各 15 克。

制法用法 将上述中药材研成细粉末，用厚草纸将药粉卷成药卷，点燃后熏患处，每次 15~30 分钟，每日 1~2 次，10 日为 1 个疗程。

适用病症 骨结核溃疡。

中药熏洗方 《当代中药外治临床大全》

方剂组成 荆芥、当归、黄柏、苍术、防风各 18 克，牡丹皮、川芎各 12 克，花椒 30 克，苦参 60 克。

制法用法 将上述中药材用布包好，然后加水煎煮，取药液熏洗患处，每日 1 次，7 日为 1 个疗程。

适用病症 骨结核。

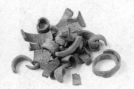

肉桂

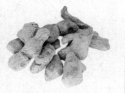

炮姜

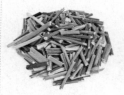

荆芥

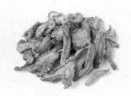

防风

骨痨宁 《土单验方选编》

方剂组成 红娘 30 克，全蝎、僵蚕、土鳖虫各 15 克，木鳖子 1 个。

制法用法 将红娘去足翅，其他中药材共炒焦为细面，装入鸡蛋内，每个鸡蛋装药 3 克，外用白面包住，煨至焦黄，带面食用，每日早、晚各吃 1 个，小儿酌减。

适用病症 骨结核。

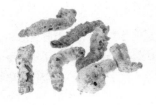

僵蚕

补虚通络汤 《民间验方》

方剂组成 独活、桑寄生、防风、枸杞、续断、桂枝、秦艽各 4.5 克，当归、木瓜各 6 克，甘草 2.1 克，怀牛膝 5 克。

制法用法 将上述中药材加水煎服，每日 1 剂，饭前服用。

适用病症 膝关节结核、筋骨酸痛、风湿骨肿及脾肾虚型半身不遂。

烟丝槟榔膏 《偏方大全》

方剂组成 烟丝、槟榔、煅牡蛎各 100 克，白芷 50 克，姜汁、面粉各少许。

制法用法 将上述中药材共研末，用姜汁加面粉调和成糊状，敷在患处，每日更换 1 次。

适用病症 骨结核、化脓性膝关节炎等。

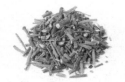

桑寄生

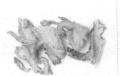

当归

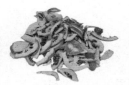

槟榔

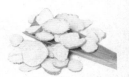

白芷

中药档案 · 连翘

【别名】黄花条、连壳、青翘、落翘、黄奇丹。

【入药】果实。

【性味】性微寒，味苦。

【归经】归心、肺、胆经。

【功效】清热、解毒、散结、消肿、疏散风热。

【主治】温热、丹毒、斑疹、痈疡肿毒、瘰疬、小便淋闭。

【禁忌】脾胃虚弱、气虚发热、痈疽已溃、脓稀色淡者忌服。

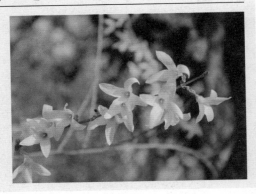

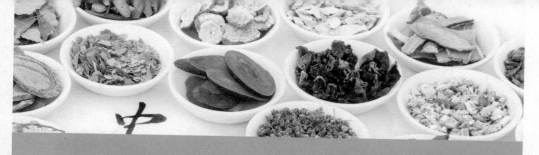

腱鞘炎

　　腱鞘是用来保护肌腱的滑液鞘，是套在肌腱外面的双层套管样密闭滑膜管，具有保护和润滑肌腱的作用，使其免受摩擦或压迫。腱鞘炎是由肌腱长期过度摩擦引起的，是影响人体健康的一大病症。

推荐药材

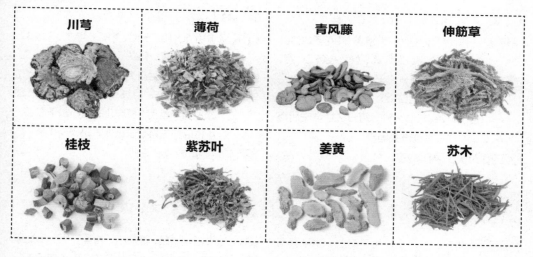

| 川芎 | 薄荷 | 青风藤 | 伸筋草 |
| 桂枝 | 紫苏叶 | 姜黄 | 苏木 |

病因探析

　　腱鞘炎是由肌腱长期过度摩擦，引发的肌腱和腱鞘的损伤性炎症，常会导致肿胀，多发生于手腕部。

症状表现

　　腱鞘炎主要包括桡骨茎突狭窄性腱鞘炎、屈指肌腱狭窄性腱鞘炎、肌鞘炎和尺侧腕伸肌腱鞘炎四大类别。桡骨茎突狭窄性腱鞘炎主要表现为腕关节桡侧疼痛，40岁以上女性为多发群体；屈指肌腱狭窄性腱鞘炎常发生在拇指、中指和无名指，造成关节肿胀，活动不灵活；肌鞘炎主要表现为腕背出现红肿、发热，有疼痛感；尺侧腕伸肌腱鞘炎在腕部活动过大时，会因反复牵拉或扭伤，引发腕尺侧痛。

预防护理

　　腱鞘炎在预防护理过程中要注意，休息时间要充足，避免关节过度劳损；工作时姿势要正确，手腕尽量触及实物，不要悬空，工作结束后可对手指和手腕揉搓一番，再用热水泡手；天气冷时，要防止手部受寒；手腕部要经常做旋转运动，缓解手部酸痛感；除药物调理外，运动调理也是很有必要的。

复方川草乌液《中医杂志》

方剂组成 川乌、草乌、艾叶、薄荷各 20 克，川芎、续断、当归、伸筋草、青风藤、威灵仙各 30 克。

制法用法 将上述中药材加 3500 毫升水煎煮，沸腾后再煎 15~20 分钟，然后将药液倒入盆内，先熏后浸洗，每次 30 分钟，每日 2 次。另外，也可将中药材放入布袋内在锅中煎煮，烧开 15 分钟后，将布袋拿出，等温度适宜后置于患部热敷，还可用纱布蘸药液洗患处，每日 3 次，每次 15~20 分钟，5 剂为 1 个疗程。

适用病症 腱鞘炎、滑囊炎。

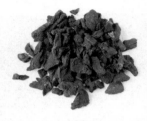

川乌

透骨熏洗液《四川中医》

方剂组成 桂枝、紫苏叶各 15 克，麻黄、红花各 88 克，伸筋草 20 克，透骨草、鲜桑枝各 30 克。

制法用法 将上述中药材水煎后，药液倒入盆中，将患部放在盆口上，上面覆盖毛巾熏蒸浸洗，每次 30 分钟，每日 2 次，洗后用绷带和瓦形硬纸壳固定。

适用病症 尺侧腕伸肌腱鞘炎。

长春愈痛膏《山东中医杂志》

方剂组成 乳香、没药、三七、桃仁、地龙、刘寄奴、丹参各 6 克，白芷、红花、血竭各 45 克。

制法用法 将上述中药材研为细末，放入 1000 克溶解的膏药内，用绒布制成长 3.5~4.5 厘米的膏药备用。将烊化的膏药敷于患部，4 日后加热再贴于原处，每周换 1 张。

适用病症 腱鞘炎、网球肘。

隔姜药灸《广西中医药》

方剂组成 生川乌、生草乌、生天南星、生半夏各 10 克，蟾酥 0.6 克，升华硫黄 60 克。

制法用法 先将升华硫黄加热溶解，然后将前 5 味中药材研成粉末后加入进去，充分搅拌均匀后摊成片状，待冷却结块后备用。取绿豆大药块放在薄姜片上，用火点燃灸痛处，每次 3~6 壮，灸时沿狭窄变硬之肌腱长轴移动，灸至患部感到有热、酸胀感，并向手臂传导，局部有轻松舒适感即可停止。

适用病症 狭窄性腱鞘炎。

荆防乳没膏《中医外治方药手册》

方剂组成 荆芥、防风、黑胡椒、乳香、没药各适量。

制法用法 将上述中药材研为细末，用食醋调制，敷在患处，再取 1 厘米厚的纱布棉垫 1 块，浸于醋中，取出拧至不滴水敷盖在药膏上，再往棉垫上撒些酒精或酒，点燃棉垫，待患部有灼热感时立即用布将火捂灭。再将棉垫浸泡于醋中，反复进行，每日 2 次，每次约 15 分钟。

适用病症 腱鞘炎。

白威散 《四川中医》

方剂组成 白芥子 60 克，威灵仙 30 克。

制法用法 将上述中药材研为粗末，用纱布包裹成袋，浸泡于食醋中，约 1 周后取出，摩擦患部，至局部发红为止，每日 4 次，连用 3 日为 1 个疗程。

适用病症 钙化性肌腱炎。

白芥子糊 《四川中医》

方剂组成 白芥子适量。

制法用法 将白芥子研为细末，放入适量糖，加温开水调成糊状，外敷患处，用胶布固定，3~5 小时后，局部有灼烧感或蚁行感时将药去掉即可。

适用病症 桡骨茎突狭窄性腱鞘炎。

栀子红黄膏 《中医外治方药手册》

方剂组成 栀子 30 克，大黄 12 克，红花 3 克，姜黄 15 克。

制法用法 将上述中药材共研成粉末，取适量药末用食用油调均匀，敷在患处，用胶布固定，5 日换 1 次药。

适用病症 腱鞘炎。

桃红洗方 《新中医》

方剂组成 桃仁、乳香、没药各 10~16 克，红花 7~13 克，羌活、独活各 13~25 克，防己 25~32 克，苏木 32 克。

制法用法 将所有中药材水煎后，熏洗泡浴患部，每日 1~2 次，每剂药复煎连用 2 次。

适用病症 腱鞘炎、急慢性软组织损伤、急慢性化脓性感染等。

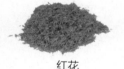

大黄　　　　　　　红花

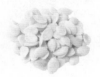 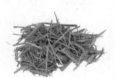

桃仁　　　　　　　苏木

中药档案·姜黄

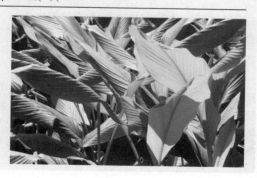

【别名】黄姜、毛黄姜、黄丝郁金。

【入药】干燥根茎。

【性味】性温，味辛、苦。

【归经】归脾、肝经。

【功效】破血行气、通经止痛、祛风湿、止痹痛。

【主治】胸胁刺痛、胸痹心痛、痛经经闭、风湿肩臂疼痛、跌仆肿痛等症。

【禁忌】血虚无气滞血瘀者慎用；孕妇忌用。

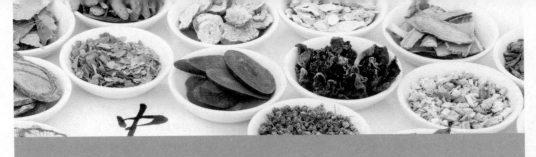

风湿性关节炎

风湿性关节炎是风湿热的主要表现之一，是一种常见的急性或慢性结缔组织炎症，多以急性发热和关节疼痛起病。风湿性关节炎是骨科常见的一种病症，广义上还包含类风湿性关节炎。

推荐药材

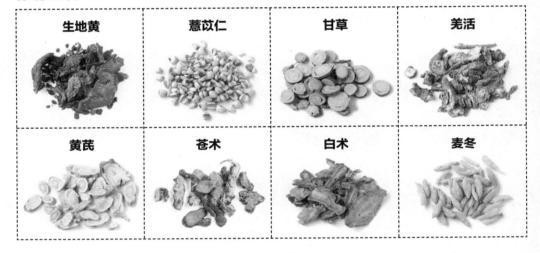

生地黄　薏苡仁　甘草　羌活

黄芪　苍术　白术　麦冬

病因探析

风湿性关节炎的病因目前尚未有定论，根据相关信息分析，学术界认为该病症与人体溶血性链球菌感染有着紧密的联系，且病毒感染也与其有着一定的关系。

症状表现

风湿性关节炎最常见的病症表现为关节疼痛、肌肉疼痛，还可能伴随有肌无力、肌源性损害和肌酶升高等；风湿出现之前还会有不规律性发热现象，同时还会出现血沉快；皮肤黏膜病变症状、雷诺症和自身抗体血液指标异常等症。

预防护理

（1）日常要注意保暖，避免受寒，在阳光充足时可以多晒晒太阳。

（2）生活作息要有规律，并保证充足的睡眠。

（3）要保持愉快的心情和积极乐观的心态，防止精神过度紧张或受刺激。

（4）合理膳食是调理风湿性关节炎的重要措施，饮食宜清淡，营养要全面，多吃蔬菜和水果，少吃刺激性食物。

地黄当归金甲汤《四川中医》

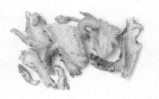

当归

方剂组成 干地黄95克，当归3克，白金条须根、刺三甲各5克。

制法用法 将上述中药材切成薄片，用800~1000毫升水煎煮，约需1小时，分2次温服，隔日1剂。

适用病症 风湿、类风湿性关节炎。

抗风湿酒《百病良方》

方剂组成 川乌、草乌、乌梅、红花、川牛膝、甘草各15克，金银花藤30克，白糖200克，白酒700毫升。

制法用法 将白酒倒入广口容器中，加白糖搅拌至溶解后，放入所有中药材，密封浸泡15日即可，每次取10毫升饮用，每日2次。

适用病症 风湿性关节炎。

抗风湿痛丸《百病良方》

方剂组成 地龙、蜣螂虫、乳香、没药各10克，狗骨40克，全蝎、川乌各6克，麝香0.3克。

制法用法 将地龙微煅，和狗骨一起研为粉末，然后与余药混合，共研为粉末，用黑大豆煮汁，将药末制成丸子，用开水、黄酒各半送服，成年人每次服用10克，儿童酌减，每日早、晚各服1次。

适用病症 风湿性关节炎。

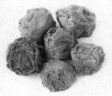

乌梅

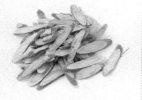

甘草

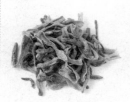

地龙

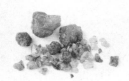

乳香

中药档案·麦冬

【别名】麦门冬、寸麦冬、沿阶草、阶前草、书带草、大叶麦门冬。

【入药】干燥块根。

【性味】性微寒，味甘、微苦。

【归经】归心、肺、胃经。

【功效】止咳化痰、滋阴润肺、强心利尿、清心除烦、调节血糖、抗菌。

【主治】胃痛、食欲不振、干咳痰少、失眠多梦、健忘、心慌等症。

【禁忌】不宜与苦瓜、苦参、黑木耳、款冬花、鲫鱼共食。

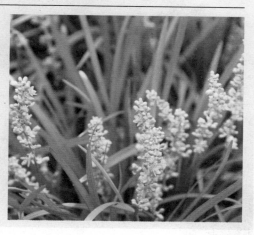

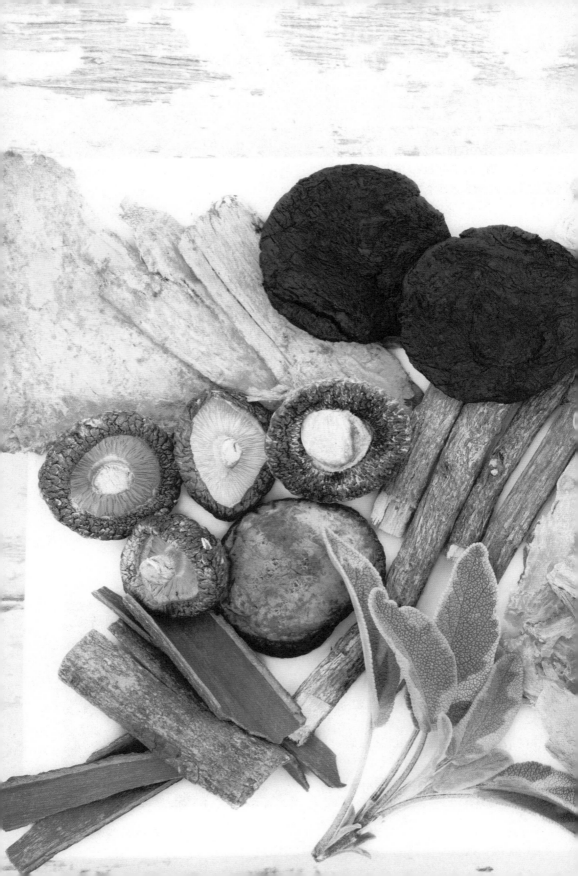

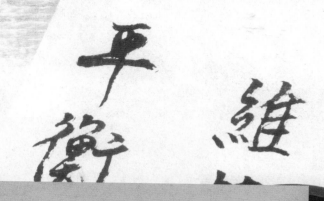

第四章

皮肤科

皮肤是人体最大的器官，主要由表皮、真皮和皮下组织构成，皮肤病发病概率非常高。中医对皮肤病的认知有着悠久的历史，认为皮肤病虽发生在身体外部，但和体内的阴阳气血有着密切的关系，对其治疗也有着详细的记载和论述。

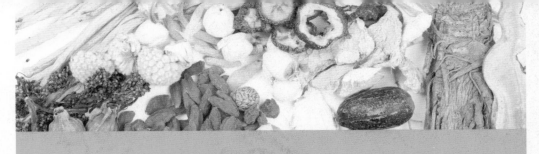

白癜风

白癜风是一种常见的皮肤病症，是指后天性局限性或泛发性皮肤色素脱失病，常发生在背部、手臂、面部和颈部等部位。白癜风对气候、光照较为敏感，多发于夏季，青少年、儿童是高发人群。

推荐药材

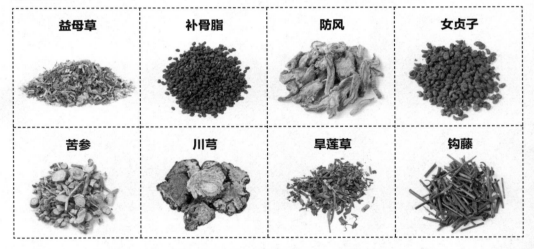

| 益母草 | 补骨脂 | 防风 | 女贞子 |
| 苦参 | 川芎 | 旱莲草 | 钩藤 |

病因探析

研究表明，白癜风的发病主要和遗传因素、自身免疫系统、精神因素、黑色素细胞以及体内的微量元素有关。此外，还和皮肤外伤和日光暴晒有密切的联系。

症状表现

白斑是白癜风最主要的症状表现。在发病早期，白斑的数量不多，面积相对较小，颜色较浅，外形多为圆形或椭圆形，不痛不痒，表面较为光滑，没有鳞屑脱落。之后白斑的面积不断扩大，颜色也开始加深，逐渐变成瓷白色，若患处有毛发，也开始变白。

预防护理

白癜风较难治愈，因此预防成为关键。日常生活中，应注意以下几点：

（1）合理饮食，均衡营养。减少刺激性食物的食用，多吃高蛋白、低脂肪和 B 族维生素含量高的食物。

（2）注意休息，劳逸结合。

（3）保持乐观的心情，调节异常情绪。

（4）避免暴晒，并保持患处的清洁卫生。

消风饮 《中医杂志》

方剂组成 鲜桑枝 1500 克，桑葚子、益母草各 500 克，何首乌、生地黄、刺蒺藜、补骨脂、玄参各 250 克，蜂蜜 500 毫升。

制法用法 将所有中药材用水煎煮，取浓药汁 1000 毫升，加入蜂蜜后收成 1200 毫升，每日服用 3 次，每次 20~30 毫升。

适用病症 白癜风。

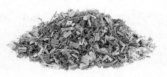

益母草

三黄粉 《当代中国名医高效验方 1000 首》

方剂组成 雄黄、硫黄、朱砂各 6 克，雌黄、白附子各 1.5 克，密陀僧 0.6 克，白及 9 克，冰片、麝香各 0.9 克。

制法用法 将所有中药材共研细末，用茄蒂或茄皮蘸药末涂擦患处。

适用病症 白癜风。

清热祛湿丸 《辽宁中医杂志》

方剂组成 刺蒺藜、桑葚子各 300 克，旱莲草 200 克，女贞子 150 克，苦参 100 克，甘草 50 克。

制法用法 将所有中药材炼蜜成大小合适的丸状，每日服用 2 次，每次 9 克。

适用病症 白癜风。

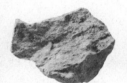

朱砂

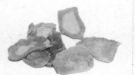

白附子

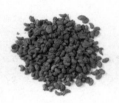

女贞子

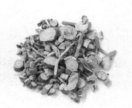

苦参

消斑酊 《辽宁中医杂志》

方剂组成 乌梅 60 克，补骨脂 30 克，毛姜 10 克，80% 酒精适量。

制法用法 将所有中药材在酒精中浸泡 2 周，取药液；使用时用纱布蘸药液擦拭患处，至发热为止，每日数次。

适用病症 白癜风。

祛白糖浆 《湖北中医杂志》

方剂组成 刺蒺藜、生地黄、丹参、钩藤各 15 克，牡丹皮、当归、鸡血藤、夜交藤各 10 克，白糖适量。

制法用法 将所有中药材用水煎煮，取药汁加白糖服用，每日 2 次，每次 15 毫升。

适用病症 白癜风。

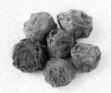

乌梅

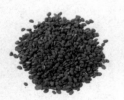

补骨脂

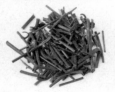

钩藤

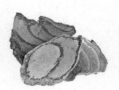

鸡血藤

苏木着色汤 《北京中医》

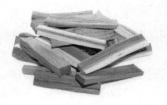

方剂组成 苏木、茺蔚子、蝉蜕、赤芍各10克，刺蒺藜15克，何首乌20克，大枣6枚。

制法用法 将所有中药材加水煎服，每日1剂，早、晚分服，每10剂间隔2~3日。

适用病症 白癜风。

苏木

白癜风散 《家用中医实验便方》

方剂组成 硫黄、密陀僧各3克，麝香0.9克，鲜白茄子适量。

制法用法 将所有中药材研末，把鲜白茄子切开后蘸药末擦患处。

适用病症 白癜风。

乌梅浸剂 《中医药信息》

方剂组成 乌梅10克，75%酒精100毫升。

制法用法 将乌梅放入酒精中浸泡7日备用，使用时先用温水清洗患处，然后用纱布蘸药液擦洗患处，每日3~4次。

适用病症 白癜风。

白癜风方 《精选八百外用验方》

方剂组成 硫黄、密陀僧、轻粉各5克，麝香0.25克。

制法用法 将所有中药材共研细末，用茄蒂蘸药末涂擦患处。

适用病症 白癜风。

清热祛湿丸 《辽宁中医杂志》

方剂组成 刺蒺藜、桑葚子各300克，旱莲草200克，女贞子150克，苦参100克，甘草50克。

制法用法 将所有中药材炼蜜为丸，每次服9克，每日2次。

适用病症 白癜风。

中药档案 · 刺蒺藜

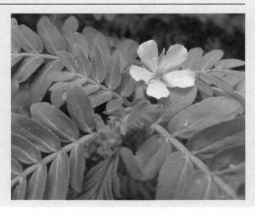

[别名] 蒺藜、蒺藜子、白蒺藜、旱草、旁通、屈人、八角刺、蒺藜蓇葖。

[入药] 果实。

[性味] 性微温，味苦、辛，有小毒。

[归经] 归肝经。

[功效] 明目、下气、行血、止痛、散风、平肝息风、解郁、止痒。

[主治] 头痛、身痒、目赤肿翳、胸满、咳逆、症瘕、痈疽、瘰疬等症。

[禁忌] 血虚气弱者及孕妇慎服。

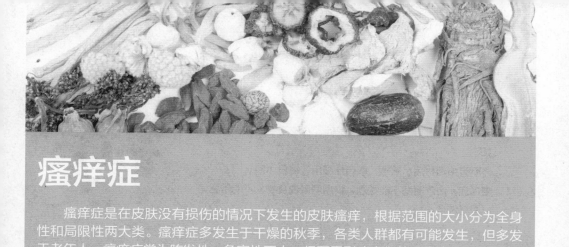

瘙痒症

瘙痒症是在皮肤没有损伤的情况下发生的皮肤瘙痒，根据范围的大小分为全身性和局限性两大类。瘙痒症多发生于干燥的秋季，各类人群都有可能发生，但多发于老年人。瘙痒症常为阵发性，危害性不大，但严重影响人们的日常生活。

推荐药材

白芍	防风	川芎	荆芥
蛇床子	黄柏	五倍子	苍术

病因探析

瘙痒症产生的原因很多，总体包含内外两种因素。内因主要指皮肤干燥以及疾病的诱发。皮肤干燥是产生全身瘙痒的主因之一，随着年龄的增长，皮肤的保湿能力逐渐下降，皮肤干燥会产生干裂，诱发瘙痒。此外，很多疾病也会诱发瘙痒的产生，如神经性皮炎、肝胆疾病、糖尿病、慢性肾功能不全等。外因主要是指天气的变化，特别是干燥天气会引发皮肤的刺激性反应。

症状表现

皮肤瘙痒是瘙痒症最为主要的症状表现，一般瘙痒常从单独的一处开始，然后扩展至全身。在夜间，瘙痒的症状最为严重，常间歇性发作。随着病情的加重，患处常因抓挠产生抓痕、血痂以及色素沉着，甚至会导致湿疹、脓皮病和淋巴结炎等疾病。

预防护理

瘙痒症早期危害性较小，症状不明显，一般通过日常的预防和护理就可治愈。

（1）保持皮肤的清洁卫生是预防瘙痒症的关键，要勤洗澡、勤换衣，贴身衣物和被褥要柔软无刺激。

（2）合理膳食，饮食清淡，戒烟戒酒。

（3）发生瘙痒后要尽量减少抓挠，及时用药物进行治疗。

首乌散 《福建中医药》

方剂组成 何首乌、胡麻仁各 30 克，威灵仙、石菖蒲、荆芥、苦参各 10 克。

制法用法 将所有中药材用水煎煮，取药汁服用，每日 1 剂。

适用病症 瘙痒症，治疗期间不能饮酒、食用刺激性食物；不能用肥皂或香皂洗澡。

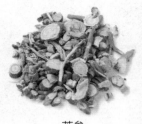

苦参

加味四物汤 《中医杂志》

方剂组成 川石斛、櫓豆衣、生地黄、制首乌各 15 克，当归、白芍、川芎、牡丹皮、丹参、荆芥、黄芩、茯苓各 10 克。

制法用法 先将川石斛进行煎煮，然后将剩余中药材进行煎煮，取药汁混合服用，每日 1 剂。

适用病症 瘙痒症。

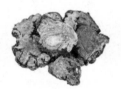

川芎

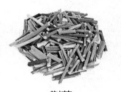

荆芥

蛇床子汤 《中医杂志》

方剂组成 生薏苡仁、蛇床子、地肤子、苦参各 30 克，黄柏 15 克，甘草 10 克，花椒 5 克。

制法用法 将所有中药材分别煎煮 3 次，每次加水 300 毫升，取 200 毫升药汁，第 2 次药汁分 3 次服用，另外 2 次药汁加温水清洗患处。

适用病症 瘙痒症。

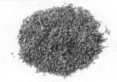

蛇床子

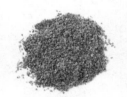

地肤子

祛风止痒汤 《陈树森医疗经验集萃》

方剂组成 蝉蜕、徐长卿、生地黄各 15 克，当归、大枣各 10 克。

制法用法 将所有中药材用水煎煮 2 次，取药汁混合服用，每日 1 剂，分 2 次服用。

适用病症 老年性皮肤瘙痒。

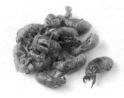

蝉蜕

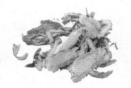

当归

癣证熏洗方 《名中医治病绝招》

方剂组成 大风子、白鲜皮各 30 克，五倍子 15 克，松香、鹤虱草各 12 克，苍术、苦参、黄柏、防风各 9 克。

制法用法 将所有中药材研末，用纸包裹，卷成纸卷后点燃，用烟熏患处，每日 2 次，每次 30 分钟，注意掌握温度。

适用病症 皮肤瘙痒、神经性皮炎等。

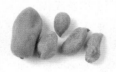

五倍子

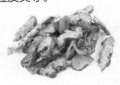

苍术

加味桂枝汤 《山东中医杂志》

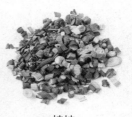

桂枝

方剂组成 大血藤30克，桂枝、白芍、当归、防风各10克，炙甘草5克，生姜3克，大枣5枚。

制法用法 将所有中药材用水浸泡1日，第1次用水煎煮，取250毫升药汁，分早、晚服用；第2次继续煎煮，取2500毫升药汁，在晚上服药后清洗患处，每次15分钟，每日1剂。

适用病症 老年性皮肤瘙痒。

盐泔煎洗方 《新中医》

方剂组成 盐100克，米泔1000毫升。

制法用法 将二者混合煮沸10分钟，然后用药液清洗患处，每日2次，每次3分钟。

适用病症 瘙痒症。

苦参膏 《赵炳南临床经验集》

方剂组成 苦参面100克，凡士林400克。

制法用法 将二者调和成膏状，外敷于患处，每日1次。

适用病症 瘙痒症。

百部酊 《经验方》

方剂组成 百部30克，75%酒精100毫升。

制法用法 将百部放在酒精中浸泡7日，取药液涂擦患处。

适用病症 瘙痒症。

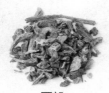

百部

黄柏猪胆膏 《家用中医灵验便方》

方剂组成 黄柏、公猪胆汁各适量。

制法用法 将二者混合搅拌，黄柏阴干后研末，用香油调和涂擦患处。

适用病症 瘙痒症。

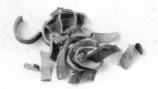

黄柏

中药档案·地肤子

【别名】扫帚苗、扫帚、扫帚子、扫最草、白地草、地面草、涎衣草。

【入药】果实。

【性味】性寒，味辛、苦。

【归经】归肾、膀胱经。

【功效】利尿、通淋、清热利湿、祛风止痒。

【主治】风疹、湿疹、皮肤瘙痒等症。

【禁忌】不能与螵蛸同用。

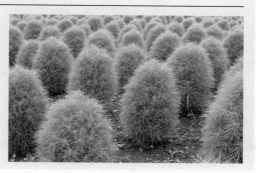

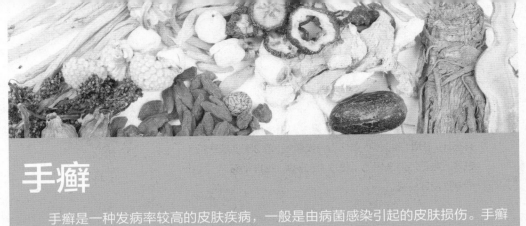

手癣

手癣是一种发病率较高的皮肤疾病，一般是由病菌感染引起的皮肤损伤。手癣发病常起于手掌中某一部位，然后逐渐扩展至整个手掌，严重影响人们的生活。手癣的高发人群为中青年女性。

推荐药材

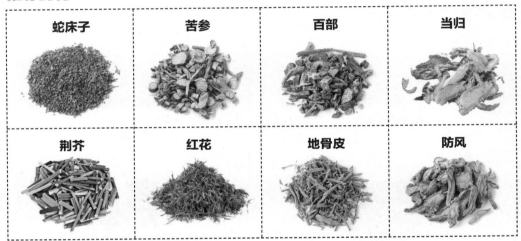

| 蛇床子 | 苦参 | 百部 | 当归 |
| 荆芥 | 红花 | 地骨皮 | 防风 |

病因探析

手癣的发病因素主要有以下几种：

（1）常接触刺激性物质。一些刺激性的化学物质或药物会引起手癣的产生，特别是常见的洗涤溶剂等。

（2）不合理的膳食。经常食用刺激性食物、吸烟酗酒等也会引发手癣的产生。

（3）不适当的抓挠。手癣常由病菌感染引起，手随意抓挠其他疾病产生的瘙痒，很容易诱发感染，导致手癣的产生。

症状表现

手癣有水疱鳞屑型和角化增厚型两种，二者症状表现有所差异。水疱鳞屑型手癣多为手掌单侧发病，癣部为细小水疱，外部发亮，内含液体，聚集分布。水疱干后形成环形的印记，对比明显。此类手癣为慢性，病程较长，可蔓延至全手掌。角化增厚型手癣多由水疱鳞屑型发展而来，一般发生于有多年病史者，其主要表现是掌面皮肤粗糙、皮层增厚、颜色发红，一般在干冷的冬季会干裂，有疼痛感。

预防护理

预防手癣首先要做好日常生活中的防护工作，如保持手掌清洁、及时治疗身上癣症、定期进行衣物消毒、健康饮食以及戒烟戒酒等。

复方黄精醋浸液 《山东中医杂志》

方剂组成 黄精、苦参各 60 克，浮萍、明矾、金银花各 20 克，白鲜皮、贯众各 30 克，川楝子 40 克。

制法用法 将川楝子碾碎，与剩余中药材一起加 200 毫升食醋煮沸，然后装入瓶内浸泡 1 日，取药液擦洗或浸泡患处，每日 2 次，14 日为 1 个疗程。

适用病症 手癣、足癣。

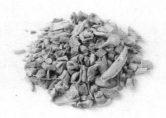

白鲜皮

加味苦参汤 《中西医结合杂志》

方剂组成 苦参、菊花各 60 克，蛇床子、金银花、白芷各 30 克，地肤子、石菖蒲各 20 克，射干、胡黄连、白鲜皮各 15 克。

制法用法 将所有中药材加水煎煮，先熏后洗 30 分钟，每日 1 次，15~20 日为 1 个疗程。

适用病症 手足癣。

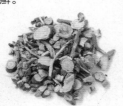

苦参

鹅掌风洗剂 《中医杂志》

方剂组成 蛇床子、白鲜皮、苦参各 40 克，百部、当归各 20 克。

制法用法 将所有中药材加水 3000 毫升，煎煮至 2000 毫升，取药汁清洗患处，每日 1 剂，分 2 次清洗，每次 30 分钟。

适用病症 手癣。

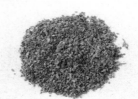

蛇床子

润肌膏 《精选八百外用验方》

方剂组成 当归、黄蜡各 500 克，紫草 100 克，麻油 3000 毫升。

制法用法 先用麻油炸当归、紫草，去渣后加入黄蜡制成膏状，涂擦患处，每日 2~3 次。

适用病症 手癣。

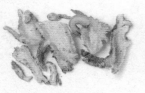

当归

二矾汤 《精选八百外用验方》

方剂组成 白矾、皂矾各 120 克，儿茶 15 克，柏叶 250 克。

制法用法 将上述中药材水煎去渣，浸泡患处。

适用病症 手癣。

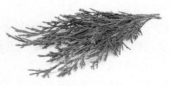

柏叶

凤仙浸泡液 《百病良方》

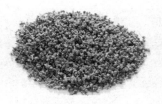

花椒

方剂组成 凤仙花、土荆皮各60克，花椒30克，米醋500毫升。

制法用法 将前3味中药材放入米醋中浸泡1周，取滤液备用。用此药液浸泡患处，每次浸泡15分钟，每日1次；如有甲癣，浸泡5分钟后，用刀片刮除灰指甲，再进行浸泡。

适用病症 鹅掌风、甲癣。

香酱洗方 《百病良方》

方剂组成 苦参、蒲公英、败酱草各15克，明矾、地肤子、花椒、防风各10克，丁香6克，百部、黄柏、黄芩各12克。

制法用法 将上述中药材水煎后，取汁洗患处3~4次，每次10~15分钟，每日1剂。

适用病症 手足癣伴有感染。

醋泡方 《朱仁康临床经验集》

方剂组成 大风子、皂荚各30克，荆芥、红花、地骨皮、明矾各18克，防风8克，米醋1500毫升。

制法用法 将所有中药材放入米醋中浸泡5日，取出药渣后用药液浸泡患处30分钟，每剂可连续使用2周，2周为1个疗程，连续使用2~3个疗程。

适用病症 手癣。

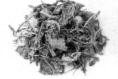

蒲公英

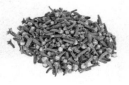
丁香

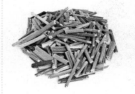
荆芥

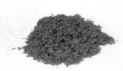
红花

中药档案·蛇床子

【别名】蛇米、蛇珠、蛇粟、蛇床仁、蛇床实、双肾子、野茴香、野胡萝卜子。

【入药】果实。

【性味】性温，味苦、辛。

【归经】归肾经。

【功效】温肾壮阳、祛风、止痒、燥湿、杀虫。

【主治】风湿痹痛、疥癣湿疮、阴囊湿痒、女子带下阴痒等症。

【禁忌】不能与牡丹皮、巴豆、贝母同用。

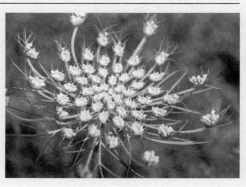

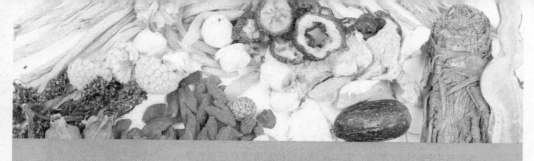

足癣

　　足癣俗称脚气、香港脚，是一种常见的足部皮肤损伤，多由真菌感染引起，具有传染性。足癣产生时常从一只脚开始，然后逐渐蔓延至双脚，最常见于三四趾间。肥胖者、糖尿病患者、办公族以及运动员是足癣的高发人群。

推荐药材

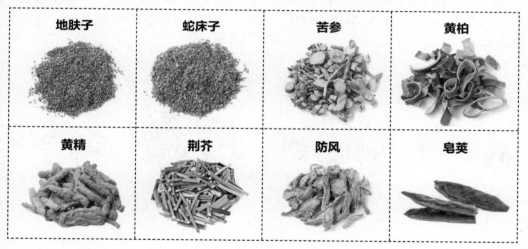

| 地肤子 | 蛇床子 | 苦参 | 黄柏 |
| 黄精 | 荆芥 | 防风 | 皂荚 |

病因探析

　　诱发足癣的直接原因是真菌感染，其传染源包括外部因素和内部因素。外部因素主要是接触患有皮肤癣症的患者，或是在公共场所与患者共用洗脚盆、洗脚布等。内部因素主要是自身不健康的生活习惯，如不勤洗脚、不勤换袜子、穿不透气的鞋子等。

症状表现

　　足癣有水疱型、糜烂型和鳞屑角化型三种，症状有所差异。水疱型足癣主要发病于夏季，在趾间、足缘、足底出现小水疱，多集聚分布，水疱外壁较厚，内部清澈，不易破裂。挑破水疱后出现鲜红的糜烂面，有剧烈的瘙痒感。糜烂型足癣有强烈的瘙痒感，常发病于第3、4、5趾缝间，表皮角质层浸软后发白。鳞屑角化型足癣的症状主要是患处皮肤粗糙、脱屑、有成片状鳞屑。

预防护理

　　（1）保持足部清洁干燥，勤洗脚、勤换袜子，少穿不透气的鞋子。

　　（2）不与足癣患者共用洗脚盆，不随意抓痒。

　　（3）少食刺激性、发汗性食物，多食用清淡、蛋白质含量高的食物。

足癣方 《四川中医》

方剂组成 枯矾 25 克，地肤子、蛇床子、苦参、白鲜皮、黄柏各 20 克。

制法用法 将所有中药材用水煎煮，取半盆药液，待温度适宜后浸泡患处，每次 30 分钟，每日 1 剂，连续使用 2 周。

适用病症 足癣，症见多年不愈、面积较大者。

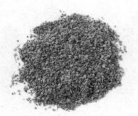

地肤子

草果柿蒂散 《浙江中医杂志》

方剂组成 草果、柿蒂各 3 份，丁香 2 份。

制法用法 将所用中药材共研细末，渗液较多者干撒药末，干燥者用香油调和药末涂敷。

适用病症 足癣。

瓜草外洗方 《家用偏方》

方剂组成 木瓜、甘草各 30 克。

制法用法 将所有中药材用水煎煮，取药汁浸泡患处 10 分钟，每日 1 次。

适用病症 足癣。

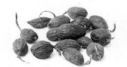

草果

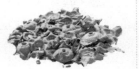

柿蒂

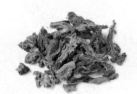

木瓜

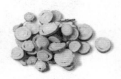

甘草

鲜洗剂 《中医杂志》

方剂组成 鲜蒲公英、鲜败酱草各 500 克。

制法用法 将所有中药材洗净后切碎，加 1500 毫升水煎煮，取药液浸泡患处，每日 1 剂，分 3 次使用。

适用病症 足癣。

丁香散 《家用偏方》

方剂组成 丁香适量。

制法用法 将丁香研为细末，撒于趾缝间。

适用病症 足癣。

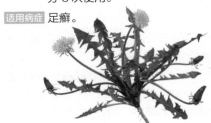

鲜蒲公英

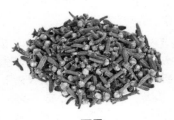

丁香

复方蛇黄洗剂 《中西医结合杂志》

方剂组成 土荆皮、蛇床子各 30 克，黄柏、没食子各 15 克，枯矾 12 克。

制法用法 将前 4 味中药材加水煎煮 20 分钟，过滤后加入枯矾溶化即可，将患足浸泡于微温的药液内，每次 15~20 分钟，每日 2~3 次，每剂药可连用 2 次，治疗后暴露患足，保持清洁干燥。

适用病症 足癣之水疱型、湿烂型、浸渍型等。

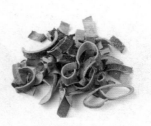

黄柏

湿脚气方 《龚志贤临床经验集》

方剂组成 马兜铃藤、金果榄各 30 克，樟脑 9 克。

制法用法 将所有中药材共研细末，浸泡于 500 毫升酒中，取药液涂擦患处。

适用病症 足癣、湿疹。

苍耳草洗剂 《中医杂志》

方剂组成 苍耳草 30 克，蛇床子、露蜂房、苦参、白矾、黄柏各 15 克。

制法用法 将上述中药材加水煎煮后滤出药渣，再加入约 40℃ 的温水，临睡前洗泡患足，每次 15~20 分钟，每晚 1 次，连洗 3 次。

适用病症 足癣。

杉木节饮 《祖传秘方大全》

方剂组成 杉木节 120 克，槟榔 7 个，大腹皮 30 克，青橘叶 49 片。

制法用法 将上述中药材细切，加水 3 升煎至 1 升，分作 3 服，1 日服尽。

适用病症 足癣。

熏洗方 《家用偏方二百三》

方剂组成 干冬瓜皮 50 克。

制法用法 将干冬瓜皮加水熬汤，趁热先熏后洗，每日 1 次。

适用病症 足癣。

中药档案 · 黄精

[别名] 黄芝、制黄精、米脯、老虎姜、鸡头参、毛管菜、黄鸡菜。

[入药] 根茎。

[性味] 性平，味甘。

[归经] 归脾、肺、肾经。

[功效] 抗菌、健脾、补肝肾、润心肺、强筋骨、补中益气。

[主治] 干咳少痰、久咳乏力、头晕、须发早白、多饮、善饥欲食等症。

[禁忌] 不能与梅实同用；服用期间忌食酸、冷食物。

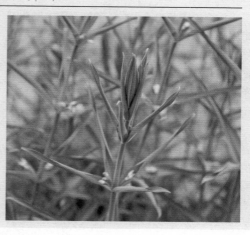

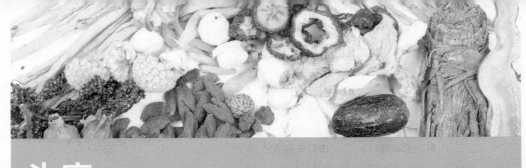

头癣

头癣是一种由浅部真菌感染头发和头皮而引起的皮肤病。头癣有较强的传染性，多发于儿童，根据病原菌和临床表现的不同可分为黄癣、白癣、黑癣及脓癣。严重的头癣俗称"癞痢头"，严重影响人们的日常生活。

推荐药材

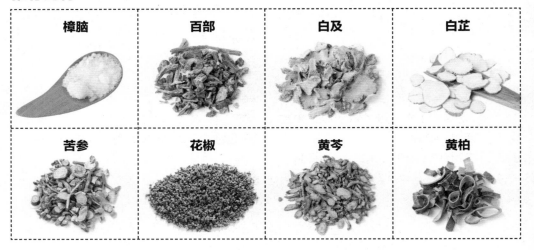

| 樟脑 | 百部 | 白及 | 白芷 |
| 苦参 | 花椒 | 黄芩 | 黄柏 |

病因探析

头癣由真菌感染引起，通常是因接触头癣患者或带有真菌的动物而被传染，很少有从自然界直接传染而得者。头癣多发于儿童，主要是因为儿童的免疫力较差，且相互之间接触较多，易形成传染。

症状表现

头癣分为黄癣、白癣、黑癣及脓癣，症状各不相同。黄癣常发于儿童，患处有黄豆大小的黄癣痂，下有轻微溃疡面，且患处头发干枯、弯曲。白癣发病于儿童，可自愈，主要症状为小鳞屑斑片。黑癣的主要症状为白色鳞屑斑片，病程较长。脓癣由白癣和黑癣发展而来，患处

有少量浆液或半透明的脓液，愈合后易形成永久性脱发。

预防护理

（1）减少与头癣患者的接触，勤洗头、勤换枕套被褥，并进行消毒。

（2）在理发时尽量不要损伤头皮，并对理发工具进行及时消毒处理。

（3）家里若有宠物，要保持宠物的清洁卫生，定期为其清洗，并进行疾病的防治。

癣药浸液 《张赞臣临床经验选编》

方剂组成 樟脑、斑蝥各 45 克，土大黄 15 克，百部、槟榔尖、白及、土荆皮、白芷各 9 克，高粱酒 2500 毫升。

制法用法 将所有中药材放在高粱酒中浸泡 7 日，取药液，使用时用药液涂擦患处，每日 2 次。

适用病症 头癣，但皮肤有损伤者勿用，不要接触正常皮肤。

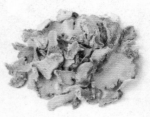

白及

滋肾方 《家用偏方》

方剂组成 黑芝麻 30 克，女贞子、旱莲草、制首乌、侧柏叶、枸杞子各 10 克，生地黄、熟地黄各 15 克，黄精 20 克。

制法用法 将所有中药材加水煎服，每日 1 剂，早、晚分服。

适用病症 头癣。

白铜乳没膏 《祖传秘方大全》

方剂组成 白矾 9 克，铜绿 30 克，乳香、没药各 15 克。

制法用法 将所有中药材共研细末，调以陈猪油涂擦患处，每日早、晚各 1 次。

适用病症 头癣。

头癣验方 《家用良方》

方剂组成 生白果仁适量。

制法用法 将白果仁切开后，用切面擦洗患处，每日数次。

适用病症 头癣。

斑蝥狼毒膏 《家用中医灵验便方》

方剂组成 斑蝥 5 个，狼毒 6 克，桃根适量。

制法用法 将斑蝥和狼毒共研末，桃根加水熬汁，用桃根汁将药末调成糊状，涂抹在患处。

适用病症 头癣。

中药档案 · 土大黄

【别名】牛舌大黄、壳菜头、羊蹄根。

【入药】根。

【性味】性寒，味苦、酸，有小毒。

【归经】归肝、脾、胃、心经。

【功效】利湿、利胆、泻火、抗菌、通便、消肿退黄、健脾开胃。

【主治】头虱、疥疮、顽癣、皮肤病、肛周炎、无名肿毒、淋浊、黄疸等症。

【禁忌】老年人气虚性便秘者慎用；脾虚泄泻者忌服。

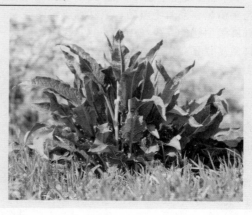

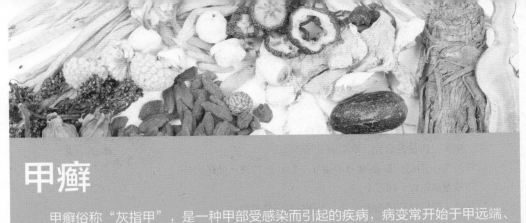

甲癣

甲癣俗称"灰指甲"，是一种甲部受感染而引起的疾病，病变常开始于甲远端、侧缘或甲褶部。甲癣常见的类型主要有真菌性白甲和甲下真菌病两种，感染病菌以皮癣菌、酵母菌及非皮癣菌等真菌较为常见。

推荐药材

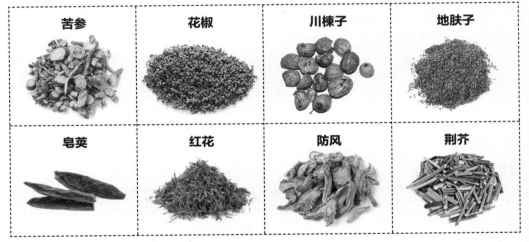

| 苦参 | 花椒 | 川楝子 | 地肤子 |
| 皂荚 | 红花 | 防风 | 荆芥 |

病因探析

甲癣多发生于营养不良的甲，主要是由红色毛癣菌、须癣毛癣菌、絮状表皮癣菌等各种真菌引起的。少数由其他丝状真菌、酵母样菌及酵母菌引起，也可由孢子菌、镰刀菌等引起。

症状表现

甲癣包括甲下型甲癣、真菌性白甲和白色念珠菌引起的甲癣。甲下型甲癣感染后甲板会形成裂纹、变脆或增厚，呈棕色或黑色；真菌性白甲的甲板表面有一个或多个浑浊区，甲板皱襞皮肤处有脱屑；白色念珠菌引起的甲癣起于两侧甲皱襞，表现为皮肤红肿、积脓、压痛等。

预防护理

（1）保持足部清洁、凉爽和干燥。

（2）不穿不透气的鞋。

（3）不要涂抹劣质指甲油。

（4）不和患病家人共用盆、毛巾、鞋袜、指甲刀等物品。

（5）保持指（趾）甲的正常长度，不要剪得太短，也不要留下角刺。

（6）不要用同一把指甲刀去修剪正常甲和异常甲。

（7）脚底、趾间痒时，尽量不要用手抓。

（8）定期对家庭环境及患者用品进行消毒。

川楝子膏 《浙江中医杂志》

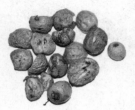

川楝子

方剂组成 川楝子10枚。

制法用法 将川楝子去皮后用水泡软，然后将病甲浸泡其中1小时以上；或者将川楝子捣烂，用凡士林调匀，涂擦患处，用纱布固定，每2日更换1次。

适用病症 甲癣。

泡癣液 《百病良方》

方剂组成 防风、红花、大风子、皂荚、荆芥、明矾各15克，醋1000毫升。

制法用法 将所有中药材放入醋中浸泡3日，滤渣备用；使用时先洗净患处，擦干，然后浸入药醋中30分钟，每日1次。

适用病症 甲癣、手癣、足癣。

甲癣酒泡方 《家用中医灵验便方》

方剂组成 紫荆皮15克，血竭6克，斑蝥5只，60°烧酒适量。

制法用法 将所有中药材研末，然后用烧酒浸泡，取药酒擦拭患处。

适用病症 甲癣。

蒜醋浸泡方 《家用偏方》

方剂组成 大蒜10颗，醋60毫升。

制法用法 将大蒜捣烂后用醋浸泡2小时，然后将病甲放入药液中浸泡，每日4~5次，每次15分钟左右。

适用病症 甲癣。

羊蹄根酒 《赵炳南临床经验集》

方剂组成 羊蹄根180克，75%酒精500毫升。

制法用法 将羊蹄根碾碎后放入酒精中，浸泡7昼夜后过滤去渣，用毛刷蘸药液涂擦患处。

适用病症 甲癣。

中药档案·大蒜

【别名】蒜、蒜头、胡蒜。

【入药】鳞茎。

【性味】性温，味辛。

【归经】归胃、大肠经。

【功效】行气、消肿、解毒、杀虫、暖脾胃。

【主治】水肿胀满、疟疾、痈疽肿毒、白秃癣疮、蛇虫咬伤等症。

【禁忌】脚气、风病及病后初愈者不宜食用；目、口齿、喉、舌有疾者不能食用。

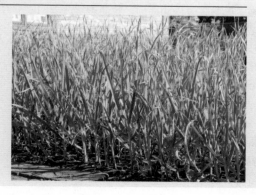

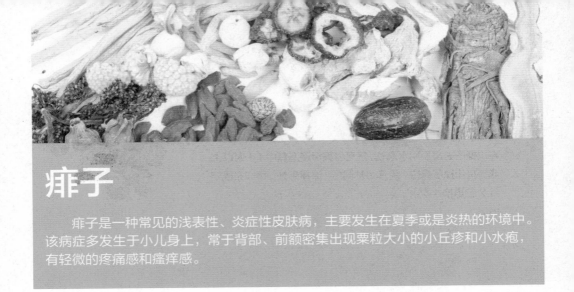

痱子

痱子是一种常见的浅表性、炎症性皮肤病，主要发生在夏季或是炎热的环境中。该病症多发生于小儿身上，常于背部、前额密集出现粟粒大小的小丘疹和小水疱，有轻微的疼痛感和瘙痒感。

推荐药材

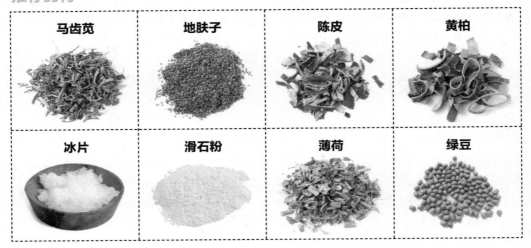

马齿苋	地肤子	陈皮	黄柏
冰片	滑石粉	薄荷	绿豆

病因探析

痱子多发于炎热的天气，主要是因为空气温度升高、湿度增大，人体排出的汗液不易蒸发，贴敷在表皮角质层，致使表层汗腺口变窄或阻塞，导管内的汗液大量滞留导致破裂，表皮的汗液侵入组织，导致汗孔处出现水疱、丘疹。随之细菌、病毒等毒素渗入，导致炎症的恶化。

症状表现

由于汗腺导管的损伤和汗液排出的位置不同，形成的痱子大不相同，产生的症状表现也各有差异。红痱子多发于儿童，发病急，分布较散，有痒感并伴有刺痛，顶部常有水疱或脓疱。白痱子是比较轻微的痱子，细小、清亮、无炎症反应，轻触即破。脓痱子比较严重，由红痱子发展而来，脓疱比较明显，较难治愈。

预防护理

痱子多发于儿童，在日常生活中预防是关键。

（1）保持皮肤清洁，勤洗澡，特别是儿童要多用温水洗浴。

（2）勤换衣物，在炎热天气，宜选择宽松单薄的衣服。

（3）尽量避免长时间阳光照射，身体出汗后要及时擦洗。

清暑洗剂 《熏洗疗法》

方剂组成 马齿苋、地肤子各 60 克，薄荷叶、陈皮各 30 克。

制法用法 将所有中药材用水煎煮，取药液擦洗患处，然后撒上痱子粉。

适用病症 痱子。

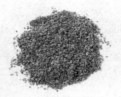

地肤子

冬瓜皮洗剂 《常见病中医简易疗法》

方剂组成 冬瓜皮 200 克。

制法用法 将冬瓜皮用水煎煮后，取药液擦洗患处。

适用病症 痱子。

绿豆滑石粉 《简易中医疗法》

方剂组成 绿豆（微炒）120 克，滑石粉 15 克。

方剂组成 将两者研制成细粉，用纱布包紧，扑在痱子上，每日 2 次。

方剂组成 痱子。

白痱方 《中国中医报》

方剂组成 冰片 2 克，薄荷油 10 毫升，75% 酒精 250 毫升。

制法用法 将冰片、薄荷油放入酒精中，摇匀后擦洗患处。

适用病症 痱子。

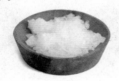

冰片

痱子粉 《赵炳南临床经验集》

方剂组成 滑石粉 30 克，干石粉 15 克，黄柏 6 克，冰片、薄荷冰各 3 克。

制法用法 将所有中药材研成极细的粉末，然后撒在患处即可。

适用病症 痱子。

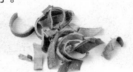

黄柏

中药档案 · 马齿苋

【别名】马齿菜、马生菜、瓜子菜、长命菜、五行草、麻绳菜。

【入药】地上部分。

【性味】性寒，味酸。

【归经】归心、大肠经。

【功效】清热、利湿、解毒、消肿、消炎、止渴、利尿、凉血、止痢。

【主治】细菌性痢疾，疔疮肿毒，蛇虫咬伤，痔疮肿痛，湿疹，急性、亚急性皮炎等症。

【禁忌】不能与胡椒粉、鳖甲同用；孕妇禁食。

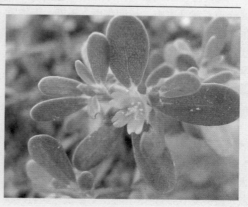

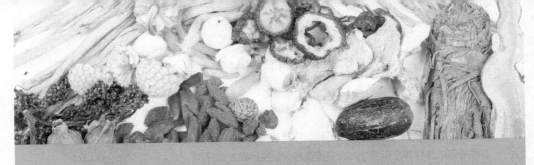

斑秃

斑秃俗称"鬼剃头"，是一种自身免疫性的非瘢痕性脱发，多发生于身体有毛发的部位，一般无自觉症状。斑秃多表现为片状脱发斑，局部皮肤正常，病程较短，恢复较快，但是影响人们的外貌形象。

推荐药材

何首乌	熟地黄	当归	苦参
地肤子	黑芝麻	枸杞子	旱莲草

病因探析

现代医学研究表明，神经和精神因素对该病症有着重要影响，长期焦虑、压抑、精神紧张和悲伤等会使病情加重；具有遗传过敏性体质的人也容易出现斑秃；自身免疫性疾病发病率较高的人群易伴发斑秃。中医认为，斑秃主要是由肝肾不足、精血亏虚所导致。

症状表现

斑秃可发生在从婴幼儿至老年人的任何年龄阶段，其中以中年人居多，其症状初表现为1个或数个边界清楚的圆形或椭圆形脱发区，大小不等，脱发区边缘常有一些松而易脱的头发，且头发下部的色素也脱失。脱发区随着症状

的加重会有所扩展，但皮肤正常，无瘢痕。

预防护理

（1）头发95%的成分是由动物蛋白质组成的，因此日常饮食要营养均衡，多吃鸡蛋、猪肉、沙丁鱼、黑芝麻、黄瓜、海藻等食物。

（2）禁止饮酒，特别是烫热的白酒，以防使头皮产生热气和湿气引起脱发。

（3）平常可以多给头部做按摩，以改善头部的血液循环，预防脱发。

（4）多食用蔬菜和水果，防止便秘影响头发质量。

斑秃秘方《辽宁中医杂志》

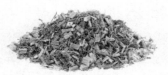

何首乌

方剂组成 女贞子、何首乌、熟地黄各 20 克，当归、川芎、红花、防风、白芷各 15 克，甘草 10 克。

制法用法 将上述中药材水煎后空腹服用，早、晚分服。

适用病症 斑秃。

治秃生发酊《陈树森医疗经验集粹》

方剂组成 鲜侧柏叶 30 克，干红辣椒 10 克，75% 酒精 100 毫升。

制法用法 将上述中药材研碎后放入酒精内浸泡，1 周后即可使用。用棉球蘸少许药汁，在脱发处擦拭，每日 3~4 次。若头皮发痒，还可加入大黄。

适用病症 斑秃。

一味内金粉《中医杂志》

方剂组成 鸡内金 100 克。

制法用法 将上述中药材研为细末，每服 1.5 克，每日 3 次，饭前温开水送服。

适用病症 斑秃。

生发饮《中医杂志》

方剂组成 生地黄、侧柏叶、熟地黄各 15 克，当归、黑芝麻各 20 克，何首乌 25 克。

制法用法 将上述中药材加水煎服，每日 1 剂，早、晚分服。

适用病症 斑秃、脱发。

斑秃丸《中医杂志》

方剂组成 生地黄、霜桑叶、白菊花、桑葚子、黑豆衣、熟地黄各 30 克，女贞子 120 克，当归、炙黄芪、柏果、大枣肉、菟丝子各 60 克，白芍、刺蒺藜各 45 克，紫河车 15 克。

制法用法 将上述中药材炼蜜为丸，每丸重 9 克，早、晚各服 1 丸。

适用病症 斑秃。

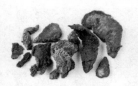

生地黄

黑芝麻

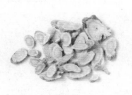

黄芪

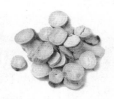

白芍

枸杞黄芪汤 《中医杂志》

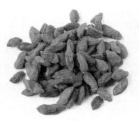

枸杞子

方剂组成 枸杞子、菟丝子、柏子仁各20克，生黄芪60克，熟地黄、当归、北五味子各15克，潞党参、何首乌各30克，升麻、柴胡、炙远志各10克。

制法用法 将上述中药材加水煎服，每日1剂。外用药渣煎水洗头，每周1次。另用生姜切片烤热后，擦患处数分钟，每日1次。

适用病症 斑秃。

斑秃外洗方 《辽宁中医杂志》

方剂组成 苦参、明矾各100克，儿茶、白鲜皮各30克，地肤子20克。

制法用法 将上述中药材水煎后外洗患处，每日1剂。

适用病症 斑秃。

一味茯苓饮 《名老中医治病绝招》

方剂组成 茯苓500~1000克。

制法用法 将上述中药材研为细末，每服6克，用白开水冲服，每日2次。

适用病症 斑秃。

常青方 《湖北中医杂志》

方剂组成 首乌藤、蝉蜕各20克，葛根12克，生地黄、辛夷、当归、淫羊藿、紫草、菟丝子各10克。

制法用法 将上述中药材煎煮后制成糖浆500毫升，每日服3次，每次50毫升。

适用病症 斑秃、脱发。

乌发丸 《古今名医名方秘方大典》

方剂组成 当归、黑芝麻各90克，女贞子、旱莲草、桑葚子、侧柏叶各60克。

制法用法 将上述中药材研为细末，炼蜜为丸，每丸重9克，早、晚各服1丸，开水送服。

适用病症 斑秃、青少年白发。

中药档案·旱莲草

【别名】田乌草、止血草、墨旱莲、鳢肠。

【入药】全草。

【性味】性寒，味甘、酸。

【归经】归肝、肾经。

【功效】消炎、止血、消肿、收敛、补肝肾、滋阴、清肝热。

【主治】须发早白、崩漏、跌打损伤、吐血、胃肠出血、尿血、慢性肝炎、痢疾等症。

【禁忌】寒泻、虚寒者忌服。

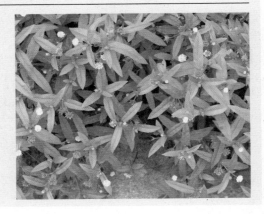

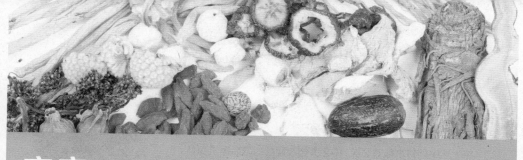

疥疮

疥疮是一种常见的皮肤病，主要是由疥螨在人体皮肤表层内感染所引起的，表现为皮肤剧烈瘙痒，多发于皮肤褶皱处，特别是阴部。疥疮具有传染性，往往在一家人或宿舍内相互传染，且传播速度较快。本病多发于冬季，病程长短不一，影响人们的身体健康。

推荐药材

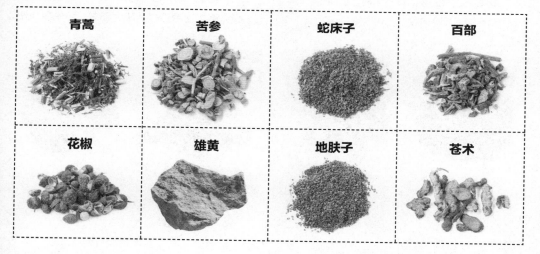

| 青蒿 | 苦参 | 蛇床子 | 百部 |
| 花椒 | 雄黄 | 地肤子 | 苍术 |

病因探析

疥疮主要是因为直接接触疥螨而传染的，特别是性接触，也会通过接触患者使用过的衣物而传染。疥螨成虫寄生在人体表皮角质层下，在皮下开凿的与表皮平行的隧道内活动，其活动过程中产生的粪便等排泄物的物理、化学刺激是引起瘙痒的重要因素。

症状表现

疥疮多发生在皮肤较薄而柔软的部位，除婴幼儿外，多不累及头面部。疥疮在不同的年龄阶段有不同的症状表现，成年人表现为瘙痒、小水疱、丘疱疹、红色小丘疹、结节和结痂；老年人表现为瘙痒严重，但无明显炎症反应；婴幼儿好发于头面部，易伴发水疱，瘙痒剧烈，呈白色小点状突起。

预防护理

（1）注意个人卫生，勤换洗内衣裤，勤洗澡，经常洗晒被褥。

（2）如果在家庭或宿舍中发现患者，要及时治疗，避免相互传染。

（3）不与患者同居、握手，个人衣物不和患者的衣物放在一起。

（4）饮食以清淡为宜，多吃蔬菜和水果，少吃辛辣刺激性食物。

青蒿洗剂 《浙江中医杂志》

方剂组成 青蒿、苦参各 30 克，白矾 20 克。

制法用法 将上述中药材水煎煮 2 次，将 2 次药液混合均匀后擦洗身体，
再用药棉蘸药汁擦疱疮局部，每日 3~4 次。

适用病症 疥疮。

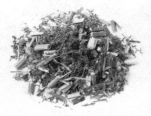

青蒿

复方苦参洗剂 《浙江中医杂志》

方剂组成 苦参、蛇床子、百部、千里光各 30 克。

制法用法 将上述中药材加水 2000 毫升，煎汤去渣，
趁热先熏后洗，每日 1 剂，早、晚各 1 次，
每次约 30 分钟。

适用病症 疥疮结节。

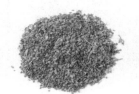 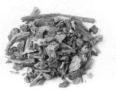

蛇床子　　　　　　百部

一擦光 《祖传秘方大全》

方剂组成 蛇床子、苦参、芫荽各 30 克，枯矾 36 克，
硫黄 9 克，轻粉、樟脑各 6 克，大风子、
花椒、雄黄各 15 克。

制法用法 将上述中药材共研为细末，用生猪油调
搽，每日 1 次。

适用病症 疥疮。

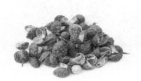 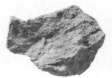

花椒　　　　　　　雄黄

消疥止痒洗剂 《中医外治方药手册》

方剂组成 硫黄、百部、蛇床子各 30 克，苦参 60 克，
地肤子、苍术、花椒、黄柏各 20 克。

制法用法 将上述中药材加水 3000 毫升，煮沸 10
分钟，取汁清洗患处，每日 1~2 次，连
洗 3~5 日。

适用病症 疥疮。

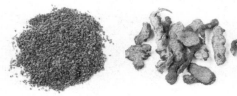

地肤子　　　　　　苍术

吴雄膏 《家用中医灵验便方》

方剂组成 吴茱萸、雄黄各 10 克。

制法用法 将上述中药材研为细末，用香油调成药
膏，擦患者手腕部。

适用病症 疥疮。

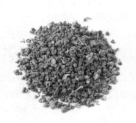

吴茱萸

皮肤病药膏 《祖传秘方大全》

方剂组成 核桃3个，雄黄、水银、樟脑各10克，大风子250克，桃仁5克。

制法用法 将上述中药材共捣为软膏，用纱布包搽患处。

适用病症 疥疮、脓痂疮等。

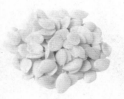

桃仁

二味拔毒散 《精选八百外用验方》

方剂组成 明雄黄、白矾各适量。

制法用法 将上述中药材研为细末，用清茶调化药末，蘸搽患处。

适用病症 疥疮、湿疹诸疮等红肿痒痛。

菖蒲煎 《四川中医》

方剂组成 水菖蒲150~200克。

制法用法 将上述中药材洗净，加适量水煎煮后，取药汁外洗患处，每日2次。

适用病症 疥疮。

疥疮散 《张赞臣临床经验选编》

方剂组成 槟榔、樟冰、生明矾、白椒、硫黄各等份。

制法用法 将上述中药材研为细末，调以猪油，搽患处。

适用病症 疥疮瘙痒。

二黄枯矾散 《四川中医》

方剂组成 硫黄9克，雄黄、枯矾、玄明粉各6克，轻粉3克。

制法用法 将上述中药材研为细末，加适量熟菜油调和成糊状，外敷患处。

适用病症 疥疮。

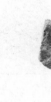

槟榔

雄黄

中药档案·花椒

【别名】秦椒、南椒、巴椒。

【入药】干燥成熟果皮。

【性味】性温，味辛、麻。

【归经】归脾、胃、肾经。

【功效】温中止痛、杀虫止痒。

【主治】脘腹冷痛、呕吐泄泻、虫积腹痛，外治湿疹、阴痒等症。

【禁忌】孕妇慎服；阴虚火旺者忌服。

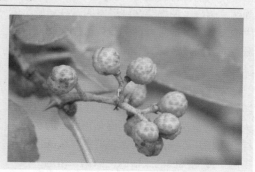

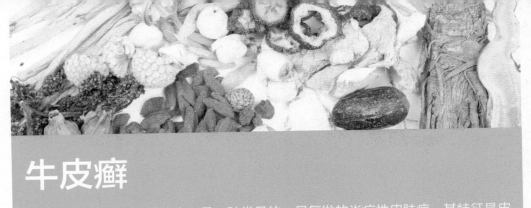

牛皮癣

牛皮癣为银屑病的俗称，是一种常见的、易复发的炎症性皮肤病，其特征是皮肤表面有大小不等的丘疹、红斑，表面覆盖着银白色的鳞屑，刮除鳞屑和薄膜会出现小出血点，称为点状出血现象。牛皮癣好发于头皮、四肢伸侧及背部，男性多于女性，该病症分为进行期、静止期和退行期三个阶段。

推荐药材

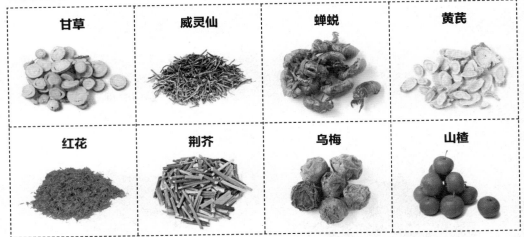

| 甘草 | 威灵仙 | 蝉蜕 | 黄芪 |
| 红花 | 荆芥 | 乌梅 | 山楂 |

病因探析

现代医学关于牛皮癣的病因尚未明了，一般认为该病是一种遗传因素与环境等多种因素相互作用的多基因遗传疾病。另外，该病可由创伤、感染、药物等多种激发因素在易感个体中诱发，患者神经精神的改变可加重病情，妊娠可使皮损减轻或加重。

症状表现

牛皮癣是一种慢性皮肤病，好发于头皮、四肢；多对称分布，最初表现为炎性红色丘疹，大小约同粟粒至绿豆，后逐渐扩大、融合成为棕红色斑块，周围还有炎性红晕，表面覆盖着多层干燥的灰白色或银白色鳞屑，鳞屑下有一层淡红色发亮的半透明薄膜，刮除鳞屑和薄膜会出现小出血点。

预防护理

（1）劳逸结合，保证充足的休息时间。

（2）日常要防受潮着凉，保持室内空气流通。

（3）注意个人卫生，勤换洗衣物和床单、被罩，防止皮肤感染。

（4）饮食以清淡为主，少食刺激性食物，戒掉吸烟、喝酒等不良习惯。

（5）避免外伤，要禁止抓挠及强力刺激，防止皮损。

（6）减轻精神压力，保持愉悦的心情。

消银汤 《广西中医药》

方剂组成 生地黄20克，金银花、白鲜皮、威灵仙各15克，土茯苓24克，板蓝根18克，山豆根12克，甘草、蚤休各9克，蝉蜕5克。

制法用法 将上述中药材加水煎服，每日1次。

适用病症 牛皮癣。

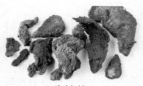

生地黄

镇肝息风汤 《中医杂志》

方剂组成 槐花、牛膝、当归、赤芍、丹参、防风、刺蒺藜、天冬各12克，代赭石、生龙骨、生牡蛎、土茯苓各30克，桃仁、龟板、乌梢蛇各10克，玄参15克，甘草6克。

制法用法 将上述中药材加水煎服，每日1剂。

适用病症 牛皮癣。

消银方 《上海中医药杂志》

方剂组成 黄芪、金银花各15克，生地黄、当归、白鲜皮、栀子各12克，红花、牡丹皮各9克，萆薢5克，荆芥6克。

制法用法 将上述中药材加水煎服，每日1剂，服5日停2日，以便观察，4周为1个疗程。

适用病症 牛皮癣。

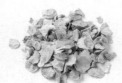

牛膝

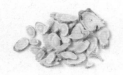

牡蛎

黄芪

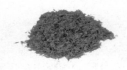

红花

复方消银汤 《中医杂志》

方剂组成 生地黄、白鲜皮各30克，当归、赤芍、川芎、牡丹皮、荆芥、防风、蝉蜕各10克，苦参、大青叶、牛蒡子各15克。

制法用法 将上述中药材加水煎服，每日1剂。

适用病症 牛皮癣。

柏叶洗方 《赵炳南临床经验集》

方剂组成 侧柏叶、紫苏叶各200克，蒺藜秧400克。

制法用法 将上述中药材研为粗末，装纱布袋内，用2500~3000毫升水煮沸30分钟，取药液，用软毛巾蘸药液溻洗，或浸浴。

适用病症 牛皮癣、鱼鳞癣。

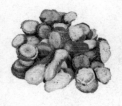

赤芍

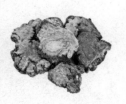

川芎

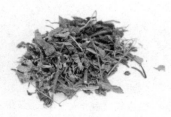

紫苏叶

土茯苓丸 《朱仁康临床经验集》

方剂组成 土茯苓310克,白鲜皮、黄药子各125克,山豆根、七叶一枝花、夏枯草各250克。

制法用法 将上述中药材研为细末,炼蜜为丸,每丸重6克,每日服2次,每次服3丸,开水送服。

适用病症 牛皮癣进行期。

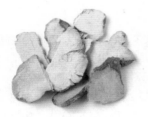

土茯苓

清热祛湿方 《黑龙江中医药》

方剂组成 苦参、牛蒡子、鸭跖草各10~12克,黄柏12~18克,薏苡仁、滑石各20~30克,生地黄9~12克,赤芍、地肤子各10~15克,甘草5~10克。

制法用法 将所有中药材加水煎服,每日1剂,温服,加衣被令微微汗出。

适用病症 牛皮癣。

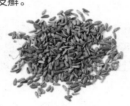

牛蒡子

商陆散 《中医杂志》

方剂组成 生商陆适量。

制法用法 将生商陆置于高压锅中蒸2小时,然后烤干,碾碎成粉,口服,成年人每日9克,分3次服,儿童酌减。

适用病症 牛皮癣。

段氏验方 《临证秘津》

方剂组成 斑蝥0.2克,皂角刺、车前草各5克。

制法用法 将上述中药材共研为细末,与醋相调,擦患部。

适用病症 牛皮癣。

中药档案·槐花

【别名】槐蕊、槐米、槐花炭。

【入药】干燥花及花蕾。

【性味】性微寒,味苦。

【归经】归肝、大肠经。

【功效】清肝、明目、凉血、止血、泻火。

【主治】便血、痔血、血痢、吐血、血淋、衄血、赤白痢下、肝热目赤、痈疽疮毒、头痛眩晕等症。

【禁忌】脾虚胃寒者慎服;糖尿病患者少食;过敏性体质者慎用;中老年不宜多食。

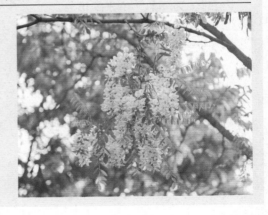

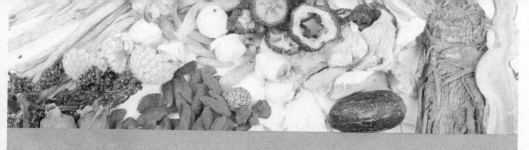

痤疮

　　痤疮俗称青春痘，好发于青少年，是一种慢性炎症性皮肤病，多发于颜面及上胸等部位，具有对称性，青春期后多可自然减轻或痊愈。临床中多以面部的粉刺、丘疹、脓疱、结节等多形性皮损为特点。

推荐药材

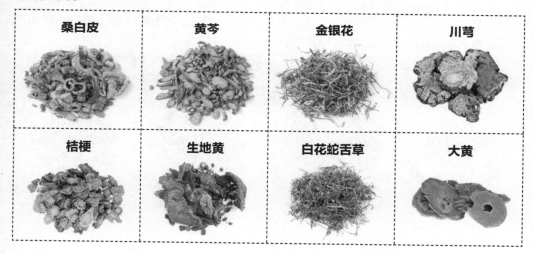

| 桑白皮 | 黄芩 | 金银花 | 川芎 |
| 桔梗 | 生地黄 | 白花蛇舌草 | 大黄 |

病因探析

　　痤疮主要是因为青春期人体内雄性激素，特别是睾酮水平的提高，促使皮脂腺发育并产生大量皮脂，同时毛囊的皮脂腺导管的角化异常造成导管堵塞，皮脂无法及时排出，形成了粉刺，而毛囊中多种微生物的繁殖最终诱发炎症反应，形成痤疮。中医认为痤疮是由内热炽盛、外受风邪所致。

症状表现

　　痤疮好发于面部及上胸、背部，包含点状样痤疮、丘疹性痤疮、脓疱性痤疮。点状样痤疮在面部呈散状小白点；丘疹性痤疮以发炎的小丘疹为主，较为密集，较坚硬，呈淡红色或深红色，时有痒或疼痛感；脓疱性痤疮以脓疱表现为主，绿豆般大小，顶部形成白色脓疱，触之有痛感。

预防护理

　　（1）针对患者皮肤油腻的特点，晨起和睡前交替使用中性偏碱香皂和适合油性皮肤使用的洗面奶，并用温水洗干净。

　　（2）避免使用油性或粉质化妆品，尤忌浓妆，睡前要彻底清除当天的化妆品。

　　（3）少吃高脂肪、高糖、辛辣、油煎的食品，少饮咖啡、白酒等刺激性饮料，多吃蔬菜、水果，多喝白开水。

增液白花蛇舌草汤《中西医结合杂志》

方剂组成 麦冬、生地黄各15~20克，玄参10~15克，白花蛇舌草
20~30克。

制法用法 将上述中药材加水煎服，每日1剂，每剂煎2次。药渣可
加水1000~2000毫升，煎煮后清洗患部，每日3次。

适用病症 痤疮。

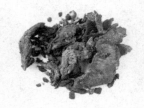

生地黄

痤疮煎《上海中医药杂志》

方剂组成 金银花30克，连翘、黄芩、川芎、当归
各12克，桔梗、牛膝各9克，野菊花
15克。

制法用法 将上述中药材加水煎服，每日1剂，早、
晚分服。

适用病症 痤疮。

清肺消痤汤《北京中医学院学报》

方剂组成 桑白皮、黄芩、赤芍各10克，金银花、
白花蛇舌草、牡丹皮各15克，紫花地丁
20克，生地黄12克，白芷6克，生甘
草3克。

制法用法 将上述中药材加水煎服，每日1剂，早、
晚分服，饭后服较佳。

适用病症 痤疮。

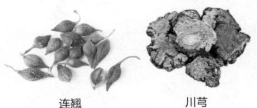

连翘　　　　　　　川芎

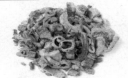
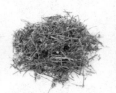

桑白皮　　　　　白花蛇舌草

痤疮秘方《祖传秘方大全》

方剂组成 荆芥、黄连、薄荷各1克，栀子2克，
枳实1.5克，川芎、黄芩、连翘、白术、
桔梗、防风各2.5克。

制法用法 将上述中药材水煎成汤剂，每日分3次
饮服。

适用病症 痤疮。

花参液《当代中药外治临床大全》

方剂组成 丹参、白芷、野菊花、蜡梅花、金银花、
月季花、大黄各9克。

制法用法 将上述中药材水煎取液，用毛巾或纱布
蘸取药液热敷患处，每日2~3次，每次
20分钟。

适用病症 肺胃蕴热型和气血瘀滞型痤疮。

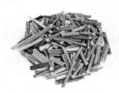
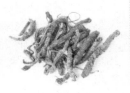

荆芥　　　　　　　黄连

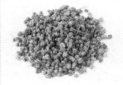
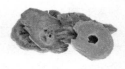

野菊花　　　　　　大黄

凉血清肺饮 《中医杂志》

方剂组成 生地黄、生山楂、虎杖各15克，玄参、寒水石、桑白皮、川石斛各12克，生石膏、白花蛇舌草各30克，沙参9克，生甘草3克。

制法用法 将上述中药材用水浸泡30分钟，再煎煮30分钟，每剂煎2次，将2次药液混合均匀，每日1剂，分2次服用，2周为1个疗程。

适用病症 痤疮、脂溢性皮炎、酒渣鼻。

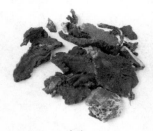

玄参

祛痤膏 《家用偏方》

方剂组成 硫黄、大黄各适量。

制法用法 将上述中药材研为细末，用冷开水调敷患处。

适用病症 痤疮。

二白散 《赵炳南临床经验集》

方剂组成 白石脂、白蔹、苦杏仁各30克。

制法用法 将上述中药材研为细末，用鸡蛋清调敷患处。

适用病症 痤疮、酒渣鼻。

三皮祛痤汤 《四川中医》

方剂组成 桑白皮、地骨皮、黄芩、牡丹皮、泽泻、生山楂各12克，野菊花、白花蛇舌草、夏枯草各30克，生地黄18克，红花9克。

制法用法 将所有中药材加水煎服，每日3次，1周为1个疗程。

适用病症 黑头粉刺型、丘疹脓疱型及囊肿型痤疮。

加减泻白散 《四川中医》

方剂组成 桑白皮、地骨皮各15克，紫草、槐花、苦参、生大黄各10克，生石膏30克，甘草6克。

制法用法 将所有中药材加水煎服，每日1剂，早、晚分服。

适用病症 痤疮。

中药档案·月季花

【别名】月季、月月开、四香春、月七花。

【入药】半开放的花。

【性味】性温，味甘。

【归经】归肝、肾经。

【功效】祛瘀、行气止痛、活血调经、疏肝解郁、增强免疫力。

【主治】肝郁血滞、月经不调、胸胁胀痛、痈疽肿痛、跌打损伤、瘀肿疼痛、瘰疬等症。

【禁忌】脾胃虚寒者及孕妇慎用；不宜久服。

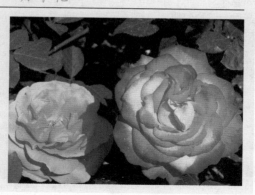

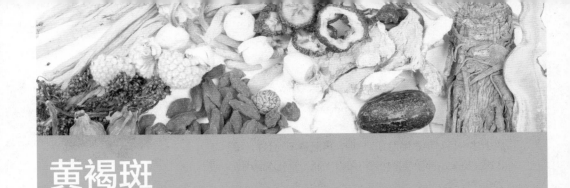

黄褐斑

黄褐斑又称肝斑，主要是因面部黄褐色色素沉着而形成的，多呈对称蝶形分布在颊部。黄褐斑多见于女性，其发病与月经紊乱、妊娠、长期服用避孕药等因素有关，个别男士也会出现黄褐斑。黄褐斑虽无其他不适应症，但会影响美观。

推荐药材

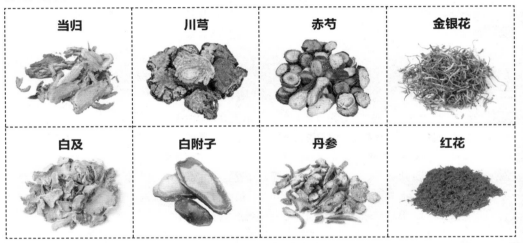

当归	川芎	赤芍	金银花
白及	白附子	丹参	红花

病因探析

黄褐斑的形成主要是因为组织细胞间的微细循环受瘀阻，细胞溶解死亡，黄褐色色素增多且无法及时排出，逐渐沉着。由于脸部的表皮层十分薄，毛细血管最丰富，所以最容易形成色素沉着。中医认为，阴阳不调、肝气郁结、脾胃虚弱、肾阳不足易形成黄褐斑。

症状表现

黄褐斑多发于女性，尤以妊娠期、产后和口服避孕药的妇女为重。黄褐斑好发于面部的颧骨、额、两颊、鼻背两侧及口周围，多对称呈蝴蝶状，大小不一，斑点边缘清晰，无自觉症状，日晒后加重，变为浅褐色或深褐色，枯暗、无光泽。部分患者在分娩后或停用避孕药后症状会逐渐消退。

预防护理

（1）平常注意防晒，外出时可擦含避光剂的膏霜类或打遮阳伞。

（2）多吃富含柠檬酸或维生素C的食物，少饮碳酸饮料、咖啡、酒类、浓茶等。

（3）避免电磁波辐射，生活中的紫外线、荧光灯等均可诱发黄褐斑。

（4）注意休息，避免熬夜和精神紧张，保持轻松愉悦的心情。

消斑美容汤 《陈树森医疗经验集萃》

方剂组成 当归、川芎、赤芍、白芷、紫草各10克，生地黄、熟地黄、女贞子各15克。

制法用法 将上述中药材水煎2次，混合均匀，早、晚分服，每日1剂，连服1~2个月。

适用病症 女性面部黄褐斑。

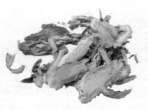

当归

加味三豆饮 《上海中医药杂志》

方剂组成 绿豆、黑豆、赤小豆、金银花、甘草、生地黄、赤芍、丹参各适量。

制法用法 将上述中药材制成浓缩液，装瓶备用，每日3次，每次2匙，服用1周。或将上述药材加水煎服，每日1剂，每剂分2次服用。

适用病症 黄褐斑。

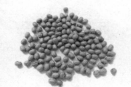

绿豆

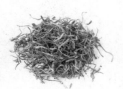

金银花

去斑膏 《朱仁康临床经验集》

方剂组成 大风子、杏仁、核桃仁、升药、樟脑各30克。

制法用法 将前3味中药材共捣为细末，再加入升药和樟脑，一同研为极细末，加少许麻油调匀，外涂患处。

适用病症 黄褐斑、粉刺、酒渣鼻。

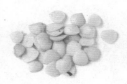

杏仁

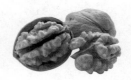

核桃仁

清肝丸 《中医杂志》

方剂组成 柴胡、当归、香附、山栀子、凌霄花各100克，白芍120克，益母草200克，白芷60克。

制法用法 将上述中药材炼蜜为丸，每丸重10克，每次服1丸，每日3次。

适用病症 黄褐斑。

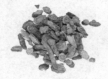

柴胡

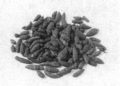

香附

益阴丸 《中医杂志》

方剂组成 菟丝子、女贞子、桑寄生各300克，生地黄、熟地黄、牡丹皮各150克，当归、天花粉、茯苓各120克，旱莲草、鸡血藤各200克。

制法用法 将上述中药材研为细末，炼蜜为丸，每丸重10克，每次服1丸，每日服3次。

适用病症 黄褐斑。

熟地黄

肥皂方 《外科正宗》

方剂组成 皂荚、甘松、白芷各 10 克，密陀僧、白附子、冰片各 5 克，楮实子、绿豆粉各 15 克。

制法用法 将上述中药材研为细末，加肥皂 500 克和匀备用，外涂患处。

适用病症 雀斑、紫白癜风、粉刺。

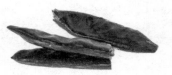

皂荚

五白消斑膏 《祖传秘方大全》

方剂组成 白及、白附子、白芷各 6 克，白蔹、白丁香各 4.5 克，密陀僧 3 克。

制法用法 将上述中药材研为细末，每次取少许药末放入鸡蛋清或白蜜中搅调成稀膏状，晚上睡前先用温水洗面，然后将此膏涂于斑处，早晨洗净。

适用病症 面部色斑。

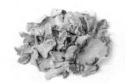

白及

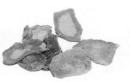

白附子

活曲汤 《中医药信息》

方剂组成 丹参 100 克，当归、益母草各 20 克，桃仁、红花、泽兰、郁金、三棱各 15 克，毛冬青 50 克。

制法用法 将上述中药材加水煎服，每日 1 剂，早、晚分服。

适用病症 黄褐斑。

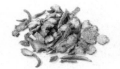

丹参

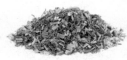

益母草

中药档案·丹参

【别名】紫丹参、赤丹参、血参根、山参、赤参。

【入药】根。

【性味】性微寒，味苦。

【归经】归心、肝经。

【功效】调经、消痈、活血祛瘀、养血安神。

【主治】胸腹刺痛、风湿痹痛、疮疡痈肿、心烦不眠、月经不调等症。

【禁忌】不能与藜芦同用。

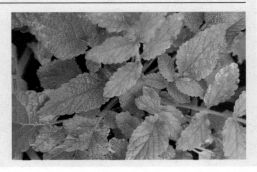

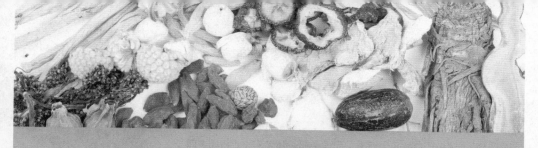

带状疱疹

带状疱疹俗称"蜘蛛疮"，在中医中又被称为"腰缠火龙"，主要是由水痘—带状疱疹病毒引起的一种急性感染性皮肤病。对此病毒无免疫力的儿童被感染后会发为水痘，还有一些患者被感染后成为带病毒者而不发生症状。该病症是较为严重的一种皮肤病，好发于成年人，多发于春秋季，出现该病症时要及时治疗。

推荐药材

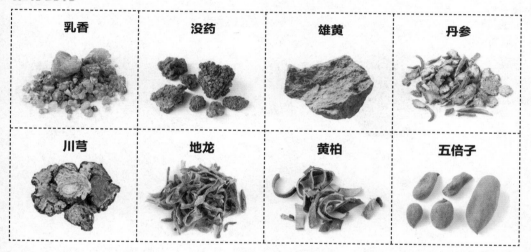

| 乳香 | 没药 | 雄黄 | 丹参 |
| 川芎 | 地龙 | 黄柏 | 五倍子 |

病因探析

带状疱疹是由水痘—带状疱疹病毒引起的，该病毒经呼吸道黏膜进入血液形成毒血症，发生水痘或呈隐性感染。人体为该病毒的唯一宿主，且该病毒具有亲神经性，感染后会长期潜伏在脊髓后根神经节的神经元内，一旦机体受到某种刺激，激发潜伏的病毒，就会产生水疱，诱发带状疱疹。

症状表现

带状疱疹的好发部位主要为肋间神经、颈神经、三叉神经和腰骶神经支配区域，发疹前身体会出现乏力、低热、纳差等症状，患处皮肤有灼热感或神经痛，会出现呈簇状分布的潮红斑，粟粒至黄豆般大小，随后变为水疱，周围有红晕环绕，伴局部淋巴结肿大。该病病程一般为2~3周，结疤脱落后留下暂时性的淡红斑或色素沉着。

预防护理

（1）1~14岁的儿童和某些成年人最好接种水痘减毒活疫苗。

（2）日常积极锻炼，增强自身抵抗力。

（3）春秋季为带状疱疹的多发季，在此期间要注意劳逸结合，多喝水、多吃蔬菜和水果。

（4）平常少食辛辣及发物的菜式。

（5）避免接触水痘患者，以免感染。

三黄二香散 《中医杂志》

方剂组成 生大黄、黄柏、黄连各 30 克，制乳香、制没药各 15 克。

制法用法 将上述中药材共研为细末，用适量细茶叶泡浓汁，将药末调成糊状，外敷患处。

适用病症 带状疱疹。

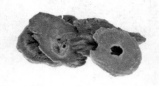

大黄

何氏验方 《祖传秘方大全》

方剂组成 明雄黄 4.5 克，生龙骨 45 克，炙蜈蚣 1 条。

制法用法 将上述中药材研为细末，用香油调涂患处，每日 2 次。

适用病症 带状疱疹。

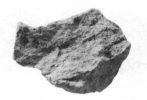

雄黄

清热活血方 《河北中医》

方剂组成 龙胆草 30 克，丹参 15 克，川芎 10 克。

制法用法 将上述中药材加水煎服，每日 1 剂，早、晚分服。

适用病症 带状疱疹。

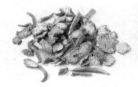

丹参

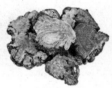

川芎

栝楼红花汤 《浙江中医杂志》

方剂组成 全栝楼 20~40 克，红花 10~12 克，生甘草 6~12 克。

制法用法 将上述中药材加水煎服，每日 1 剂。

适用病症 带状疱疹。

金银花液 《精选八百外用验方》

方剂组成 金银花、乌梅肉各 30 克，生地黄、当归各 15 克，黄柏、五倍子各 9 克。

制法用法 将上述中药材用 500 毫升 45% 酒精浸泡 24 小时，加水煎至 300 毫升，经过高压消毒后，用纱布浸泡药液，湿敷患处，每日更换 2~3 次。

适用病症 带状疱疹。

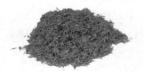

红花

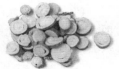

甘草

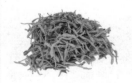

金银花

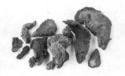

生地黄

二蛇退毒汤 《辽宁中医杂志》

方剂组成 白花蛇舌草、蛇毒、野葡萄根各 30 克，胆草、茯苓皮、苦参、赤芍、牡丹皮各 9 克，八月札 12 克，枳壳 6 克。

制法用法 将上述中药材加水煎服，每日 1 剂；同时另用新鲜的白花蛇舌草或野菊花 60 克，捣烂后摊在纱布上，外敷患处，每日换药 1 次。

适用病症 带状疱疹。

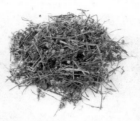

白花蛇舌草

矾冰膏 《经验方》

方剂组成 枯矾 20 克，冰片 3 克，雄黄、五倍子各 30 克，75% 酒精适量。

制法用法 将所有中药材共研细末，用酒精调成膏状，外涂患处，每日 1 次。

适用病症 带状疱疹。

玉露膏 《朱仁康临床经验集》

方剂组成 秋芙蓉叶 60 克，凡士林 310 克。

制法用法 将芙蓉叶晒干后研为细末，加入凡士林调成油膏，外涂患处。

适用病症 带状疱疹、丹毒。

四味粉末搽剂 《经验方》

方剂组成 明矾 10 克，琥珀末 3 克，冰片 4 克，蜈蚣 2 条。

制法用法 将蜈蚣焙干，与其他中药材共研细末，用鸡蛋清调成糊状，外涂患处，每日数次。

适用病症 带状疱疹。

一味地龙散 《浙江中医杂志》

方剂组成 地龙 5 条。

制法用法 将上述中药材烤干研成细末，加适量麻油调匀，擦于患部。

适用病症 带状疱疹。

中药档案 · 五倍子

【别名】百虫仓、漆倍子、木附子。

【入药】盐肤木等植物叶上的虫瘿。

【性味】性寒，味酸、涩。

【归经】归肺、大肠、肾经。

【功效】敛肺降火、涩肠止泻、收湿敛疮、止汗、固精止遗、止血。

【主治】肺虚久咳、肺热痰嗽、久泻久痢、自汗盗汗、消渴、便血痔血、外伤出血、痈肿疮毒、皮肤溃烂等症。

【禁忌】外感风寒或肺有实热之咳嗽者、积滞未尽之泻痢者禁服；湿热泻痢者忌用。

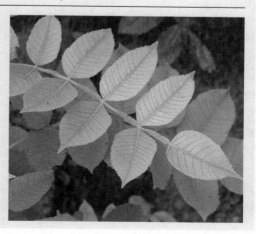

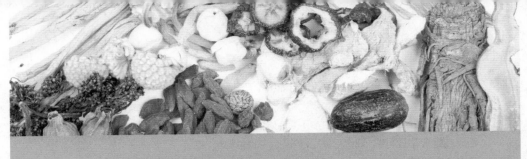

丹毒

丹毒的名称来源于《诸病源候论·丹毒病诸候·丹候》，因热毒大量聚集于皮肤之间，不能外泄，色如涂丹，得名丹毒。实际上，丹毒是由病菌所导致的真皮浅层淋巴管的感染，常发于小腿和面部，易反复发作。

推荐药材

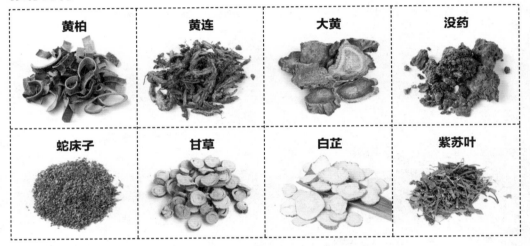

| 黄柏 | 黄连 | 大黄 | 没药 |
| 蛇床子 | 甘草 | 白芷 | 紫苏叶 |

病因探析

引起丹毒的主要病菌是 A 组 β 溶血性链球菌，当皮肤有皲裂、损伤或溃疡时，病菌就会侵入体内，潜伏在淋巴管内引发病症，若消除不尽，易反复发作。

症状表现

导致丹毒的病菌的潜伏期一般是 2~5 日，病症发生前会出现寒战、恶心、突然发热等症状，之后感染部位会出现红斑，并不断扩大。一般患处的皮肤紧致、温度较高、有疼痛感，还伴有淋巴结肿大等，反复发作的丹毒还会引起淋巴水肿。

预防护理

作为一种外部病症，丹毒会给患者的生活带来不便，影响患者的美观，因此要加强日常护理。

（1）丹毒常由一些癣类疾病引起，因此预防丹毒要首先治好甲癣、足癣等癣类疾病。

（2）发病期间要注意饮食，以清淡为主，戒烟戒酒，保持良好的生活习惯。

（3）丹毒多发生在小腿、脸部，平时多注意清洁卫生，勤洗脚、勤换鞋袜。

（4）在丹毒治愈后，应保护发病部位，避免发生创伤、蚊虫叮咬、用力搔抓，以防止再次发作。

丹毒熏洗方 《河南省名老中医经验集锦》

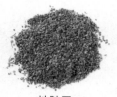

地肤子

方剂组成 苦参、黄柏、地肤子、大黄、白矾、蛇床子、花椒、甘草各30克，白芷24克，雄黄18克。

制法用法 将所有中药材用水煎取药汁，熏洗患处。

适用病症 湿热毒邪引起的丹毒。

金花散 《福建中医药》

方剂组成 煅石膏30克，广丹1.5克，冰片0.3克，麻油适量。

制法用法 将中药材研末，用麻油调和，外敷患处，每日1~2次。

适用病症 丹毒。

苍术膏 《中医杂志》

方剂组成 苍术1000克，蜂蜜250毫升。

制法用法 将苍术用水煎成浓膏状，加入蜂蜜调匀，每日1次，每次用开水送服1匙。

适用病症 慢性丹毒，预防反复发作的丹毒。

连柏散 《家用中医灵验便方》

方剂组成 黄连、黄柏各等份，香油适量。

制法用法 将所有中药材研末，用香油拌和均匀，轻敷患处。

适用病症 赤游性丹毒，症见形如片云、游走不定。

四黄散 《中医外科学》

方剂组成 黄柏、黄连、大黄、黄芩各90克，蜂蜜适量。

制法用法 将所有中药材研末，用蜂蜜调敷伤口。

适用病症 丹毒。

中药档案·紫苏叶

【别名】苏叶、赤苏、香苏、红苏、红紫苏。

【入药】干燥叶。

【性味】性温，味辛。

【归经】归肺、脾经。

【功效】解表散寒、行气和胃、止血解毒。

【主治】风寒感冒、恶寒发热、咳嗽、气喘、胸腹胀满、胎动不安等症。

【禁忌】阴虚体质者、气虚者、有温热病者谨慎服用；不能久煎；不能与鲤鱼一同食用。

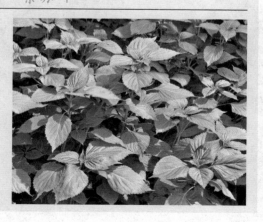

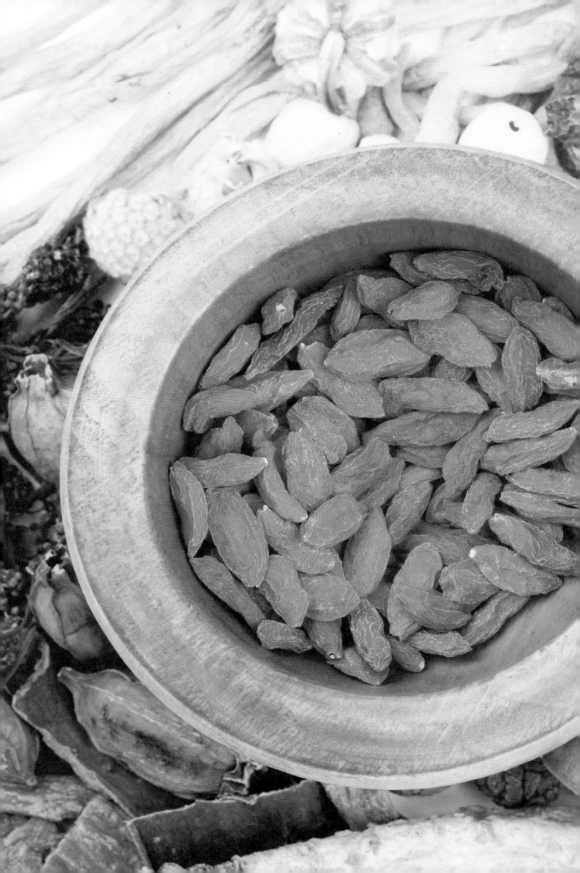

第五章

五官科

五官科疾病严重影响人们的日常生活，对人体有很大的伤害。常见的五官科疾病包括鼻炎、耳鸣、耳聋、咽炎、弱视、牙痛等，如不及时治疗，可能会引发头痛、头晕、精神萎靡等症状，甚至会导致严重的并发症。

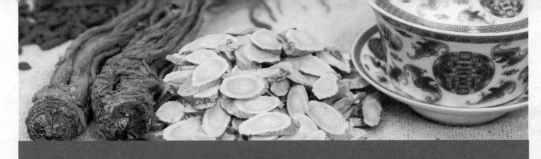

牙痛

牙痛是口腔疾患中常见的症状之一，是由各种原因引起的牙齿疼痛，多表现为龋齿、牙髓炎、根尖周炎、牙外伤、牙本质过敏、楔形缺损等症状。

推荐药材

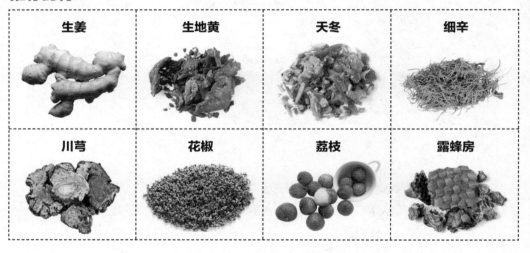

| 生姜 | 生地黄 | 天冬 | 细辛 |
| 川芎 | 花椒 | 荔枝 | 露蜂房 |

病因探析

牙痛大多是由牙龈炎、牙周炎、龋齿或折裂牙导致的牙髓感染而引起的。日常生活中不注意口腔卫生、刷牙方式不正确、缺乏维生素，或牙齿受到牙垢和牙石的长期刺激，都是引起牙痛的潜在原因。

症状表现

牙痛是该病症最主要的表现方式，还伴随有牙龈肿胀、口渴口臭、咀嚼困难，或遇到冷热刺激疼痛、面部肿胀等。另外，牙痛还表现为牙龈鲜红或紫红、肿胀、松软以及肉芽组织增生外翻，刷牙或吃东西时牙龈易出血，还可能伴有发痒或发胀感。

预防护理

（1）要养成"早晚刷牙，饭后漱口"的良好习惯，保持口腔卫生。

（2）晚上睡觉前忌吃糖，以及饼干等淀粉类食物。

（3）平常要少吃过硬食物，避免用牙齿咬硬物；少食过酸、过冷、过热食物。

（4）要经常保持愉悦的心情，脾气急躁也是诱发牙痛的重要原因。

玄地辛膝汤《陕西中医》

方剂组成 玄参、生地黄各30克，细辛2克，土牛膝40克。

制法用法 将所有中药材水煎2次，取药汁混合后服用，每日1剂，分2次服用。

适用病症 牙痛。

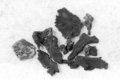
玄参

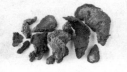
生地黄

椒辛防花汤《家庭实用便方》

方剂组成 花椒、细辛各1克，防风、白芷各3克。

制法用法 将所有中药材用开水泡透后，时时含在口中，片刻后吐出，之后再含。

适用病症 风寒牙痛。

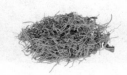

细辛

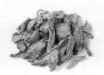
防风

雄麻膏《安徽单验方选集》

方剂组成 雄黄、麻油各适量。

制法用法 将雄黄研成粉末，加入麻油调匀，含在牙痛处，痛止即可。

适用病症 牙痛。

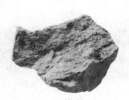
雄黄

石地汤《民间验方》

方剂组成 生石膏30克，生地黄、牡丹皮各12克，黄连9克。

制法用法 将上述中药材用水煎煮2次，取汁混匀，每日1剂，分2次服用。

适用病症 胃火牙痛、牙龈肿胀出血。

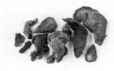
生地黄

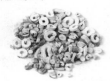
牡丹皮

中药档案·荔枝

【别名】荔枝子、离支、荔支、丹荔、火山荔、丽枝。

【入药】果实。

【性味】性温，味甘、酸。

【归经】归脾、肝经。

【功效】止痛、理气、生津、散结、补脾、温中。

【主治】牙痛、胃痛、烦渴、血崩、感冒头痛、痢疾、瘰疬、外伤出血等症。

【禁忌】阴虚火旺者慎服。

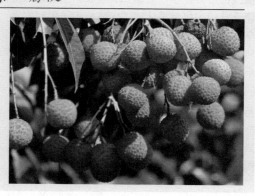

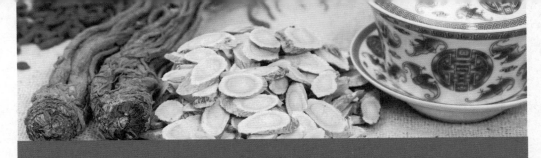

牙痈

牙痈又名牙蜞风，是以牙龈痛肿、疼痛溢脓为主要表现的病症，相当于现代医学中的牙周脓肿并发颌骨骨髓炎，是一种常见的牙部疾病。

推荐药材

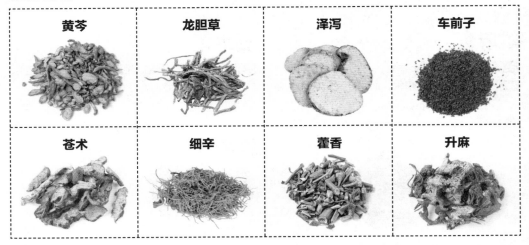

黄芩	龙胆草	泽泻	车前子
苍术	细辛	藿香	升麻

病因探析

牙痈多是因为平常对牙齿保护不够，牙体被侵蚀或有裂损，风寒邪毒侵袭，引动胃火上蒸于牙龈，聚集渐化成脓；或是由于平时爱食辛辣厚味，脾胃蕴热，热毒壅盛于里，积困中焦而化火，火性上炎，火热循经至牙床而腐肉成脓；或风寒邪毒侵入人体，引动脾胃之积热，风寒与胃火交蒸，循经上冲于牙龈而成牙痈。

症状表现

牙痈多发生于龋齿周围的牙龈，最初症状表现为牙龈肿胀，质坚硬，有疼痛感，遇冷疼痛感有所减轻，渐渐会形成脓肿，并穿溃出脓，黄色稠脓臭秽，脓溃后肿痛减轻。同时，还会伴有头痛、发热、口干舌燥、舌红苔黄等症状。

预防护理

（1）注重口腔卫生，养成早晚刷牙、饭后漱口的好习惯。

（2）饮食要营养均衡，多吃蔬菜、水果。

（3）戒除吸烟、喝酒等不良习惯，少吃辛辣刺激性食物。

（4）积极治疗各种口腔疾病，做好预防护理工作。

泻肝汤 《万病单方大全》

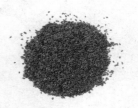

车前子

方剂组成 炒龙胆草、当归尾各5克，黄芩、木通、泽泻、车前子、生甘草、酒炒生地黄各3克。

制法用法 将上述中药材加水煎服，每日1剂。

适用病症 肝火所致的牙齿痛肿、疼痛，口干口苦。

漱口液 《万病单方大全》

方剂组成 丝瓜藤、灯心草各1把，花椒1撮。

制法用法 将上述中药材煎煮成浓汁，频频漱口。

适用病症 牙龈脓肿。

苏叶冰糖饮 《河南中医》

方剂组成 紫苏叶、冰糖各30克。

制法用法 将上述中药材加水煎服。

适用病症 风火牙痛、牙龈肿痛。

五色消疳散 《秘方集验》

方剂组成 胆矾、青黛各10克，黄柏15克，五倍子7克，冰片5克。

制法用法 将上述中药材研末，加植物油调成糊状，清理患处后，涂上药末，不可漱口，每日3次。

适用病症 牙龈生疳。

石膏栀子汤 《中国中医秘方大全》

方剂组成 石膏、栀子、黄连、黄芩、当归、生地黄、白芍、苍术各3克，青皮2.5克，细辛、藿香、荆芥穗各2克，升麻1.5克，牡丹皮、生甘草各1.2克。

制法用法 将上述中药材加水煎服，每日1剂。

适用病症 牙龈肿痛生疳。

中药档案·龙胆草

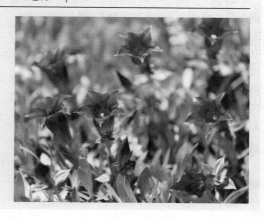

【别名】地胆头、磨地胆、鹿耳草。

【入药】干燥根。

【性味】性寒，味苦。

【归经】归肝、胆经。

【功效】泻肝胆实火、除下焦湿热。

【主治】肝经热盛、惊痫狂躁、头痛、目赤、咽痛、黄疸、热痢、痈肿疮疡、阴囊肿痛、阴部湿痒、带下异常、湿疹瘙痒、耳聋、胁痛、口苦、惊风抽搐等症。

【禁忌】脾胃虚寒者及阳虚无火者慎用。

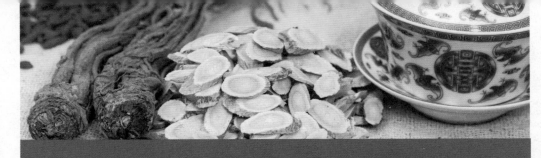

龋齿

龋齿俗称虫牙、蛀牙，是一种细菌性疾病，发病率极高，如果不及时治疗，病变会继续发展形成龋洞，直到牙冠完全破坏消失，造成牙齿丧失。龋齿是口腔常见病，也是人类最普遍的疾病之一，分布广泛，世界卫生组织已经将其与肿瘤和心血管疾病并列为人类三大重点防治疾病。

推荐药材

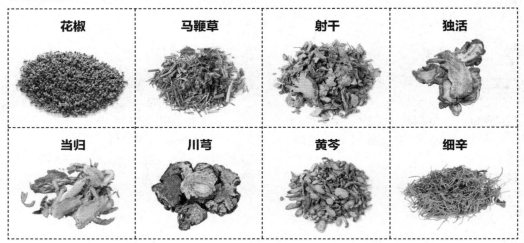

| 花椒 | 马鞭草 | 射干 | 独活 |
| 当归 | 川芎 | 黄芩 | 细辛 |

病因探析

龋齿是在细菌、食物、宿主和时间四个因素的共同作用下形成的。口腔细菌是引起龋齿的主要因素；进食含糖量高的食物会让糖滞留在牙齿的隐蔽部位，细菌利用糖代谢可使牙釉质脱矿，导致龋齿；宿主主要指牙齿，牙齿不齐会增加龋齿的发病率；时间则是指龋齿的发病是一个缓慢的过程，从形成菌斑到产生龋洞需要一定的时间。

症状表现

龋齿的好发部位为窝沟、邻接面和牙颈部，龋病的牙位分布一般是下颌多于上颌，后牙多于前牙，下颌前牙患龋率最低。龋齿有色、形、质的变化，并以质变为主，根据龋坏程度分有浅、中、深三个阶段，浅龋无明显龋洞，表面有脱矿所致的白垩色斑块；中龋有明显龋洞，对外界刺激会出现疼痛反应；深龋有大而深的龋洞，对外界刺激的反应较大。

预防护理

龋齿的预防护理要做到保持口腔卫生，早晚刷牙、饭后漱口；少吃酸性等刺激性食物和糖分过高的食物；睡前不吃零食；不吃过多坚硬的食物，以免牙齿磨损；定期做口腔检查；日常可以多摄入富含钙、维生素 C 等营养成分的食物。

消龋灵《贵州中草药验方选》

方剂组成 八角枫叶、毛茛、鹅不食草、白花蛇舌草各适量。

制法用法 将上述中药材洗净捣烂，取适量放在龋齿洞内，每日1次。

适用病症 龋齿，遇冷热刺激而感疼痛。

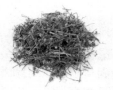

白花蛇舌草

花椒止痛灵《经验方》

方剂组成 花椒1粒。

制法用法 将花椒放在龋齿上，用力咬住。

适用病症 龋齿、牙龈疼痛。

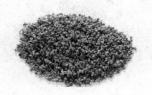

花椒

射胆液《贵州中草药验方选》

方剂组成 马鞭草、土贝母、射干各适量。

制法用法 将上述中药材洗净后切碎，用酒精浸泡2~3日，用棉球蘸药液涂抹患处。

适用病症 龋齿。

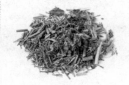
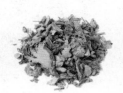

马鞭草　　　　射干

含漱汤《山东中医杂志》

方剂组成 独活、当归、川芎、荜茇、黄芩各10克，细辛、丁香、甘草各3克。

制法用法 将上述中药材水煎后取汁，等到温度适宜含漱后再吞服，每次2~3口，每日6~7次。

适用病症 龋齿痛。

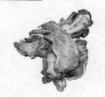
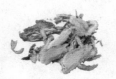

独活　　　　当归

雄冰散《浙江中医杂志》

方剂组成 雄黄、冰片、樟脑各10克，细辛5克，鲜猪精肉120克。

制法用法 将猪肉放在瓦片上用小火焙干，或用草纸裹黄泥烘干，与中药材共研为细末；取适量药末，用棉签蘸药放入患牙周围，含3~4分钟，然后将药吐掉。

适用病症 龋齿痛。

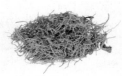

雄黄　　　　细辛

毛茛乌梅膏 《民间方》

方剂组成 毛茛全草、乌梅各适量。

制法用法 将上述中药材捣烂成泥，贴患处。

适用病症 龋齿。

僵蚕散 《万病单方大全》

方剂组成 僵蚕、蚕退纸各适量。

制法用法 将上述中药材研为细末，擦龋齿，然后用盐汤漱口。

适用病症 龋齿痛。

蜂房银花煎 《中医耳鼻喉科学》

方剂组成 露蜂房、金银花各适量。

制法用法 将上述中药材煎水漱口。

适用病症 龋齿痛。

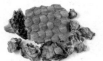

露蜂房　　　　　　　金银花

地冰丸 《常见病验方研究参考资料》

方剂组成 生地黄、冰片各 1.2 克。

制法用法 将上述中药材捣泥，制成丸状，将药丸放在龋洞处。

适用病症 龋齿痛。

生地黄

菖雄散 《中国民间小单方》

方剂组成 石菖蒲 10 克，雄黄 5 克。

制法用法 将上述中药材研为细末，取少许撒在患牙处。

适用病症 龋齿痛。

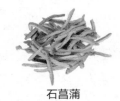

石菖蒲

中药档案·毛茛

【别名】鱼疔草、鸭脚板、野芹菜、山辣椒、
　　　　毛芹菜、起泡菜、烂肺草。

【入药】鲜草。

【性味】性温，味辛。

【归经】归肝、胆、心、胃经。

【功效】利湿退黄、温寒止痛、定喘、截疟、消翳。

【主治】疟疾、黄疸、偏头痛、胃痛、风湿关
　　　　节痛、鹤膝风、痈肿、恶疮、疥癣、牙痛、
　　　　火眼等症。

【禁忌】本品有毒，一般不作内服；皮肤有破
　　　　损及过敏者禁用；孕妇慎用。

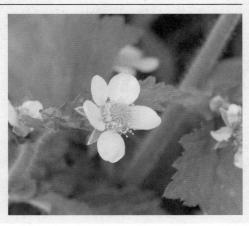

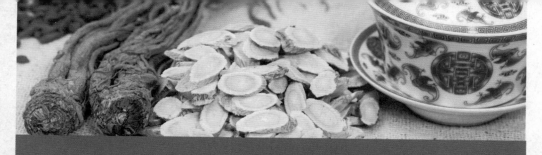

口臭

　　口臭也称口气或口腔异味，在现代口腔医学中没有将其列为一种病症。而中医认为口臭主要是由"胃肠内热或胃火旺盛"引起的，这是人们较为认可的一种说法。顽固性口臭多发于长期熬夜导致缺乏睡眠的人群和老年人。

推荐药材

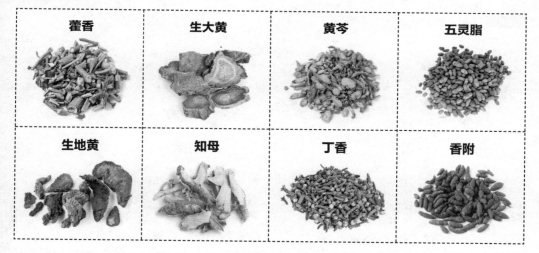

| 藿香 | 生大黄 | 黄芩 | 五灵脂 |
| 生地黄 | 知母 | 丁香 | 香附 |

病因探析

　　口臭的产生，一方面是因为残留在口腔中的食物发酵，形成腐败物；另一方面是因为有牙周炎、牙龈炎、口腔黏膜炎等炎症。除此之外，胃肠道疾病、幽门螺杆菌感染、唾液分泌减少、吸烟、喝酒、喝咖啡，以及经常吃辛辣刺激食物等，也会导致口臭。

症状表现

　　口臭主要包括单纯的口腔口臭和免疫脏腑功能失调口臭两种。单纯的口腔口臭表现为口气难闻、口腔牙龈肿痛、局部发热等；免疫脏腑功能失调口臭除了口气难闻外，还伴有舌苔厚腻、口干、腹胀、胃肠不适、便秘、腰膝酸软、易上火、烦躁、失眠、易感冒等症状。

预防护理

　　（1）平时多饮用开水、淡盐水。

　　（2）注意口腔卫生，养成饭后漱口、早晚刷牙的好习惯。

　　（3）日常要戒除烟、酒，少食辛辣、过冷等刺激性食物。

　　（4）劳逸结合，保证充足的睡眠，饮食要营养均衡，多吃含酸和维生素的蔬菜和水果。

　　（5）对于系统疾病引起的口臭，要严格预防和控制。

藿香饮 《万病单方大全》

方剂组成 藿香适量。

制法用法 将藿香洗净后加水煎煮，取汁时时含漱。

适用病症 口臭。

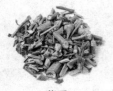

藿香

大黄石膏散 《河南省秘验单方集锦》

方剂组成 生大黄 90 克，芜荑、黄连、黄芩各 30 克，生芦荟 3 克，煅芒硝 9 克。

制法用法 将上述中药材共研成粉末，每次服 5 克，每日 3 次。

适用病症 口臭、牙龈溃烂。

益智仁汤 《400 种病症民间验方》

方剂组成 益智仁 30 克，黄芩 15 克，甘草 10 克。

制法用法 将上述中药材加水煎服，每日 1 剂。

适用病症 口臭。

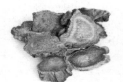

生大黄

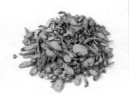

黄芩

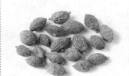

益智仁

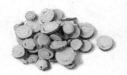

甘草

祛臭方 《400 种病症民间验方》

方剂组成 荔枝肉 1 颗，蒲公英 15 克。

制法用法 晚上临睡前，将这 2 味药含在口中，20 分钟后将药吐出。

适用病症 口臭。

失笑散 《江苏中医药》

方剂组成 五灵脂 10 克，生蒲黄 9 克。

制法用法 将上述中药材加水煎服，每日 1 剂。

适用病症 顽固性口臭。

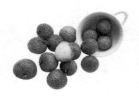

荔枝

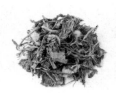

蒲公英

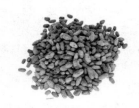

五灵脂

养胃泻火汤 《袖珍中医处方》

方剂组成 生地黄15克，生石膏30克，牛膝、知母各12克，麦冬10克，甘草3克，鲜芦根1枝，制大黄9克。

制法用法 将上述中药材加水煎服，每日1剂。

适用病症 口干、胃热口臭等。

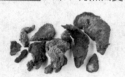

生地黄

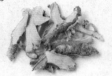

知母

泻黄汤 《方剂学讲义》

方剂组成 藿香10克，栀子3克，石膏15克，甘草9克，防风12克。

制法用法 将上述中药材加水煎服，每日1剂。

适用病症 口疮口臭、脾胃积热等。

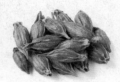

栀子

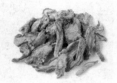

防风

五香丸 《秘方集验》

方剂组成 丁香、藿香、香附、甘松、麝香、零陵香、白芷、桂心、白豆蔻、槟榔、益智仁各适量。

制法用法 将上述中药材研成细末，炼蜜为丸，每日嚼化5丸。

适用病症 口臭、口中气味难闻。

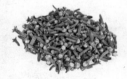

丁香

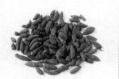

香附

薄荷沉香丸 《三补简便验方》

方剂组成 龙脑薄荷60克，樟脑3克，甘草、儿茶、砂仁、北五味子、沉香各15克，檀香9克。

制法用法 将上述中药材共研为细末，炼蜜为丸，嚼化。

适用病症 口臭。

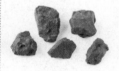

儿茶

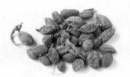

砂仁

中药档案·藿香

【别名】土藿香、山茴香、水蔴叶、排香草、兜娄婆香、大叶薄荷、猫尾巴香。

【入药】全草。

【性味】性温，味辛。

【归经】归胃、脾、肺经。

【功效】祛湿、止呕、解暑、和中、辟秽。

【主治】口臭、痢疾、呕吐泄泻、暑湿、头痛、胸脘痞闷等症。

【禁忌】阴虚火旺者忌服。

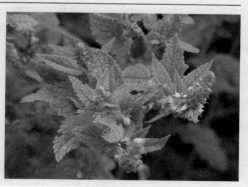

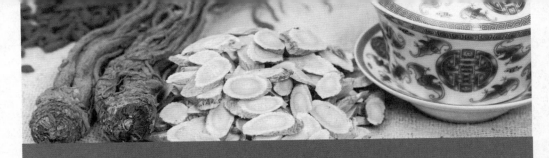

口疮

　　口疮是口腔黏膜疾病中发病率最高的，发病年龄一般在 10~30 岁，其中以女性偏多，四季皆有发病的可能。口疮多发生在唇、颊、舌缘等部位，其他的黏膜部位也有出现的可能，该病具有自限性、复发性和周期性等特征。

推荐药材

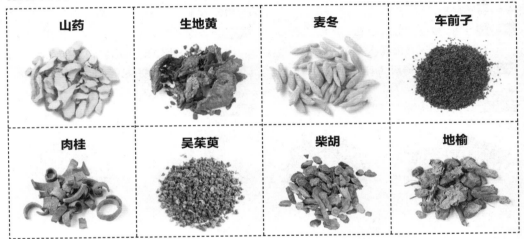

| 山药 | 生地黄 | 麦冬 | 车前子 |
| 肉桂 | 吴茱萸 | 柴胡 | 地榆 |

病因探析

　　现代医学研究认为，口疮与免疫因素、遗传因素以及一些疾病或症状有关。口疮患者有的表现为免疫缺陷，有的则是自身免疫反应的表现；父母一方或多方患有口疮，受家族遗传倾向，子女也易患病；此外，胃溃疡、十二指肠溃疡、结肠炎等消化系统疾病以及偏食、消化不良、睡眠不足、过度疲劳、月经周期的改变等疾病或症状，也能致使口疮频发。

症状表现

　　口疮主要包括轻型口疮、疱疹型口疮和重型口疮三种。轻型口疮刚开始时病变处敏感或出现较小的充血区，边界出现溃疡，7~10 日后会自动痊愈；疱疹型口疮具有溃疡小、数目多的特点，疼痛之时还伴有头痛、发热、局部淋巴结肿大等症状；重型口疮症状较为严重，好发于唇内侧及口角区黏膜，病程长达月余以上，还可能形成组织缺损或畸形。

预防护理

　　（1）劳逸结合，保证充足的睡眠时间，避免过度劳累。

　　（2）日常要注意口腔卫生，避免损伤口腔黏膜。

　　（3）少食辛辣、过冷等刺激性食物，多吃富含维生素的蔬菜、水果。

冰黛甘油合剂《陕西中医》

方剂组成 冰片、制乳香各 1 克，青黛 9 克，甘油适量。

制法用法 将前 3 味中药材共研成细末，用甘油调成糊状，用棉签蘸药涂患处，每日 3 次。

适用病症 口舌生疮。

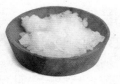

冰片

冰山煎《陕西中医》

方剂组成 山药 20 克，冰糖 30 克。

制法用法 将上述中药材加适量水，用大火煎沸后，再用小火煎半小时，煎好后将药液倒出，再按照上述方法重煎 1 次，将 2 次药液混合后，分早、晚 2 次服用，每日 1 剂，连服 2~3 日。

适用病症 口舌生疮。

小儿口疮汤《上海中医药杂志》

方剂组成 生地黄 5~15 克，麦冬 5~12 克，木通 3~9 克，车前子 3~10 克，鲜竹叶 5~6 克，甘草梢 3~6 克。

制法用法 将上述中药材水煎频服，每日 1 剂；重症者可日夜服 2 剂。

适用病症 小儿口疮。

细桂茱萸散《新中医》

方剂组成 细辛、肉桂、吴茱萸各 1.5 克，小麦麸皮适量。

制法用法 将前 3 味中药材炒焦后共研成细末，过筛后加入适量小麦麸皮，用温开水调和做成 2 个小饼子，每晚用药饼 1 个，按男左女右敷一侧涌泉穴，再用绷带固定，第 2 天白天去掉，晚上按照同样的方法敷 1 次。

适用病症 虚火上炎所致的小儿口疮。

葛根承气汤《民间方》

方剂组成 葛根 10~30 克，大黄 5~15 克，芒硝 5~10 克，炙甘草 3~10 克。

制法用法 芒硝分 2 次冲服，另 3 味药加适量水同煎 2 次，取汁混合后分 2 次与芒硝同服，每日 1 剂。

适用病症 顽固性口疮。

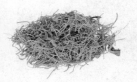

细辛

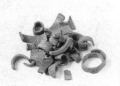

肉桂

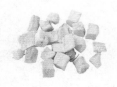

葛根

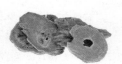

大黄

五倍青矾散 《新中医》

方剂组成 五倍子、青黛粉、猪胆矾（猪苦胆内装入明矾粉）各适量。

制法用法 将上述中药材阴干研细末后贮瓶备用，加适量冰片更好，每日3~5次，用药末外擦患处。

适用病症 口疮疼痛溃烂。

西瓜翠衣汤 《偏方大全》

方剂组成 西瓜1个，炒栀子6克，赤芍10克，黄连1.5克，甘草适量。

制法用法 将西瓜切开去瓤，取其皮及内衣，切碎后与其他中药材共煎煮，分2次服完，每日1剂。

适用病症 心火所致的口舌溃烂。

化腐生肌定痛散 《新中医》

方剂组成 生硼砂30克，朱砂3克，飞滑石55克，琥珀6克，冰片4克，甘草20克。

制法用法 将上述中药材各研成细末，再将朱砂与生硼砂混合均匀研成极细末，然后与其余中药材共研成末，装瓶内备用；用时将药粉涂在溃疡面上即可，每日3次，痛得不能进食者，饭前可加涂1次。

适用病症 口疮溃烂疼痛。

加味龙胆泻肝汤 《陕西中医》

方剂组成 龙胆草、山栀子、黄芩、柴胡、生地黄、当归、木通、泽泻各2~5克，竹叶6~10克，车前子、地榆各12~20克，甘草3~6克。

制法用法 将上述中药材水煎后频服。

适用病症 小儿口疮。

疮疹净冲剂 《中医杂志》

方剂组成 紫草、水蜈蚣、赤芍各9克，蒲公英15克，薄荷3克。

制法用法 将上述中药材制成含糖粉粒型冲剂，每包重30克，每次10克，以沸水冲服，每日3次。

适用病症 小儿口腔病毒感染。

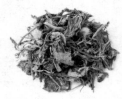

蒲公英

中药档案·车前子

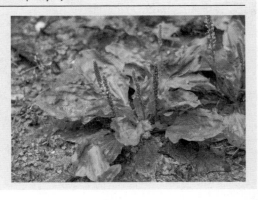

【别名】车前实、虾蟆衣子。

【入药】干燥种子。

【性味】性微寒，味甘。

【归经】归肝、肾、肺、小肠经。

【功效】清热利尿、渗湿通淋、明目、祛痰。

【主治】水肿胀满、热淋涩痛、暑湿泄泻、目赤肿痛、痰热咳嗽等症。

【禁忌】内伤劳倦、阳气下陷、肾虚精滑及内无湿热者慎服。

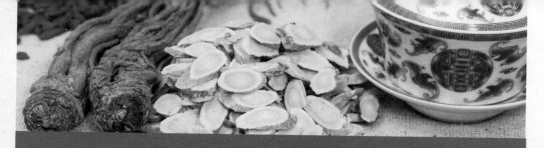

舌痛

　　舌痛是发生在舌部以灼烧样疼痛为主要表现的一组症候群，疼痛可发生在舌尖、舌边、舌心、舌根或全舌等不同部位。舌痛常见于中年或老年女性，与精神因素有关，也可伴有烟酸缺乏、恶性贫血等全身疾病。本病症的突出特点为舌头具有明显的疼痛或灼烧感，最敏感的部位为舌尖。

推荐药材

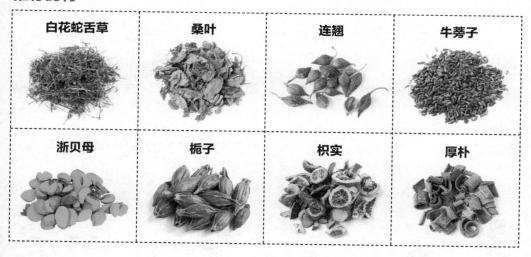

| 白花蛇舌草 | 桑叶 | 连翘 | 牛蒡子 |
| 浙贝母 | 栀子 | 枳实 | 厚朴 |

病因探析

　　中医认为，舌痛主要是由脏腑实热与阴虚火旺引起的。

症状表现

　　舌痛主要表现为舌头呈赤红色，舌表面有芒刺，舌苔薄黄或厚，兼口渴、口苦、心烦易怒；此外，还伴有尿短赤、便秘或大便干结，以及不寐、脉滑数等症状。

预防护理

　　舌痛的预防护理要做到注重劳逸结合，保证充足的休息时间；保持愉悦的心情，避免急躁；养成良好的个人卫生习惯，做到早晚刷牙、饭后漱口；注重饮食营养均衡，少吃辛辣等刺激性食物，多吃蔬菜、水果；平常积极锻炼身体，加强自身抵抗力。此外，对于各种口腔疾病要及时治疗。

清咽润燥汤 《简明中医辞典》

方剂组成 杏仁、连翘、生甘草、浙贝母、牛蒡子各 12 克，桑叶 10 克，牡丹皮、天花粉各 15 克。

制法用法 将上述中药材加水煎服，每日 1 剂。

适用病症 阴虚所致的口干舌燥、舌痛。

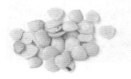
杏仁

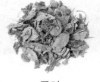
桑叶

舌痛汤 《皮科易览》

方剂组成 黄连、栀子、生大黄、龙胆草、黄芩、生甘草、厚朴各 10 克，生石膏 30 克，木通 3 克。

制法用法 将上述中药材加水煎服，每日 1 剂。

适用病症 舌体疼痛、灼热，伴有口臭难闻。

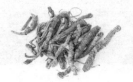
黄连

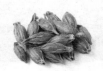
栀子

滋阴汤 《皮科易览》

方剂组成 熟地黄 30 克，麦冬、白芍、石斛、天花粉、知母、黄柏、沙参各 10 克，玄参 12 克。

制法用法 将上述中药材加水煎服，每日 1 剂。

适用病症 舌体干痛、口干舌燥。

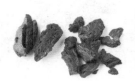
熟地黄

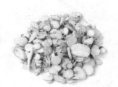
白芍

贝母花粉汤 《家用良方》

方剂组成 贝母、天花粉、枳实、桔梗各 3 克，黄芩、黄连各 5 克，玄参、升麻各 2 克，甘草 1.5 克。

制法用法 将上述中药材加水煎服，每日 1 剂。

适用病症 口舌肿痛。

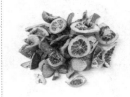
枳实

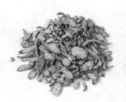
黄芩

羚黛散 《中国中医秘方大全》

方剂组成 羚羊角粉 3 克，青黛 6 克。

制法用法 将上述中药材研为细末，涂舌上。

适用病症 舌痛、舌疮。

导赤散 《方剂学》

方剂组成 生地黄 30 克，木通 15 克，竹叶 12 克，生甘草 10 克。

制法用法 将上述中药材加水煎服，每日 1 剂。

适用病症 心火亢盛所致的舌生疮痛、舌痛、口渴心烦、小便赤短等症。

蚕蛇散 《中国中医秘方大全》

方剂组成 僵蚕、丹参各 12 克，白花蛇舌草 15 克，
冰片 0.6 克。

制法用法 将上述中药材共研为细末，取少许撒舌上。

适用病症 舌痛、舌疮。

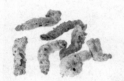
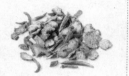

僵蚕　　　　　　　　丹参

薄柏汤 《家用良方》

方剂组成 薄荷叶、黄柏各 10 克，硼砂 5 克，冰片 0.3
克，寒水石 20 克，芒硝 12 克，麝香 3 克。

制法用法 将上述中药材共研为细末，生蜜为丸，
弹子大，每服 1 丸，嚼化。

适用病症 舌肿痛。

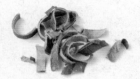
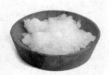

黄柏　　　　　　　　冰片

竹叶甘草汤 《经验方》

方剂组成 竹叶 10 克，甘草 6 克。

制法用法 将上述中药材加水煎服，每日 1~2 剂。

适用病症 舌痛。

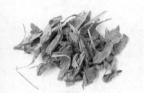
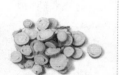

竹叶　　　　　　　　甘草

导火汤 《经验方》

方剂组成 生地黄、麦冬各 15 克，竹叶、黄连各 5 克。

制法用法 将上述中药材加水煎服，每日 1 剂。

适用病症 心火上炎导致的舌痛、舌尖红。

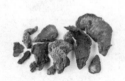
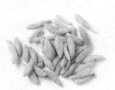

生地黄　　　　　　　麦冬

中药档案·桑叶

【别名】家桑、荆桑、黄桑。

【入药】桑科植物桑的干燥老叶。

【性味】性寒，味苦、甘。

【归经】归肺、肝经。

【功效】疏风散热、清肺润燥、平肝明目、凉
血止血。

【主治】风热感冒、温病初起、肺热咳嗽、肝
阳上亢眩晕、目赤昏花等症。

【禁忌】经期女性及孕妇不宜使用。

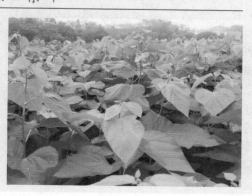

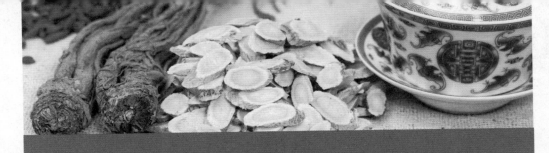

口糜

　　口糜即我们常说的口腔溃疡，主要是由湿热内蕴、上蒸口腔所致的疮疡类疾病，表现为口腔肌膜成片糜烂、口气臭秽等。小儿口糜患者以1岁内婴儿或不满月婴儿较为多见。发生于成年人时，多继发于伤寒、大面积烧伤、泄泻、糖尿病等，以及长期大量服用抗生素的患者。

推荐药材

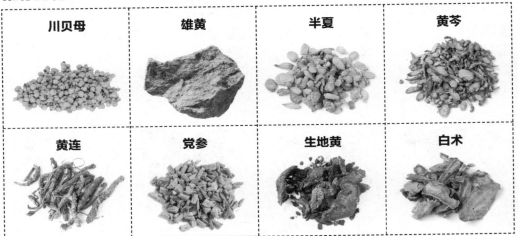

| 川贝母 | 雄黄 | 半夏 | 黄芩 |
| 黄连 | 党参 | 生地黄 | 白术 |

病因探析

　　中医认为口糜分虚实两种，实证中成年人多是因湿热内蕴、上蒸口腔所致，小儿多属心脾积热灼口所致；虚证中病因多以阴虚口齿失养居多，以成年人为主。

症状表现

　　口糜初起时，可见口腔黏膜有白色小斑点出现，形状如凝乳，周围无红晕，斑点多出现在舌本、两颊、上颚、口底等部位，也有蔓延至咽部的情况；局部有灼热或干燥感，或有轻微疼痛感；口干渴、心中烦热、大便积结、小便短赤等；婴幼儿患者会有流涎、啼哭、拒乳、低热等症状出现。

预防护理

　　（1）在日常生活中要养成良好的个人卫生习惯，保持口腔清洁。

　　（2）对于长期服用抗生素者，要适当配用碱性水溶液含漱。

　　（3）忌食辛辣刺激食物，戒除吸烟、喝酒等不良习惯。

　　（4）多吃蔬菜、水果，多饮水。

糊口白散 《中医验方汇选》

方剂组成 硼砂、朱砂各3克，冰片、川贝母各1.5克，人参、雄黄各1克，粉甘草0.5克。

制法用法 先将硼砂、朱砂、冰片、雄黄研成细末，再把人参、粉甘草、川贝母共研为细末，再将二者共研成极细末，每日上药3次。

适用病症 小儿满口糜烂。

鸡蛋油 《偏方大全》

方剂组成 香油50毫升，鲜鸡蛋1个，鸡蛋壳7个，五倍子10克，冰片5克。

制法用法 将鸡蛋倒入烧热的香油锅内，炸黄后取出，油放凉备用。将五倍子和鸡蛋壳放入锅内焙黄，研为末，冰片压碎，同放在鸡蛋油里。蘸少许鸡蛋油涂抹患处，每日2次。

适用病症 口糜。

加减导赤散 《百病良方》

方剂组成 天花粉、木通、甘草梢、栀子、黄芩各10克，生地黄30克，连翘12克。

制法用法 将上述中药材加水煎服，每日1剂。

适用病症 口腔黏膜糜烂。

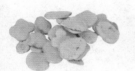
天花粉

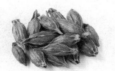
栀子

茯苓汤 《全国名老中医验方选集》

方剂组成 生黄芪30克，党参、土茯苓各20克，白术15克，茯苓12克，炙甘草6克，肉桂3克。

制法用法 将上述中药材加水煎服，每日1剂。

适用病症 口腔糜烂，反复发作。

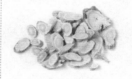
黄芪

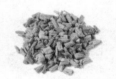
党参

化湿汤 《全国名老中医验方选集》

方剂组成 杏仁、藿香各10克，薏苡仁、茯苓、蒲公英各15克，蔻仁、竹叶、生甘草各6克，防风9克，山药12克。

制法用法 将上述中药材加水煎服，每日1剂。

适用病症 伴有四肢倦怠的口腔糜烂。

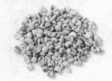
薏苡仁

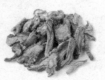
防风

姜柏散 《浙江中医杂志》

方剂组成 干姜、黄柏各适量。

制法用法 将上述中药材共研为细末，外敷口腔。

适用病症 口腔炎、口腔糜烂、口气臭秽。

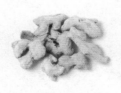
干姜

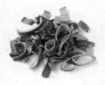
黄柏

紫苏液 《安徽单验方选集》

方剂组成 鲜紫苏叶适量。

制法用法 将鲜紫苏叶煎水含漱，每日3~4次。

适用病症 口腔糜烂。

半夏泻心汤 《浙江中医杂志》

方剂组成 半夏、黄芩各10克，黄连、干姜、党参各8克，甘草4克。

制法用法 将上述中药材加水煎服，每日1剂。

适用病症 口腔黏膜糜烂。

口炎散 《四川中医》

方剂组成 山豆根、大黄各30克，人中白、青黛各20克，黄连、儿茶、枯矾、没药各15克，砂仁10克，冰片3克。

制法用法 将上述中药材共研为细末，过筛装瓶，高压消毒，以3%硼酸溶液清洁口腔后，取药末少许，加2%龙胆紫适量调匀呈糊状，外搽患处，每日3~5次。

适用病症 口腔糜烂，气味难闻。

炎灵散 《陕西中医》

方剂组成 胆矾、梅片、细辛各10克，延胡索、川芎、甘草各5克。

制法用法 将上述中药材共研为细末，过筛装瓶，用时将药粉涂撒在患处，每日1~2次。

适用病症 口腔糜烂、疼痛。

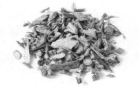
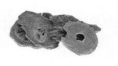
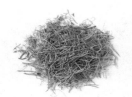
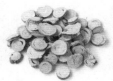

| 山豆根 | 大黄 | 细辛 | 甘草 |

中药档案·生地黄

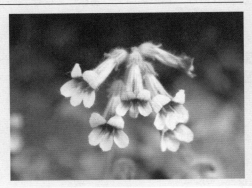

【别名】生地、野地黄、山烟根。

【入药】块根。

【性味】性寒，味甘、苦。

【归经】归心、肝、肾经。

【功效】清热凉血、养阴生津。

【主治】热病舌绛烦渴、阴虚内热、骨蒸劳热、内热消渴、吐血、衄血、发斑发疹等症。

【禁忌】脾虚湿滞、腹满便溏者不宜使用。

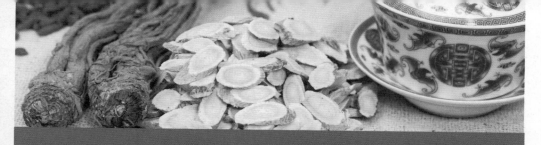

鼻炎

鼻炎是鼻黏膜或黏膜下的组织在病毒、细菌、变应原、各种理化因子以及某些全身性疾病等因素影响下受损而引起的炎症，即鼻腔炎性疾病。鼻炎是生活中较为常见的一种病症，对五官、身体健康的影响极大，要注意防治。

推荐药材

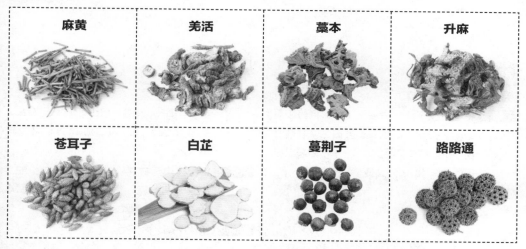

| 麻黄 | 羌活 | 藁本 | 升麻 |
| 苍耳子 | 白芷 | 蔓荆子 | 路路通 |

病因探析

鼻炎产生的主要因素包括病毒感染、遗传因素、抗原物质等。病毒感染是首要病因，最常见的是鼻病毒，通过呼吸道、被污染体或食物进入机体；家庭人员患有哮喘、荨麻疹或药物过敏史者易患此病；抗原物质包含花粉、真菌、屋尘螨、动物皮屑、室内尘土等吸入性变应原和牛奶、蛋类、水果、肉类、蔬菜等食入性变应原。

症状表现

鼻炎包括慢性鼻炎、急性鼻炎、药物性鼻炎和萎缩性鼻炎。鼻炎症状主要为鼻塞、多涕、嗅觉下降、头痛、头晕，还有多数人表现为食欲不振、记忆力减退、易疲倦及失眠等症状。

预防护理

（1）积极锻炼身体，增强身体抗病能力。

（2）养成良好的生活习惯，保证充足的休息时间，不要熬夜。

（3）少吃辛辣、炒、炸等热性食物，多吃含维生素较多的蔬菜和水果。

（4）保持良好的个人卫生习惯，避免与感冒患者接触。

通窍汤 《中医耳鼻喉科学》

方剂组成 麻黄、防风、川芎、白芷各9克,羌活、藁本、葛根、苍术各10克,细辛、升麻各3克,甘草6克。

制法用法 将上述中药材加水煎煮2次,取汁混合均匀,每日1剂,分2次服用。

适用病症 外感风寒导致的急性鼻炎。

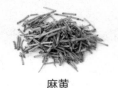

麻黄　　　　　　　羌活

苍辛鱼芷汤 《云南中医杂志》

方剂组成 苍耳子、白芷、防风、川芎、甘草各10克,鱼腥草20克,辛夷7克,桔梗6克。

制法用法 将上述中药材加水煎煮2次,取汁混合均匀,每日1剂,分2次服用。

适用病症 慢性鼻炎。

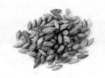

苍耳子　　　　　　川芎

牡丹滴鼻液 《湖南中医杂志》

方剂组成 牡丹皮150克。

制法用法 将牡丹皮在清水中浸泡1日,将药液蒸馏成200毫升,使其呈乳白色,制剂时药物不能超过容器的1/3,水不能超过容器的2/3,取药液滴鼻,每日3次。

适用病症 过敏性鼻炎。

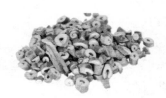

牡丹皮

鼻炎丸 《中医杂志》

方剂组成 柴胡、薄荷、菊花、蔓荆子、防风、荆芥穗、黄芩、桔梗、川芎、白芷、枳壳各10克,牛角100克,细辛、龙胆草各5克,辛夷15克。

制法用法 将上述中药材共研成细末,做成蜜丸,每丸重3.5克,每日服2~3次,每次1~2丸,小儿酌减。

适用病症 慢性鼻炎、鼻窦炎。

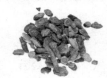 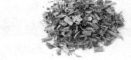

柴胡　　　　　　　薄荷

辛夷鸡蛋汤 《安徽单验方选集》

方剂组成 辛夷30克,鸡蛋1个。

制法用法 将辛夷煎水并放入鸡蛋煮熟,吃鸡蛋喝汤,每日1次。

适用病症 慢性鼻炎。

苍路芷汤 《中医耳鼻喉科学》

方剂组成 苍耳草、路路通、白芷各30克。

制法用法 将上述中药材加水煎煮2次,取汁混合均匀,分2次服用。

适用病症 外感风寒所导致的急性鼻炎。

慢性鼻炎汤《中西医结合杂志》

方剂组成 白芷、麦冬各20克，藁本、薄荷各10克，葛根、黄芩各15克，苍耳子100克。

制法用法 将所有中药材加水煎服，每日1剂，分2次服用，3周为1个疗程。

适用病症 慢性单纯性鼻炎、慢性鼻窦炎。

固表汤《新中医》

方剂组成 防风、桂枝各6克，五味子8克，生黄芪20克，细辛4克，白芍、丁香、白术、生甘草各10克。

制法用法 将上述中药材加水煎煮2次，取汁混合均匀，分2次服用。

适用病症 过敏性鼻炎。

附子苍术汤《中西医结合杂志》

方剂组成 制附子、巴戟天、山茱萸、防风、辛夷（包煎）各10克，茯苓、苍术各12克，蝉蜕5克，肉桂（冲服）1克。

制法用法 将以上中药材加水煎服，每日1剂，9日为1个疗程，停药6日，再进行第2个疗程，共服4个疗程。肺气虚加北沙参15克，党参、丹参各12克；寒湿困脾加藿香、泽泻各10克，青砂（后下）5克；肾阳虚加肉苁蓉、菟丝子、杜仲各10克。

适用病症 常年性鼻炎。

苍耳当归饮《山西中医》

方剂组成 苍耳子、辛夷、白芷、桔梗、薄荷、藿香各10克，当归、黄芩各15克，细辛3克，麻黄、生甘草各5克。

制法用法 将上述中药材加适量水煎煮，边煎煮边吸入药壶中散发出的蒸汽，煎煮15~20分钟，将药液导入药杯中，再继续熏闻，待药液不热后服用，每日1剂，20日为1个疗程。

适用病症 慢性单纯性、过敏性、肥厚性副鼻窦炎。

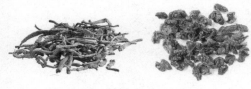

巴戟天	山茱萸

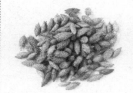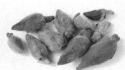

苍耳子	辛夷

中药档案·白芷

【别名】薜芷、芳香。

【入药】根。

【性味】性温，味辛。

【归经】归肺、大肠、胃经。

【功效】解表散寒、祛风止痛、宣通鼻窍、燥湿止带、消肿排脓、祛风止痒。

【主治】风寒感冒、头痛、牙痛、风湿痹痛、鼻渊、带下异常、疮痈肿毒等症。

【禁忌】阴虚血热者忌服。

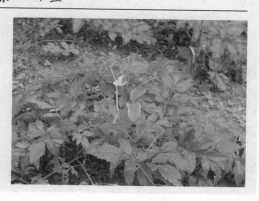

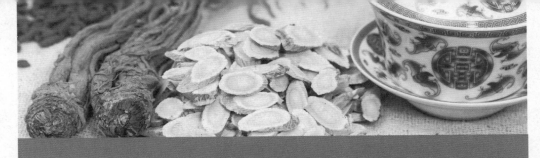

慢性咽炎

慢性咽炎是一种咽黏膜、黏膜下及淋巴组织的慢性炎症，是上呼吸道慢性炎症之一，中医将慢性咽炎称为"慢喉痹"。慢性咽炎是日常生活中常见的病症之一，具有易反复、病程长、症状多的特点，多发于中年人。

推荐药材

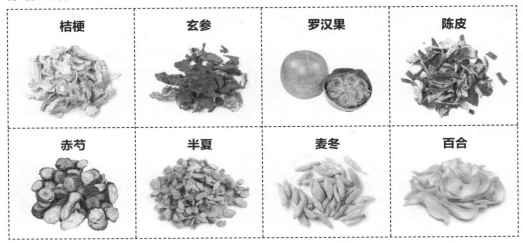

桔梗　　玄参　　罗汉果　　陈皮

赤芍　　半夏　　麦冬　　百合

病因探析

中医认为咽喉是肺部呼吸的门户，因此肺部蕴热产生的火热上炎或者肾水不足产生的虚火上炎都会导致咽喉慢性充血、黏膜干燥，引发咽炎。在现代医学理论中，还有其他的因素导致慢性咽炎，如上呼吸道病变、气候的变化、烟酒的刺激、大量用声、个体的身体因素以及过敏等，急性咽炎的反复发作是导致慢性咽炎的主要原因之一。

症状表现

慢性咽炎没有明显的全身症状，多以局部症状为主，各种类型的慢性咽炎虽然表现症状多种多样，但主要表现为咽喉有痒感、干燥感、刺激感、异物感、微痛感，晨起时出现刺激性咳嗽或恶心等。

预防护理

慢性咽炎较为难治、易反复，因此日常生活中的预防较为关键。

（1）保持室内空气新鲜，维持适宜的湿度和温度，避免室内空气过干、过热、过湿。

（2）饮食宜清淡，少食油腻、油炸、刺激性食物，平时多吃水果、蔬菜等。

（3）在人群密集的公共场合尽量戴口罩。

慢咽汤 《云南中医杂志》

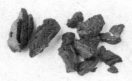

熟地黄

方剂组成 熟地黄 20 克，桔梗、蚤休、茯苓各 15 克，皂角刺、法半夏各 12 克，牛蒡子、陈皮、甘草、当归各 10 克。

制法用法 将所有中药材用水煎，取药汁服用，每日 1 剂，分 3 次服用。

适用病症 本药方有滋养肺肾、祛湿化痰的功效，适用于肺肾阴虚、虚火上扰引起的慢性咽炎。

新加甘露饮 《陆寒月方》

方剂组成 麦冬 20 克，生地黄、玄参、山豆根各 15 克，黄芩、芭叶、石斛、射干各 10 克。

制法用法 将所有中药材用水煎服，每日 1 剂，分 2 次服用。

适用病症 本药方有滋阴凉血、清热利咽的功效，适用于虚火上炎导致的慢性咽炎。

利咽汤 《河南中医》

方剂组成 玄参 12 克，麦冬、牡丹皮、栝楼皮、赤芍各 10 克，桔梗、射干、蝉蜕、木蝴蝶各 5 克。

制法用法 将所有中药材用水煎服，每日 1 剂，分 2 次服用。

适用病症 肺肾阴虚导致的慢性咽炎。

百生汤 《千祖望方》

方剂组成 芦根 30 克，百合、生地黄、熟地黄、桑白皮、玄参、麦冬各 10 克，柿霜 6 克，川贝母粉、甘草各 3 克。

制法用法 将所有中药材用水煎服，每日 1 剂，分 2 次服用。

适用病症 本药方有滋阴润肺、清热养肾的功效，适用于肺肾阴虚导致的慢性咽炎。

咽炎一号 《辽宁中医杂志》

方剂组成 金银花、连翘、玄参、麦冬、桔梗各 10 克，乌梅、甘草各 6 克，胖大海 3 枚。

制法用法 将所有中药材先用冷水浸泡 10 分钟，再煎煮 10 分钟，煎成 300 毫升药汁，每日早、晚分 2 次服用。

适用病症 慢性咽炎。

中药档案·罗汉果

【别名】拉汗果、假苦瓜。

【入药】干燥果实。

【性味】性凉，味甘。

【归经】归肺、大肠经。

【功效】清热润肺、利咽开音、滑肠通便。

【主治】肺热燥咳、咽痛失音、肠燥便秘等症。

【禁忌】脾胃虚寒者忌服。

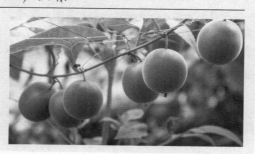

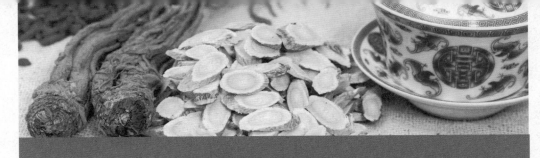

失音

失音是指在神志清醒的情况下，声音嘶哑或者不能发出声音的症状，相当于现代医学中的急慢性喉炎、声带病变、癔症性失音、喉头结核等疾病。该病症常见于喉喑、喉癣、气厥、喉息肉、子喑等病中。

推荐药材

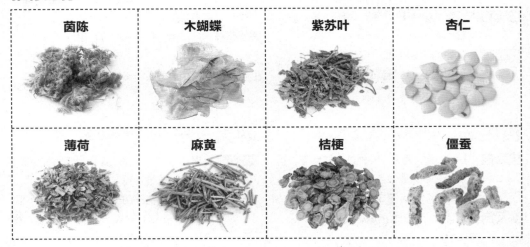

| 茵陈 | 木蝴蝶 | 紫苏叶 | 杏仁 |
| 薄荷 | 麻黄 | 桔梗 | 僵蚕 |

病因探析

失音有虚实之分，外感风寒、风热，感邪后伤于饮食，或妊娠末期气道受阻等多属实证，称作暴喑；久病体虚，肺燥津伤，或内伤肺肾，阴精亏损，致使津液不能上承，表现为慢性或反复发作的失音，多属虚证，称为久喑。此外，情绪过于激动会引起功能性失音，声带手术会造成暂时的医源性功能性失音。

症状表现

失音是由喉部肌肉或声带发生病变引起的发音障碍，患者说话时音调变低，声音微弱、嘶哑，严重时会发不出声音。

预防护理

（1）使用适当的音量说话，可根据场合需要用麦克风弥补音量不足之处。

（2）说话音调不宜过低或过高，悄悄说话也是不正确的。

（3）长时间讲话时，要多喝温开水以保持喉咙湿润。

（4）戒除抽烟、喝酒等不良习惯，忌食辛辣、油炸类食物。

（5）保证充足的睡眠，保持轻松愉悦的心情。

（6）避免用力清喉咙、咳嗽等动作。

加味麻杏石甘汤 《全国名老中医验方选集》

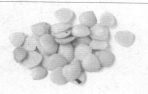

杏仁

方剂组成 麻黄、蝉蜕、金果榄、木蝴蝶各5克,杏仁10克,生石膏
30克,甘草3克。

制法用法 将上述中药材加水煎服,每日1剂。

适用病症 肺热、肺气不宣所致的失音。

艾油炸蛋 《河南省秘验单方集锦》

方剂组成 艾叶适量,棉油60毫升,鸡蛋2个。

制法用法 先将棉油烧沸,放入艾叶炸至焦黄色,
把艾叶捞出,锅内打入鸡蛋,炸至焦黄色,
趁热吃。

适用病症 突然失音。

双叶盐汤 《偏方大全》

方剂组成 茶叶、紫苏叶各3克,食盐6克。

制法用法 先在砂锅中将茶叶炒至黄色,再将盐炒
至红色,然后将二者与紫苏叶加水共煎
汤服下,每日2次。

适用病症 外感引起的失音。

茵苘蛋羹 《河南省秘验单方集锦》

方剂组成 茵陈10克,八角茴香1个,小茴香杆7节,
鸭蛋2个。

制法用法 将前3味中药材煎水,炖鸭蛋羹,早晨
空腹服用,连用数日。

适用病症 音哑久治不愈、语音低、咽痛难以发音。

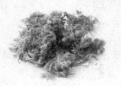

茵陈

开音汤 《四川中医》

方剂组成 僵蚕、马勃、桔梗、薄荷各10克,蝉蜕、
木蝴蝶、麦冬、诃子各15克,甘草6克。

制法用法 将上述中药材加水煎服,每日1剂。咽
干口燥加入北沙参、花粉;咽喉疼痛加
入蚤休、金银花;吞咽不利加香附、佛手。

适用病症 声音不扬、嘶哑失音。

桔梗

中药档案·木蝴蝶

【别名】千张纸、毛鸦船。

【入药】干燥成熟种子。

【性味】性凉,味苦、甘。

【归经】归肺、肝、胃经。

【功效】清肺利咽、疏肝和胃。

【主治】肺热咳嗽、喉痹、音哑、肝胃气痛等症。

【禁忌】脾胃虚弱者慎服。

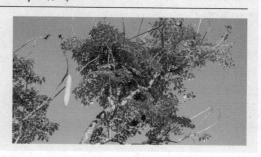

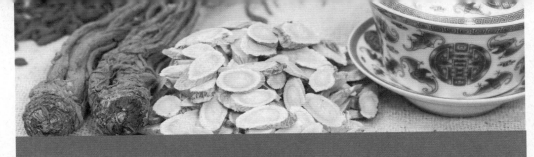

扁桃体炎

扁桃体位于人的咽部两旁，外来的细菌、病毒在通过口、鼻进入呼吸道和消化道时，会从扁桃体前面经过，这就容易导致扁桃体受感染而发炎。扁桃体炎主要分为急性扁桃体炎和慢性扁桃体炎，严重影响人们的身体健康。

推荐药材

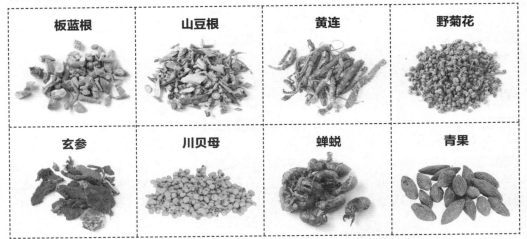

| 板蓝根 | 山豆根 | 黄连 | 野菊花 |
| 玄参 | 川贝母 | 蝉蜕 | 青果 |

病因探析

扁桃体炎主要是由细菌及分泌物积存于扁桃体窝导致，致病菌主要是链球菌或葡萄球菌。另外，猩红热、白喉、流感、麻疹等急性传染病也会引起扁桃体炎。

症状表现

扁桃体炎分为急性期和慢性期两种。急性期全身症状表现为畏寒、高热，局部症状主要表现为咽痛明显，剧烈疼痛会扩散至耳部。慢性期主要表现为每逢感冒、受凉、劳累、睡眠不足或受刺激后就会咽痛，具有反复性，扁桃体肿大使吞咽困难，扁桃体内细菌繁殖生长以及残留的脓性栓塞物可导致口臭，还可随着吞咽进入消化道，引起消化不良。

预防护理

护理扁桃体炎，应养成良好的生活习惯，注意劳逸结合，保证充足的睡眠；随着天气变化，要及时增减衣服；加强锻炼，提高身体机能以及免疫力；保持口腔清洁，养成早晚刷牙、饭后漱口的好习惯，减少口腔内细菌感染的机会；扁桃体急性炎症患者应将其彻底治愈，避免逐渐变成慢性炎症。此外，还要注意预防和治疗各类传染病。

地麦甘桔汤 《广西中医药》

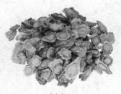

桔梗

方剂组成 生地黄 30 克，麦冬 12 克，桔梗 10 克，甘草 5 克。

制法用法 将上述中药材加水煎煮 2 次，滤液混合后分 2 次服用，每日 1 剂。

适用病症 急性扁桃体炎、咽喉肿痛。

左金散 《河南省秘验单方集锦》

方剂组成 黄连 9 克，吴茱萸 6 克。

制法用法 将上述中药材共研成粉末，加米醋调和，晚上睡时贴在两足心处，起床后去掉，连贴 3 日。

适用病症 乳蛾、喉痈、发热恶寒、咽喉肿痛或化脓溃烂。

地丁丸 《安徽单验方选集》

方剂组成 紫花地丁、土牛膝各 500 克。

制法用法 将紫花地丁研成细末，用土牛膝煎水泛为丸如黄豆大，每日 3 次，每次服 10~12 丸。

适用病症 急性扁桃体炎、咽喉肿痛。

苏危汤 《陕西中医》

方剂组成 桔梗 6 克，山豆根、甘草、荆芥穗、防风各 3 克，玄参 5 克，升麻、竹叶各 2 克。

制法用法 将上述中药材水煎 2 次，滤汁混合均匀后服用。

适用病症 小儿扁桃体炎。

清咽利膈汤 《灵验良方汇编》

方剂组成 连翘、黄芩、甘草、桔梗、荆芥、防风、栀子、薄荷、黄连、金银花、牛蒡子、玄参各 10 克。

制法用法 将上述中药材水煎 2 次，混合滤液，饭后分 2 次服用，每日 1 剂。

适用病症 咽喉肿痛。

中药档案·玄参

【别名】浙玄参、黑参、重台、鬼藏、正马、鹿肠、玄台、元参。

【入药】干燥根。

【性味】性微寒，味甘、苦、咸。

【归经】归肺、胃、肾经。

【功效】清热凉血、滋阴降火、解毒散结。

【主治】身热、烦渴、舌绛、发斑、虚烦不寐、津伤便秘、目涩昏花、咽喉肿痛、瘰疬痰核、痈疽疮毒等症。

【禁忌】脾胃有湿及脾虚便溏者忌服；不宜与藜芦同用。

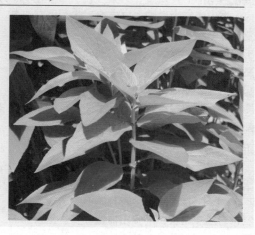

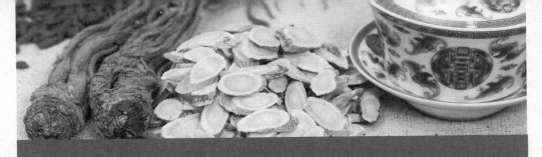

鼻出血

　　鼻出血又称鼻衄，是耳鼻喉科常见的病症之一，为病理条件下人体最多见的出血。鼻出血多为单侧，少数情况下出现双侧鼻出血，出血量多少不一，严重者可引起失血性休克，反复出血还可能导致贫血，影响人们的身体健康。

推荐药材

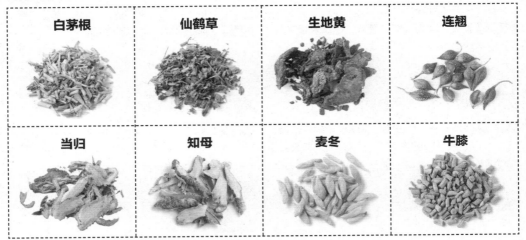

白茅根	仙鹤草	生地黄	连翘
当归	知母	麦冬	牛膝

病因探析

　　鼻出血可由鼻腔本身疾病引起，也可由鼻腔周围或全身性疾病诱发。鼻部损伤是引起鼻出血最常见的原因，鼻中隔偏曲，鼻部炎症，鼻腔、鼻窦及鼻咽部肿瘤，鼻腔异物等都可引起鼻出血；出血性疾病、血液病、急性发热性传染病、心血管系统疾病及其他全身性疾病等都可能引起鼻出血。

症状表现

　　鼻出血多为单侧，也可双侧，可间歇反复出血，亦可呈持续性出血，患者的出血量也各不相同。轻者鼻腔中会有几滴血流出或鼻涕中混有血丝、血块；重者出血量较多，且来势凶猛，甚至会因出血过多引起休克；反复出血可引发贫血。

预防护理

　　（1）保持室内干净，空气清新，温度、湿度适宜，避免诱发鼻出血。

　　（2）饮食上要多吃蔬菜、水果以及易消化的软食，忌食辛辣刺激食物。

　　（3）老年人平时活动时动作要舒缓，不要用力擤鼻。

　　（4）对于儿童鼻出血患者来说，要及时纠正其挖鼻、揉鼻等易使鼻黏膜损伤的不良习惯。

茅根止血汤 《陕西中医》

方剂组成 白茅根 30 克，生地黄 15 克，牡丹皮 10 克。

制法用法 将上述中药材加水煎服，每日 1 剂，4 日为 1 个疗程。

适用病症 鼻出血。

白茅根

清泻肺胃止衄汤 《千祖望方》

方剂组成 生石膏 7 克，知母、连翘、当归、黄芩炭、丹皮炭、侧柏叶、仙鹤草、藕节炭各 10 克，甘草 3 克，生大黄 5 克，芦根 30 克。

制法用法 将上述中药材加水煎服，每日 1 剂，分 2 次服用。

适用病症 肺胃蕴热，灼伤窍络导致的鼻出血。

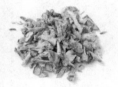

知母

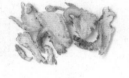

当归

丹芍茅花汤 《上海中医药杂志》

方剂组成 牡丹皮、白芍、黄芩各 9 克，白茅花、蚕豆花、仙鹤草、旱莲草各 12 克。

制法用法 将以上中药材加水煎服，每日 1 剂，分 3 次服用。

适用病症 热证型鼻出血。

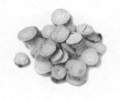

白芍

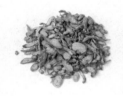

黄芩

中药档案·白茅根

【别名】丝茅草、茅草、白茅草。

【入药】干燥根茎。

【性味】性寒，味甘。

【归经】归肺、胃、膀胱经。

【功效】凉血止血、清热利尿。

【主治】血热吐血、衄血、尿血、热病烦渴、肺热咳嗽、胃热呕吐、湿热黄疸、水肿尿少、热淋涩痛等症。

【禁忌】脾胃虚寒者、溲多不渴者忌服。

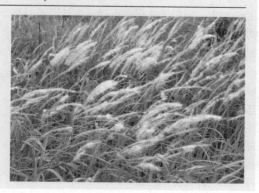

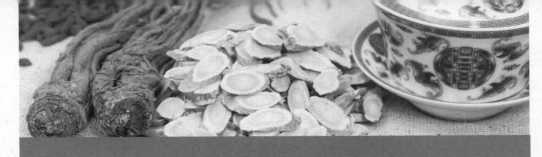

鼻息肉

鼻息肉是鼻部常见的病症之一，是由于鼻黏膜长期水肿而形成的不可恢复的肿物，多见于上颌窦、筛窦、中鼻道、中鼻甲等处。鼻息肉好发于成年人，可引起鼻窦炎，影响人体的身体健康。

推荐药材

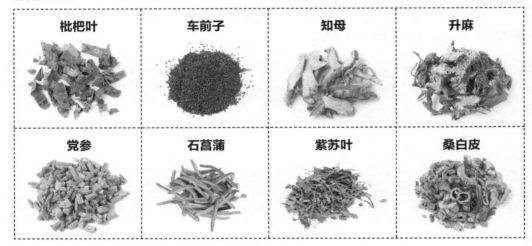

枇杷叶	车前子	知母	升麻
党参	石菖蒲	紫苏叶	桑白皮

病因探析

鼻息肉的发病与多种因素有关，纤毛功能障碍、中鼻道天然防御功能减弱、免疫缺陷、遗传因素、阿司匹林耐受不良等多种因素都有可能单独致病或多种因素联合致病。

症状表现

鼻息肉一般为双侧多发，很少为单侧，症状表现为持续性鼻塞，随着息肉体积长大而加重，鼻腔内分泌物增多，伴有打喷嚏，分泌物可为脓性；多有嗅觉障碍；鼻塞重者说话呈闭塞性鼻音，睡眠时打鼾，呼气困难；若息肉阻塞咽鼓管口，可引起耳鸣和听力减退；息肉阻塞鼻窦引流，会引起鼻窦炎。

预防护理

（1）积极锻炼身体，增强身体抗病能力，预防感冒。

（2）养成良好的生活习惯，保证充足的睡眠，避免过度劳累。

（3）改掉抠鼻子的不良习惯，鼻塞严重时不要强行擤鼻涕。

（4）饮食要清淡，多吃新鲜的蔬菜、水果和动物肝脏等，忌食辛辣刺激、油腻、生冷食物。

（5）及时治疗鼻、咽部及周围器官疾病，以免感染蔓延和反复发作。

通窍汤《全国名老中医验方选集》

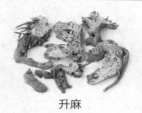

升麻

方剂组成 黄芪30克，白术、党参、当归、苍耳子、白芷、辛夷各10克，升麻、柴胡、陈皮、炙甘草、薄荷各6克。

制法用法 将所有中药材加水煎服，每日1剂。

适用病症 鼻息肉。

藕节散《中医杂志》

方剂组成 藕节60克，乌梅肉30克，白矾15克，冰片3克。

制法用法 将藕节和乌梅肉焙焦，与白矾和冰片一起研成细末，装入瓶中密封，用时取少许药末吹入患侧鼻孔，每小时1次，5日为1个疗程。

适用病症 鼻息肉。

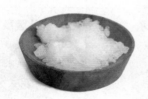

冰片

鼻炎灵《古今名方》

方剂组成 白芷、苍耳子（捣）、辛夷各60克，薄荷霜5克，冰片粉6克，香油500毫升。

制法用法 将白芷、苍耳子、辛夷与香油同放锅内，浸泡24小时后，加热，炸成黑黄色捞出，再放入剩余中药材，搅匀，待冷却，过滤，将药液装入药水瓶内，仰头滴鼻，每次1~2滴，每日1~2次。

适用病症 鼻息肉。

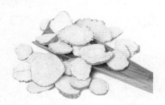

白芷

中药档案·桑白皮

【别名】桑根白皮、白桑皮、桑皮、桑根皮。

【入药】根皮。

【性味】性寒，味甘。

【归经】归肺经。

【功效】泻肺平喘、利水消肿。

【主治】胀满喘急、水肿、脚气、小便不利等症。

【禁忌】肺寒无火及风寒咳嗽者禁服。

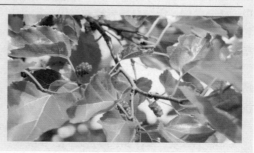

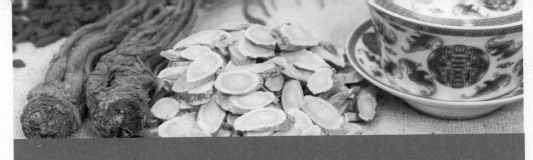

鼻窦炎

鼻窦炎是指一个或多个鼻窦发生了炎症，并累及上颌窦、筛窦、额窦和蝶窦。鼻窦炎是日常生活中发病率较高的一种病症，主要包括急性鼻窦炎和慢性鼻窦炎，对患者生活质量影响颇大。

推荐药材

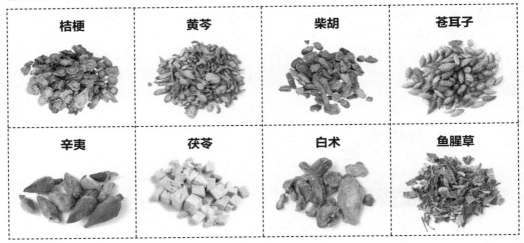

| 桔梗 | 黄芩 | 柴胡 | 苍耳子 |
| 辛夷 | 茯苓 | 白术 | 鱼腥草 |

病因探析

鼻窦炎分为急性鼻窦炎和慢性鼻窦炎两种。急性鼻窦炎主要是由上呼吸道感染引起的，细菌和病毒感染可同时并发，肺炎链球菌、溶血性链球菌和葡萄球菌等多种化脓性球菌为常见的细菌菌群；慢性鼻窦炎较为常见，它可由急性鼻窦炎转变而来，也可能是由阻塞性疾病、毒力较强的致病菌、外伤和异物堵塞或损伤鼻腔、鼻窦解剖结构异常、机体抵抗力低下等因素引起的。

症状表现

鼻窦炎分为慢性和急性两种。慢性鼻窦炎局部症状为鼻塞、流脓涕、嗅觉障碍、头痛等，全身症状为头昏、易倦、精神抑郁、失眠、记忆力减退、注意力不集中等。急性鼻窦炎局部症状为鼻阻塞、流脓涕、局部疼痛和头痛、嗅觉下降，全身症状表现为畏寒发热、食欲减退、周身不适、精神不振等。

预防护理

鼻窦炎的预防护理应做到积极锻炼身体，增强体质，提高机体抗病能力，预防感冒；鼻腔中有分泌物时不要用力擤鼻，可以先堵住一侧再进行清理；对于急性鼻炎要积极治疗；游泳时要避免跳水和呛水；患急性鼻炎时，不宜乘坐飞机。

实用名方验方偏方推荐

芩柴苍耳汤《中西医结合杂志》

方剂组成 黄芩、柴胡、桔梗、白芷各15克，苍耳子、薄荷、辛夷、甘草各10克。

制法用法 将上述中药材加水煎煮2次，取汁混合均匀，分2次服用，每日1剂，4周为1个疗程。

适用病症 鼻炎、鼻窦炎。

藿胆丸《家庭实用便方》

方剂组成 藿香90克，猪胆汁3个。

制法用法 将猪胆汁过滤，拌入藿香后晒干，微炒，研为细末，水泛为丸，滑石为衣，每次服9克，每日2~3次，温开水送服。

适用病症 鼻窦炎、鼻流浊涕。

苍耳散《灵验良方汇编》

方剂组成 炒苍耳子8克，辛夷仁、薄荷各15克，白芷30克。

制法用法 将上述中药材共研为细末，每服6克，葱汤调下，饭后服。

适用病症 鼻流浊涕、嗅觉减退。

鼻渊灵《河南省秘验单方集锦》

方剂组成 辛夷、苍耳子、薄荷、白芷、川芎、赤芍、牡丹皮各6克，桔梗、甘草各3克。

制法用法 将上述中药材加水煎2次，滤液混合均匀，分2次服用，每日1剂。

适用病症 鼻塞不通，头痛，鼻流浊涕、白涕。

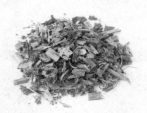

薄荷

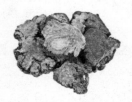

川芎

中药档案·辛夷

【别名】木兰、紫玉兰、房木、毛辛夷、辛夷桃、姜朴花、侯桃、新雉。

【入药】干燥花蕾。

【性味】性温，味辛。

【归经】归肺、胃经。

【功效】散寒解表、宣通鼻窍。

【主治】鼻塞、鼻渊、鼻疮、鼻流浊涕、风寒头痛、齿痛等症。

【禁忌】阴虚火旺者忌服。

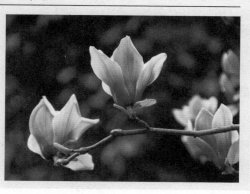

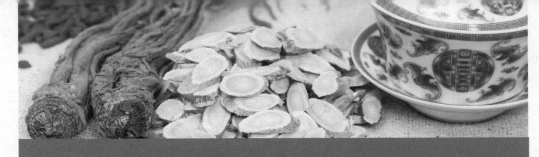

麦粒肿

麦粒肿又称针眼、睑腺炎，是多发于青年人的眼部疾病，主要是指睫毛毛囊附近的皮脂腺或睑板腺的急性化脓性炎症，包括内麦粒肿和外麦粒肿两种类型。

推荐药材

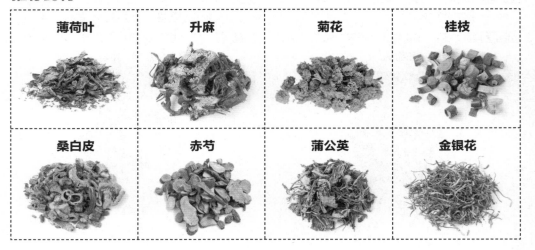

薄荷叶	升麻	菊花	桂枝
桑白皮	赤芍	蒲公英	金银花

病因探析

人的眼睑分布有两种腺体，一种叫皮脂腺，位于睫毛的根部，开口于毛囊；另一种叫睑板腺，埋在靠近结膜面的睑板里，开口于睑缘。麦粒肿就是这两种腺体产生急性化脓性炎症的表现，引起该种病症的细菌多为金黄色葡萄球菌。

症状表现

麦粒肿的症状表现为眼睑皮肤局部红、肿、热、痛，严重者伴有耳前、颌下淋巴结肿大及压痛、发热、全身畏寒等。麦粒肿分为外麦粒肿和内麦粒肿两种类型，外麦粒肿发生在睫毛根部的皮脂腺，表现在皮肤面；内麦粒肿发生在睑板腺，表现在结膜面，其破溃排脓后症状减轻。

预防护理

（1）注意眼部卫生，勤用肥皂洗手，避免用手揉眼睛。

（2）加强身体锻炼，增强自身抵抗力。

（3）劳逸结合，保证充足的休息时间。

（4）当反复发生或出现多发性麦粒肿时，要及时做全面体检，查明病因，正确对待。

清脾散 《中医眼科学》

方剂组成 薄荷叶、升麻、山栀子、赤芍、枳壳、黄芩、广陈皮、藿香叶、防风、石膏各30克，甘草15克。

制法用法 将上述中药材研为细末，每次服用7.5克，加水煎服。

适用病症 脾胃热毒壅盛所致眼睑红赤肿痛。

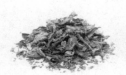

薄荷叶

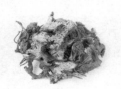

升麻

退赤散 《古今名方》

方剂组成 黄芩、白芷、当归、赤芍、栀子、桑白皮、连翘各10克，黄连、木通、桔梗各6克。

制法用法 将上述中药材加水煎服，每日1剂。

适用病症 眼睑红肿疼痛。

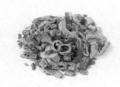

桑白皮

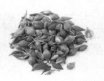

连翘

加味葛根汤 《新中医》

方剂组成 菊花、黄芩、桂枝、红花、白芍各10克，葛根、川芎各12克，麻黄、大黄各5克，甘草6克，生姜3片，大枣3枚。

制法用法 将上述中药材加水煎2次，滤液混合均匀，分2次服用，每日1剂。

适用病症 眼睑肿痛，甚则化脓。

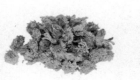

菊花

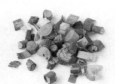

桂枝

托里消毒饮 《中医诊疗常规》

方剂组成 黄芪、皂角刺、金银花、桔梗、白芷、川芎、当归、白术、白芍、茯苓、人参、炙甘草各10克。

制法用法 将上述中药材加水煎服，每日1剂，饭后服。

适用病症 反复发作、多年难愈的老年麦粒肿。

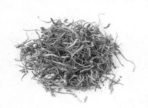

金银花

菊花饮 《家用良方》

方剂组成 菊花、川芎、青皮各6克。

制法用法 将上述中药材加水煎服，每日2剂。

适用病症 眼睑红肿疼痛。

青皮

双天膏《新中医》

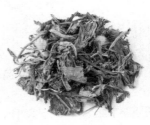

蒲公英

方剂组成 天花粉、天南星、生地黄、蒲公英各适量。

制法用法 将上述中药材焙干后研成细末，用食醋或液体石膏调成膏状，经高温消毒后备用。根据麦粒肿的大小而定膏药的用量，涂在纱布或胶布上贴敷患处，每日换药1次。

适用病症 眼睑红肿。

二花二黄汤《偏方妙用》

方剂组成 金银花、生地黄各30克；白菊花20克，大黄10克，枯矾2克。

制法用法 取上述中药材的一半水煎，早饭前顿服，剩下一半研细末，加蛋清调成膏状，敷患处，每日3次。

适用病症 麦粒肿初期。

桑菊败酱汤《全国名老中医验方选集》

方剂组成 荆芥3克，蝉蜕6克，桑叶、菊花、忍冬藤、败酱草、蒲公英、赤芍、决明子、刺蒺藜、女贞子各9克。

制法用法 将上述中药材加水煎服，每日1剂。

适用病症 反复发作、红肿疼痛的双眼睑疖肿。

枯巩散《醋蛋治百病》

方剂组成 枯矾3克，鸡蛋清适量。

制法用法 将枯矾研成细末，用鸡蛋清调匀，涂在患处，每日3次。

适用病症 麦粒肿初发，眼睑痒痛而胀。

生地汁《醋蛋治百病》

方剂组成 鲜生地黄、醋各适量。

制法用法 将鲜生地黄捣烂取汁，加入等量的醋调匀，搽患处，每日3~4次。

适用病症 眼睑红肿，疼痛较甚。

中药档案·菊花

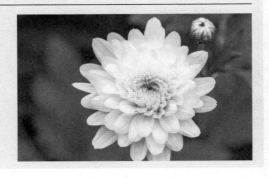

【别名】寿客、金英、黄华、秋菊、隐逸花。

【入药】干燥头状花絮。

【性味】性微寒，味甘、苦。

【归经】归肝、肺经。

【功效】疏风散热、平肝明目、清热解毒。

【主治】风热感冒、头痛眩晕、目赤肿痛、眼目昏花、疮痈肿毒等症。

【禁忌】气虚胃寒、食少泄泻者慎用。

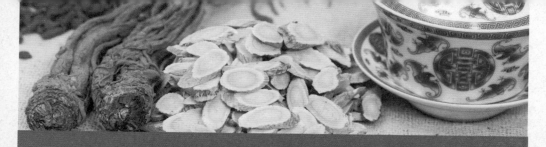

鼻疳

　　鼻疳又名鼻疮，是一种常见的鼻病，表现为鼻前孔附近皮肤红肿、糜烂、结痂、灼痒，具有经久不愈、反复发作的特点。鼻疳是中医名，相当于现代医学中的鼻前庭炎及鼻前庭湿疹。该病症影响人们的身体健康。

推荐药材

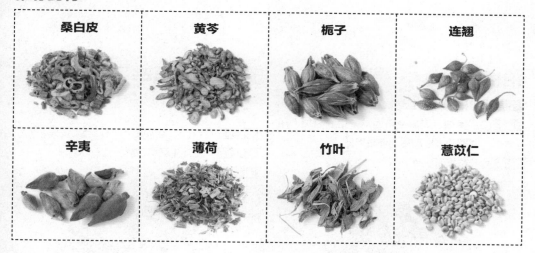

| 桑白皮 | 黄芩 | 栀子 | 连翘 |
| 辛夷 | 薄荷 | 竹叶 | 薏苡仁 |

病因探析

　　中医认为，鼻疳多是由肺经素有蕴热，复受风热邪毒，或因饮食不节，脾胃失调，湿热郁蒸而成。

症状表现

　　鼻疳的主要症状为鼻前孔附近皮肤红肿、糜烂、流水、结痂等，还伴有肌肤灼热疼痛感或瘙痒，反复发作，病症时轻时重；而小儿有腹胀、便溏、啼哭不安等表现。

预防护理

　　（1）保持鼻部的清洁卫生，不要用热水烫洗或肥皂水洗涤鼻子。

　　（2）戒除挖鼻、拔鼻毛等不良习惯。

　　（3）日常忌食辛辣刺激性食物，忌食鱼、虾、蟹等发物，多吃蔬菜、水果。

　　（4）积极治疗鼻腔、鼻窦疾病，避免涕液浸渍鼻窍肌肤。

　　（5）婴幼儿患者要注意饮食调养，预防各种寄生虫疾病，以防疳热上攻。

加减黄芩汤《中医诊疗常规》

方剂组成 黄芩、栀子、连翘各 12 克,赤芍 10 克,桑白皮、金银花各 15 克。

制法用法 将上述中药材加水煎煮 2 次,取汁混合均匀,分 2 次服用,每日 1 剂。

适用病症 肺热毒所致的鼻前孔皮肤红肿、糜烂。

栀泽导赤汤《经验方》

方剂组成 生地黄 20 克,木通、泽泻各 12 克,竹叶、栀子各 10 克,甘草 6 克。

制法用法 将上述中药材加水煎服,每日 1 剂。

适用病症 鼻下皮肤生疮,有脓汁、发痒。

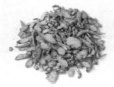
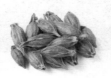

黄芩　　　　　　　栀子

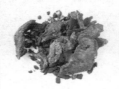
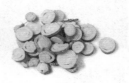

生地黄　　　　　　甘草

柏榔膏《常见病验方研究参考资料》

方剂组成 黄柏、槟榔各 6 克,猪油适量。

制法用法 将黄柏、槟榔共研为末,猪油熬热,用时取药末以热猪油调敷患处。

适用病症 鼻前皮肤生疮。

薏苡仁冬瓜辛夷汤

《400 种病症民间验方》

方剂组成 薏苡仁、冬瓜各 15 克,辛夷 3 克。

制法用法 将上述中药材煎汤,代茶饮。

适用病症 鼻孔生疮。

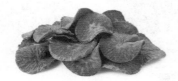

槟榔

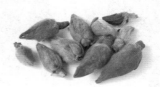

辛夷

椒盐汤《经验方》

方剂组成 花椒 10 克,食盐 5 克。

制法用法 将花椒和食盐用水煎煮,取药汁洗患处。

适用病症 鼻疮痒痛。

冰杏散《400 种病症民间验方》

方剂组成 杏仁(去皮尖)2 克,轻粉、冰片各 1 克。

制法用法 将上述中药材共研为细末,吹入鼻内。

适用病症 鼻部糜烂、灼痒。

五倍子醋液 《祖传秘方大全》

方剂组成 五倍子 15 克，醋 200 毫升。

制法用法 五倍子用醋煲，以热气熏鼻，每日1~4次，连熏 3~4 日。

适用病症 鼻唇发痒、口唇生疮。

清疮散 《百病良方》

方剂组成 青黛、硼砂、黄连、人中白各10克，薄荷 15 克，黄柏 12 克，冰片 3 克。

制法用法 将上述中药材分别研末，混匀，用植物油调成糊状，先将患处以 75% 酒精消毒，再敷上药膏，以消毒纱布包扎，每日换药 1 次。

适用病症 鼻前孔周围皮肤红肿、糜烂。

蒲公英解毒汤 《简明中医辞典》

方剂组成 黄连、黄芩、栀子各 10 克，黄柏 6 克，蒲公英、紫花地丁各 20 克。

制法用法 将上述中药材加水煎服，每日 1 剂，另可用药渣煎水熏洗患部。

适用病症 鼻腔糜烂、痒痛。

百柏散 《百病良方》

方剂组成 百草霜、黄柏、枯矾各等份，麻油适量。

制法用法 将前 3 味中药材分别研末，混匀，用时先将患处用淡盐水洗净，再用麻油将药末调成糊状，涂于患处，每日 3~4 次。

适用病症 鼻疮、鼻糜烂等。

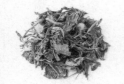
蒲公英

紫花地丁

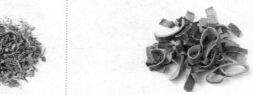
黄柏

中药档案 · 薏苡仁

【别名】薏米。

【入药】干燥成熟种仁。

【性味】性凉，味甘、淡。

【归经】归脾、胃、肺经。

【功效】利水渗湿、健脾止泻、除痹、排脓、解毒散结。

【主治】水肿、脚气、小便不利、脾虚泄泻、湿痹拘挛、肺痈、肠痈、赘疣、癌肿等症。

【禁忌】孕妇慎用。

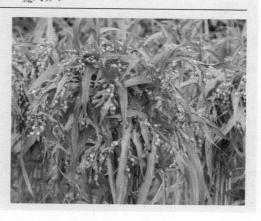

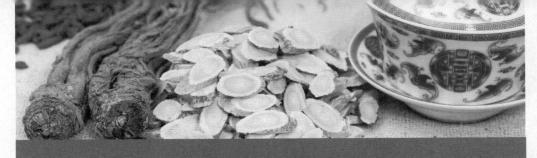

沙眼

　　沙眼是一种慢性传染性结膜角膜炎，主要是由沙眼衣原体引起的，因在睑结膜表面形成了形似沙粒般粗糙不平的外观，故得名沙眼。沙眼表现为双眼患病，潜伏期5~14日，多发生在儿童或少年期。

推荐药材

夏枯草	生地黄	红花	荆芥
防风	白鲜皮	决明子	柴胡

病因探析

　　沙眼主要是由沙眼衣原体感染引起的一种传染性眼部炎症。

症状表现

　　沙眼分为急性沙眼和慢性沙眼。急性沙眼主要症状表现为眼睑红肿，结膜高度充血，睑结膜粗糙不平，上下穹隆部结膜充满滤泡，合并有弥漫性角膜上皮炎及耳前淋巴结肿大。慢性沙眼病症较为反复，可迁延数年，充血程度有所减轻，有乳头增生及大小不等的滤泡。

预防护理

　　沙眼衣原体常依附在患者眼的分泌物中，只要与分泌物接触均有可能为沙眼传播感染提供机会。因此，在日常生活中对沙眼的预防护理要做到：养成良好的卫生习惯，勤洗手，不要用手揉眼；毛巾、手帕要与其他人分开，并勤洗、消毒；注意水源清洁，提倡用流水洗脸；沙眼患者要积极治疗。

消沙汤 《常见病验方选编》

方剂组成 荆芥、防风、厚朴、蝉蜕各6克，赤芍、苍术、丹参各9克，玄参、连翘各12克，陈皮3克。

制法用法 将上述中药材加水煎服，每日1剂。

适用病症 沙眼，症见眼痒、眼干燥、视力模糊等。

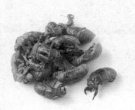

蝉蜕

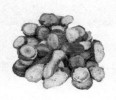

赤芍

桑明煎 《常见病验方选编》

方剂组成 桑叶15克，玄明粉9克。

制法用法 将上述中药材加水煎煮，取汁倒入干净脸盆内用热气熏眼，水温后再洗眼，每日2次。眼痒严重者用玄明粉15克。

适用病症 沙眼，症见眼痒、有摩擦感等。

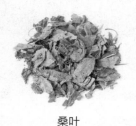

桑叶

泻肝饮 《中医眼科历代方剂汇编》

方剂组成 柴胡、决明子、升麻、苦竹叶、芒硝各60克，泽泻30克，芍药、大黄、栀子仁、黄芩各90克。

制法用法 将上述中药材共研为细末，每服10克，水煎温服。

适用病症 眼睛红肿疼痛。

三鲜汤 《广西中医验方选集》

方剂组成 鲜石榴汁90毫升，鲜竹叶、鲜木贼草各60克。

制法用法 将上述中药材浓煎，用热气熏蒸患眼，每天熏蒸2~3次，也可用药汤熏洗患眼。

适用病症 沙眼，或眼赤痛、红肿，眼睑赤烂。

中药档案·白鲜皮

【别名】八股牛、山牡丹、羊鲜草。

【入药】干燥根皮。

【性味】性寒，味苦。

【归经】归脾、胃、膀胱经。

【功效】清热燥湿，祛风解毒。

【主治】湿热疮毒、黄水淋漓、湿疹、风疹、疥癣疮癞、风湿热痹等症。

【禁忌】脾胃虚寒者慎用。

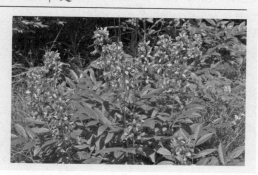

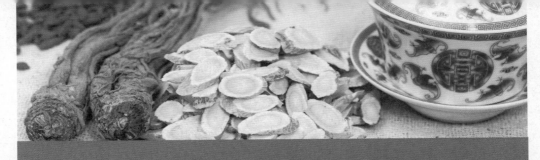

旋耳疮

　　旋耳疮是指旋绕耳周而发的疮疡，是由风热湿邪犯耳或血虚生风化燥所致的外耳道或旋绕耳周而发的湿疮，相当于现代医学中的外耳湿疹。因其黄水淋漓，浸淫成疮，故又名黄水疮、月蚀疮。

推荐药材

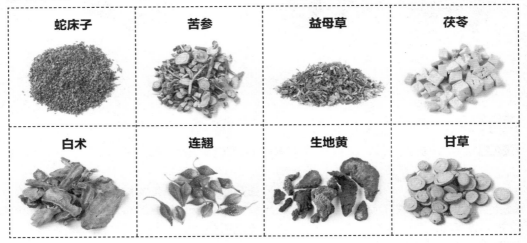

| 蛇床子 | 苦参 | 益母草 | 茯苓 |
| 白术 | 连翘 | 生地黄 | 甘草 |

病因探析

　　旋耳疮是由多种原因引起的，接触某些刺激物，或邻近部位的湿疮蔓延至耳部，或脓耳之脓液浸渍均可诱发；胎毒未尽，上熏于耳，也会发为本病；血虚生风，化燥伤阴，会导致耳朵皮肤粗糙、脱屑、皲裂，较难治愈。

症状表现

　　旋耳疮患者的外耳道、耳郭及周围皮肤会出现潮红、水疱，有灼热感、微痛、瘙痒，抓破后流黄色脂水、结痂，耳外皮肤会增厚、粗糙、脱屑，呈皲裂状。

预防护理

　　（1）注意耳部卫生，戒掉挖耳的习惯。

　　（2）日常饮食要营养均衡，忌食辛辣等刺激性食物。

　　（3）患病期间避免任何局部的刺激，忌用肥皂水洗涤患处。

　　（4）积极治疗能引发本病的原发病，如脓耳、面部黄水疮等。

蛇床子散 《偏方妙用》

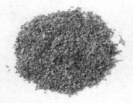

蛇床子

方剂组成 轻粉6克，蛇床子30克，苦参、黄柏各15克，乌贼骨12克。

制法用法 将上述中药材研成细末，敷擦患处；也可用香油调敷患处，每日2次。

适用病症 外耳湿疹，有流水、流脓症状。

赤芍茯苓汤 《民间方》

方剂组成 茯苓4.5克，赤芍、生姜、白术、甘草各3克，附子1克。

制法用法 将上述中药材煎成汤剂，每剂煎3次，将3次药汁混合均匀后分2~3次服用，每日1剂。

适用病症 外耳湿疹。

苦参汤 《山东中医杂志》

方剂组成 苦参60克，蛇床子、百部、益母草各30克。

制法用法 将上述中药材水煎后，过滤药汁，外洗患处，每日2次。

适用病症 外耳湿疹。

黄连蛇皮散 《祖传秘方大全》

方剂组成 黄连、蛇皮、枯矾各6克，鸡内金3克。

制法用法 将上述中药材研成细末，用香油调制，敷在患处。

适用病症 耳周围皮肤糜烂。

清热燥湿汤 《常见病验方选编》

方剂组成 苍术、黄柏各60克，金银花、连翘、天花粉各9克，苦参、生地黄各15克，甘草6克。

制法用法 将上述中药材加水煎服，每日1次。

适用病症 耳周围黄水疮，伴心烦尿赤。

中药档案·益母草

【别名】益母蒿、益母艾、红花艾、茺蔚、坤草、月母草、野天麻、地母草。

【入药】干燥地上部分。

【性味】性微寒，味辛、苦。

【归经】归心、肝、膀胱经。

【功效】清热解毒、活血化瘀、调经、止痛、利尿消肿。

【主治】水肿尿少、急性肾炎水肿、痈肿疮疡、月经不调、痛经、经闭、恶露不尽等症。

【禁忌】月经过多、阴虚血少、瞳仁散大者禁服；孕妇慎用。

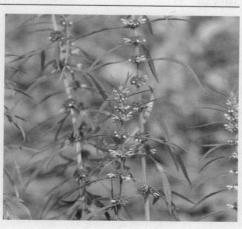

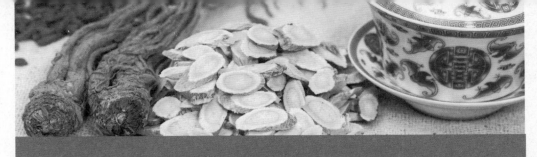

角膜炎

角膜炎是一种严重的眼部疾病，是导致失明的主要原因之一。角膜炎分为溃疡性和非溃疡性两类，由内因、外因等不同因素造成。引起角膜感染的病原体多为细菌、霉菌或病毒，还有个别病例是由过敏反应引起的，所以在治疗过程中一定要区分病因，针对病因进行治疗。

推荐药材

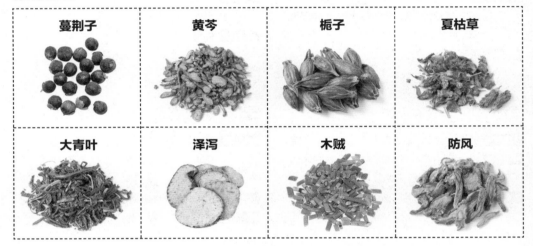

| 蔓荆子 | 黄芩 | 栀子 | 夏枯草 |
| 大青叶 | 泽泻 | 木贼 | 防风 |

病因探析

角膜炎的病因有多种，细菌、真菌、病毒、衣原体、棘阿米巴等病原体会引起感染性角膜炎；自身免疫因素导致的边缘性角膜溃疡、泡性角膜炎、蚕食性角膜溃疡等会引起免疫性角膜炎；严重的眼球钝挫伤、内眼手术等导致的角膜内皮细胞功能丧失会引起外伤性角膜炎；某些全身性疾病，如维生素 A 缺乏、糖尿病等，可能会累及角膜，造成全身病性角膜炎。

症状表现

角膜炎分为溃疡性角膜炎和非溃疡性角膜炎，主要表现为患眼有异物感、刺痛甚至灼热、畏光、流泪、眼睑痉挛等刺激症状及睫状充血、角膜混沌浸润或溃疡等。

预防护理

（1）养成良好的卫生习惯，勤用肥皂洗手，保持手部干净整洁。

（2）避免用手揉眼睛，以防把病菌带进眼球。

（3）避免与患者握手及接触患者使用过的毛巾、肥皂、寝具等。

（4）保持身心健康，不熬夜、不喝酒、不吸烟等，增强自身免疫力。

（5）注意饮食健康，保证营养均衡。

蝉花散 《灵验良方汇编》

方剂组成 蝉蜕、甘菊、谷精草、羌活、防风、刺蒺藜、决明子、密蒙花、川芎、蔓荆子、荆芥穗、木贼、炙甘草、黄芩、栀子各等份。

制法用法 将上述中药材共研成细末，每服9克，开水服下，每日2次。

适用病症 眼目赤痛及一切内外翳障。

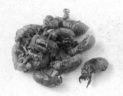

蝉蜕

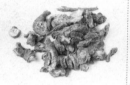

羌活

龙胆泻肝汤 《中医诊疗常规》

方剂组成 龙胆草、黄芩、栀子、泽泻、木通、柴胡、生地黄各6克，车前子、当归、甘草各3克。

制法用法 将上述中药材加水煎服，每日1剂。

适用病症 肝经火热所致眼睑红肿、眼痛头痛、畏光流泪、白睛混赤、黑睛翳障。

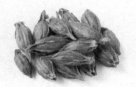

栀子

泽泻

清肝汤 《新中医》

方剂组成 夏枯草、大青叶各15克，黄芩、连翘、防风、蔓荆子、柴胡、茺蔚子各10克，车前子、赤芍各12克。

制法用法 将上述中药材加水煎服，每日1剂。

适用病症 眼睛红痛、流泪、畏光。

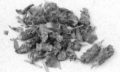

夏枯草

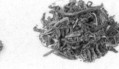

大青叶

消翳汤 《全国名老中医验方选集》

方剂组成 羌活、防风、荆芥、薄荷、蝉蜕、赤芍、黄芩各10克。

制法用法 将上述中药材加水煎服，每日1剂。

适用病症 角膜炎、黑睛生翳。

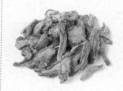

防风

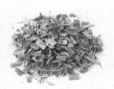

薄荷

三黄四地汤 《安徽单验方选集》

方剂组成 紫花地丁、地肤子、熟地黄、决明子、女贞子各9克，连翘、黄芩、地骨皮、菊花各6克，黄连2克，黄柏、甘草各3克。

制法用法 将上述中药材加水煎服，每日1剂。

适用病症 白睛红赤、黑睛生翳。

退翳眼药水 《河南省秘验单方集锦》

方剂组成 杏仁、甘草、花椒各10克。

制法用法 将上述中药材用水煎煮，取药汁滴眼。

适用病症 眼内外所生遮蔽视线之目障。

滋阴清热汤 《安徽单验方选集》

方剂组成 银柴胡、秦艽、青蒿、甘草、黄柏各3克，黄连2克，炙鳖甲、熟地黄、制首乌、桑葚子、刺蒺藜、女贞子、枸杞子各9克，地骨皮7克，知母、白芍各6克。

制法用法 将上述中药材加水煎服，每日1剂。

适用病症 角膜炎、黑睛生翳。

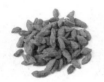
枸杞子

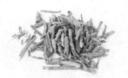
地骨皮

菊花茶调散 《陕西中医》

方剂组成 菊花12克，羌活、防风、白芷、甘草、蝉蜕、薄荷各6克，川芎、茶叶、荆芥各10克，细辛5克。

制法用法 将上述中药材加水煎服，每日1剂。

适用病症 白睛红赤、黑睛生翳。

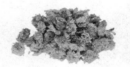
菊花

清毒明目饮 《辽宁中医杂志》

方剂组成 紫花地丁、蒲公英、金银花各20克，菊花、赤芍、决明子、车前子各12克，柴胡、薄荷、木通、蝉蜕各6克，黄精15克。

制法用法 将上述中药材加水煎服，并复煎药渣，用药液熏洗眼部15~20分钟，每日2~3次。

适用病症 目生星翳、视物不清。

白丁乳 《民间方》

方剂组成 白丁香、人乳汁各适量。

制法用法 将白丁香研成细末，用乳汁调制，用调成的药点眼。

适用病症 角膜炎、角膜生翳。

中药档案·木贼

【别名】千峰草、锉草、笔头草、笔简草、节骨草。

【入药】干燥全草。

【性味】性平，味甘、苦。

【归经】归肺、肝经。

【功效】疏风散热、明目、退翳。

【主治】目生云翳、迎风流泪、肠风下血、血痢、疟疾、喉痛、痈肿等症。

【禁忌】气血虚者慎服。

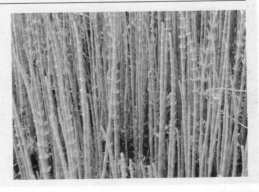

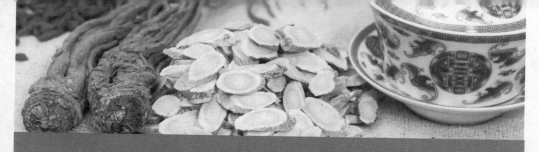

耳疖

耳疖是指发生于外耳道的疖肿，常见于外耳道软骨部，多发于春秋季。耳疖是由外耳道皮肤毛囊或皮脂腺细菌感染引起的，以局部红肿、突起为特征。

推荐药材

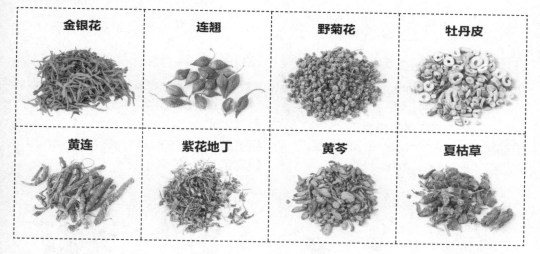

金银花	连翘	野菊花	牡丹皮
黄连	紫花地丁	黄芩	夏枯草

病因探析

耳疖是由多种原因引起的，最主要的致病菌为金黄色葡萄球菌。挖耳、游泳和洗澡进水是最常见的耳疖诱因，慢性化脓性中耳炎、外耳道湿疹也会引发耳疖，糖尿病、贫血、尿毒症、内分泌紊乱等全身性疾病患者也易患此病。

症状表现

耳疖的症状主要表现为耳痛剧烈，咀嚼或张口时疼痛加剧；疖肿破溃时有脓性分泌物流出，会混有血液；疖肿堵塞外耳道，导致听力下降；疖肿在外耳道后壁可导致耳后红肿，耳后沟变浅，耳郭耸立；婴幼儿表现为不明原因的哭闹，还伴有发热、不愿侧卧等现象。

预防护理

（1）平常要多喝水，多吃蔬菜、水果，保持大便通畅。

（2）注意耳部卫生，戒除挖耳习惯，避免污水入耳。

（3）保持外耳道清洁，如果疖肿溃烂，要及时清除脓液。

蟾酥粉 《河南省秘验单方集锦》

方剂组成 蟾酥1.5克，明雄黄6克，冰片3克，生姜9克。

制法用法 将生姜烧干和蟾酥、明雄黄、冰片共研成细末，装瓶备用；用时用油调和涂局部。

适用病症 耳内疔肿、耳道红肿疼痛。

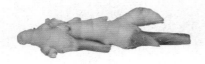

生姜

金连汤 《偏方妙用》

方剂组成 黄连6克，龙胆草15克，金银花30克。

制法用法 将上述中药材加水煎服，每日1剂，分2次服用，连服3剂。

适用病症 外耳道红肿疼痛初期。

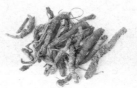 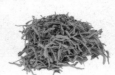

黄连　　　　　　　　　金银花

银翘消毒饮 《中医诊疗常规》

方剂组成 金银花、野菊花各15克，连翘、牡丹皮各12克，蒲公英、紫花地丁各30克，天葵子、荆芥穗各10克。

制法用法 将上述中药材加水煎服，每日1剂。

适用病症 热毒所致的耳道红肿疼痛。

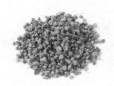 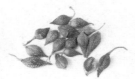

野菊花　　　　　　　　连翘

消疮汤 《百病良方》

方剂组成 野菊花、紫花地丁、蒲公英、银花藤、夏枯草各20克，赤芍、黄芩、牡丹皮各10克。

制法用法 将上述中药材加水煎服，每日1剂。

适用病症 耳疖、耳疮。

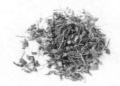 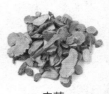

紫花地丁　　　　　　　赤芍

青黄散 《百病良方》

方剂组成 青黛、生大黄各15克，枯矾12克，冰片2克。

制法用法 将上述中药材分别研成细末，混合均匀，加麻油调成糊状，外敷患处，每日3次。

适用病症 耳部脓疱疮。

二连汤 《400种病症民间验方》

方剂组成 黄连、连翘、紫花地丁各15克。

制法用法 将上述中药材加水煎服，每日1剂。

适用病症 耳内生疔。

三黄汤 《常见病验方选编》

方剂组成 黄连、黄芩、黄柏、山栀子各9克。

制法用法 将上述中药材加水煎3次，取3次药液混合，分3次服用，每日1剂。

适用病症 耳内生疮、耳痛。

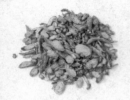

黄芩

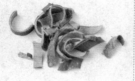

黄柏

苦蛇汤 《百病良方》

方剂组成 苦参、蛇床子各30克，苍术、黄柏、花椒各15克，轻粉0.5克。

制法用法 将上述中药材加水煎3次，趁热熏洗患处，每次10分钟，每日3次。

适用病症 耳疮。

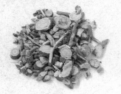

苦参

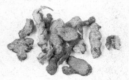

苍术

银花汤 《中医耳鼻喉科学》

方剂组成 金银花、夏枯草、茯苓各15克，紫花地丁、连翘、牡丹皮各12克，黄连9克。

制法用法 将上述中药材加水煎服，并将药渣煎水熏洗患处。

适用病症 耳疔、耳疮。

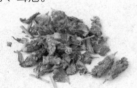

夏枯草

银翘竹玄饮 《常见病验方选编》

方剂组成 金银花30克，连翘15克，淡竹叶、玄参各12克。

制法用法 将上述中药材加水煎3次，取3次药液混合，分3~6次服用。

适用病症 耳内生疖肿，红肿、疼痛。

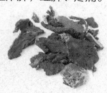

玄参

中药档案·苍术

【别名】华苍术、赤术、仙术、茅术、茅苍术、南苍术、青术。

【入药】根茎。

【性味】性温，味辛、苦。

【归经】归脾、胃、肝经。

【功效】祛风、散寒、解郁、辟秽、明目、健脾燥湿。

【主治】湿阻脾胃引起的脘腹胀满、食欲不振、夜盲、眼目昏涩、痢疾、倦怠乏力、舌苔白腻、风湿痹痛等症。

【禁忌】阴虚内热、气虚多汗者忌服。

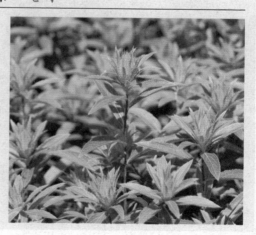

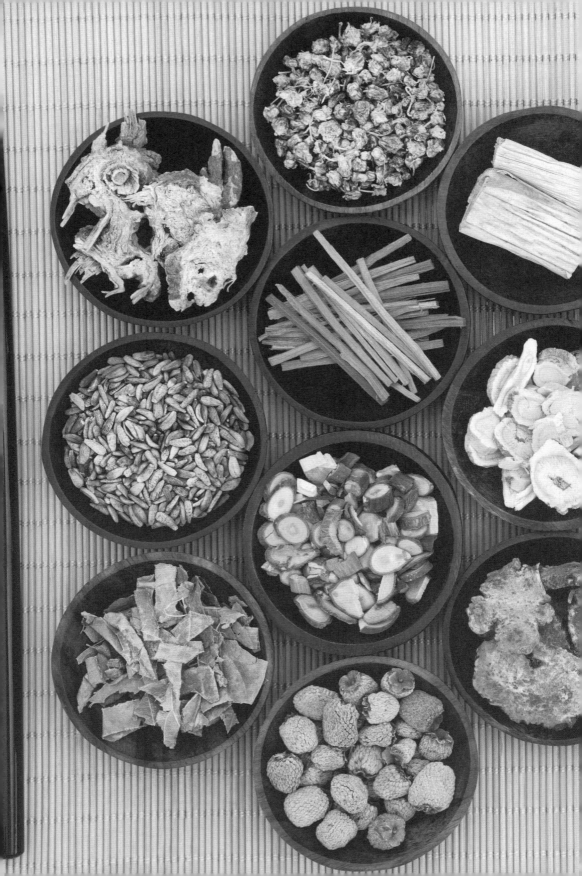

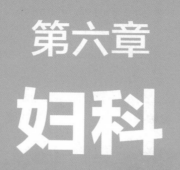

第六章

妇科

在中医中，妇科是专门研究女性的生理、病理特点和防治女性特有疾病的一门学科。妇科发展历史悠久，为中医学的重要组成部分之一，古代医学家也留下了无数与之相关的医学著作和针对该科疾病的治疗方法。

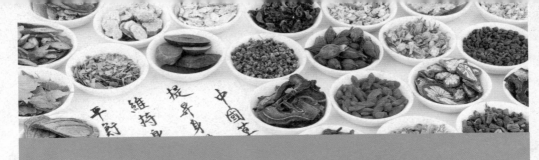

乳腺炎

　　乳腺炎包含急性化脓性乳腺炎、乳晕旁瘘管、浆细胞性乳腺炎等病症，其中最常见的是急性乳腺炎。急性乳腺炎多发于哺乳期，尤其是初产妇产后1~2个月内，中医称其为"乳痈"，该病症不仅使产妇痛苦，而且会影响婴儿的健康，所以要做好预防工作。

推荐药材

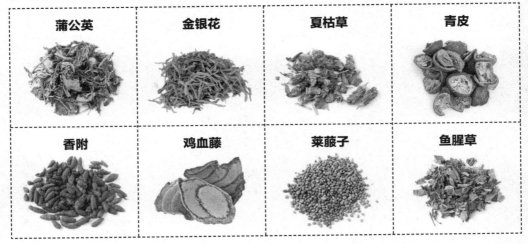

| 蒲公英 | 金银花 | 夏枯草 | 青皮 |
| 香附 | 鸡血藤 | 莱菔子 | 鱼腥草 |

病因探析

　　急性乳腺炎多是由于乳汁过多、排乳不畅，使得乳汁淤积成块，导致细菌繁殖，其致病菌多为金黄色葡萄球菌，少数为溶血性链球菌。产妇产后体质虚弱导致免疫力下降，当产妇出汗较多，清洗不彻底时，乳房局部潮湿易诱发细菌生长。哺乳期乳房受外伤也容易导致乳腺炎。

症状表现

　　急性乳腺炎分为淤奶肿块期或红肿期、脓肿形成期、脓肿溃后期三个阶段。第一阶段主要是乳房外上或内上象限突发肿胀硬痛，内部炎症呈蜂窝织炎阶段，尚未形成脓肿；第二阶段炎症未能及时消散，肿块会增大，疼痛感加重，局部皮肤发红、灼热；第三阶段脓肿成熟后会自行破溃，若引流通畅，症状会减轻，若引流不畅，会转成慢性乳腺炎。

预防护理

　　乳腺炎的预防护理工作要做到：防止乳汁淤积，保持乳房清洁卫生；产妇要保持心情愉悦，身心健康；不要用肥皂类的清洁用品清洗乳房，以防破坏了乳房皮肤润滑的油脂，导致表面皮肤破损，使病菌易侵入；争取产后30分钟内开始喂奶，以促进排乳通畅。

实用名方验方偏方推荐

蒲金酒 《验方新编》

方剂组成 蒲公英、金银花各 15 克，黄酒 100 毫升。

制法用法 用黄酒煎中药材，煎至剩下 50 毫升酒时，滤渣，待温服用，每日 1 剂，分早、晚 2 次服用，连服 15 日。

适用病症 乳腺炎。

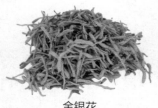
金银花

解郁散痈饮 《中国民间草药方》

方剂组成 牛蒡子根、金银花、夏枯草、蒲公英各 20 克。

制法用法 将上述中药材加水煎服，每日 3 次。

适用病症 肝气郁结型乳痈。

消痈饮 《中国民间草药方》

方剂组成 栝楼、丝瓜络、橘络、青皮、香附、通草各 9 克，甘草 3 克。

制法用法 将上述中药材加水煎服，每日 2 剂。

适用病症 乳腺炎未成脓。

仙人消痈泥 《家用便方》

方剂组成 仙人掌 1 块，冰片 1 克。

制法用法 将仙人掌去刺，加冰片共捣烂，外敷患处。

适用病症 乳腺炎未成脓。

鱼腥草消痈饮 《中国民间草药方》

方剂组成 鸡血藤、鱼腥草各 60 克，山楂、莱菔子各 12 克。

制法用法 将上述中药材共研为细末，用蜂蜜调拌冲服，每日 3 次。

适用病症 气血凝滞型乳痈。

中药档案·青皮

【别名】青橘皮、青柑皮、四花青皮、个青皮、青皮子。

【入药】干燥幼果或未成熟果实的果皮。

【性味】性温，味苦、辛。

【归经】归肝、胆、胃经。

【功效】疏肝理气、散结消痰、消积化滞。

【主治】胃脘疼痛、疝气、食积、乳肿、乳核、胸胁胀痛等症。

【禁忌】气虚者、有汗者慎服。

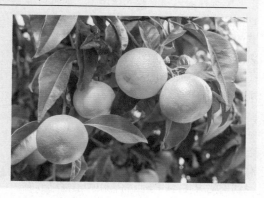

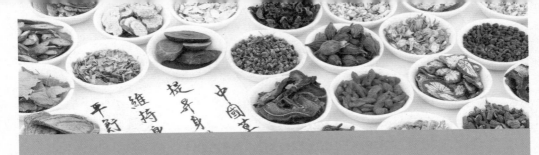

乳腺增生症

乳腺增生症主要是指乳腺上皮和纤维组织增生，是由内分泌失调导致的。乳腺增生症作为女性最常见的疾病，近年来呈逐年上升的趋势，其本身危害不大，但会给患者带来较大的心理压力。

推荐药材

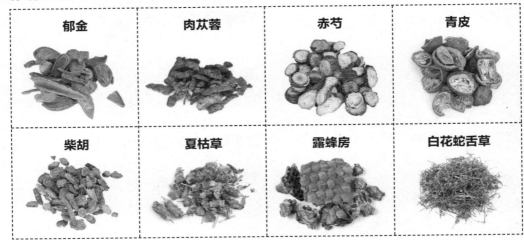

郁金　　肉苁蓉　　赤芍　　青皮

柴胡　　夏枯草　　露蜂房　　白花蛇舌草

病因探析

乳腺在内分泌激素的作用下，随着月经周期的变化，会有增生和复旧的改变。在一些因素的影响下会出现内分泌激素代谢失衡，雌性激素水平增高，导致乳腺组织增生过度和复旧不全，经过一段时间之后，增生的乳腺组织不能完全消退，就会形成乳腺增生症。

症状表现

乳腺增生症在不同的年龄阶段有着不同的症状表现，未婚女性、已婚未育和尚未哺乳的女性表现为乳腺胀痛，多偏重于一侧，随着月经到来乳房会有明显胀痛感和弥漫性结节感；

35岁以后的女性症状表现为乳腺肿块，伴有疼痛感，但与月经无关，乳房内结节边界不明显，可被推动；45岁以后多表现为单个或多个散在的囊性肿物，伴有痛感和灼烧感；绝经后女性乳房腺体萎缩，囊性病变突出。

预防护理

乳腺增生症的预防护理工作要做到：积极锻炼身体，增强自身抵抗力；养成良好的生活习惯，调整好生活节奏，保持愉悦的心情；积极参加社交活动，减轻精神和心理压力；学习和掌握乳房自我检查方法，养成每个月给乳房自检的习惯，如有问题及时去医院就诊。

乳核饮《云南中医杂志》

方剂组成 柴胡、白芍、香附、郁金各12克，青皮、丹参、三棱各9克，
夏枯草、生牡蛎各30克，白花蛇舌草、黄芪各15克。

制法用法 将上述中药材加水煎服，每日1剂，分2次服用。

适用病症 气滞血瘀、气阻痰凝型乳腺增生症。

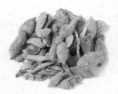

郁金

肉苁蓉归芍蜜饮《特别健康》

方剂组成 肉苁蓉15克，柴胡5克，当归、赤芍、
金橘叶、半夏各10克，蜂蜜30毫升。

制法用法 将上述中药材洗净，晾干后切碎，一同
放入砂锅中，加适量水，浸泡片刻，煎
煮30分钟，用干净纱布过滤，取汁放入
容器，待其温热时加入蜂蜜，搅匀服用，
每日1剂，分上午、下午2次服用。

适用病症 乳腺增生症。

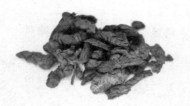

肉苁蓉

蜂房汤《郭子光方》

方剂组成 露蜂房、山慈菇、郁金、青皮、柴胡、
橘叶各10克，贝母、香附各12克，夏
枯草25克。

制法用法 将上述中药材加水煎服，每日1剂，分2
次服用。

适用病症 本药方具有疏肝化痰、软坚散结的功效，
适用于乳腺增生症。

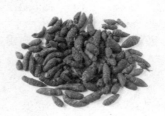

香附

中药档案·金橘

【别名】金桔。

【入药】果皮和果肉。

【性味】性温，味酸、甘、辛。

【归经】归肝、胃经。

【功效】理气健脾、止咳化痰、消食、醒酒。

【主治】血管硬化、高血压、食欲不振、小儿
百日咳、胃病、支气管炎、口臭等症。

【禁忌】糖尿病患者忌用。

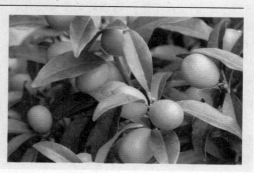

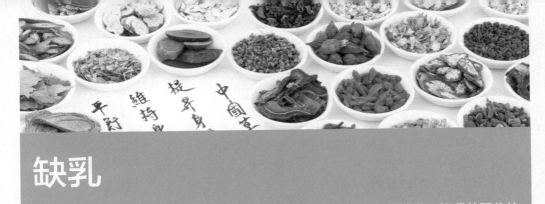

缺乳

缺乳主要是指产妇在哺乳期没有乳汁或者量很少，不足以甚至不能喂养婴儿的现象。每位产妇缺乳的程度与症状都不一样，乳汁的分泌与乳母的营养状况、精神状态、休息、情绪和劳动都有关系，所以要有针对性地进行预防和治疗。

推荐药材

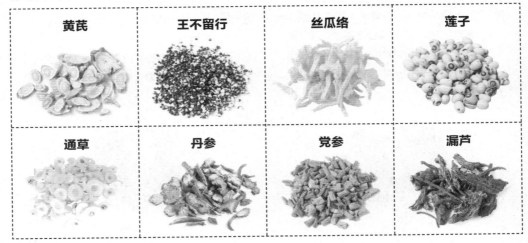

| 黄芪 | 王不留行 | 丝瓜络 | 莲子 |
| 通草 | 丹参 | 党参 | 漏芦 |

病因探析

造成产妇缺乳的病因较为复杂多样，过早添加配方奶或其他食品、喂食时间过短、婴儿快速生长期、人工挤乳器损坏或不会使用、压力大及睡眠不足等都会导致产妇出现缺乳症状。中医认为，该病症有虚实之分，虚者多由气血不足，乳汁化源不足所致；实者由肝气郁结，或气滞血凝，乳汁不行所致。

症状表现

产妇缺乳现象多发生在产后 2~3 日至半个月内，主要包括痰湿壅阻型、气血虚弱型、肝郁气滞型。痰湿壅阻型缺乳主要表现为形体肥胖，产后乳汁不行，乳房胀痛，胸闷难受；气血虚弱型则表现为乳汁量很少或全无，乳汁清稀，头晕目眩，精神不佳，脉虚细；肝郁气滞型缺乳表现为乳汁少或无，胸胁胀闷，食欲不振，苔薄黄，脉弦细。

预防护理

针对缺乳病症，可从日常生活、饮食、精神等方面进行预防护理。首先，产妇和婴儿要同室，及早开乳，这样有利于产妇泌乳量增多以及哺乳期延长；其次，养成良好的哺乳习惯，勤哺乳，按需哺乳；另外，产妇要保持心情舒畅，避免精神刺激，发现乳汁较少要及时治疗。

通乳灵 《吉林中医药》

方剂组成 黄芪 35 克，当归、木通、竹叶各 25 克，王不留行、丝瓜络、漏芦、通草、丹参、灯芯草各 15 克，海螺 1 个，鸡蛋 7 个。

制法用法 将上述除鸡蛋外的中药材加 6 碗水，煎取 2 碗药汁，7 个鸡蛋去壳后放入药汁中微火煮熟，服药吃蛋，鸡蛋不必吃完，每日服 3 次。

适用病症 缺乳、产后气血不足。

哺泉汤 《当代中国名医高效验方1000首》

方剂组成 黄芪 20 克，当归、漏芦、王不留行各 10 克，熟地黄 15 克，猪蹄 1 只。

制法用法 将上述中药材煎煮 2 次，去掉渣及浮油，再放入猪蹄浓煎，分早、中、晚喝汤、吃猪蹄。

适用病症 产后乳汁分泌不足。

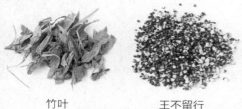

竹叶　　　　　　王不留行

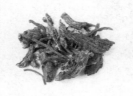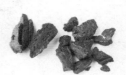

漏芦　　　　　　熟地黄

猪蹄下乳饮 《家用便方》

方剂组成 猪蹄 1 只，通草 9 克。

制法用法 将猪蹄和通草加适量水煎服，每日 1 剂。

适用病症 产后乳汁少。

鲫鱼汤 《中国民间草药方》

方剂组成 豆芽 60 克，生南瓜子 30 克，鲫鱼 100 克，通草 20 克。

制法用法 将上述中药材和鲫鱼加水煎服，每日 1 剂。

适用病症 产后缺乳、乳汁不通。

催乳饮 《祖传秘方大全》

方剂组成 当归、黄芪各 15 克，白芷 9 克，猪蹄 1 只。

制法用法 将上述中药材和猪蹄共煮熟，吃猪蹄并喝汤。

适用病症 气血两虚型缺乳。

增乳饮 《黑龙江中医药》

方剂组成 王不留行 25 克，穿山甲、通草、路路通各 15 克，漏芦 20 克，麦冬、木通各 10 克。

制法用法 将所有中药材加水煎服，每日 1 剂。

适用病症 缺乳。

增乳汤 《安徽单验方选集》

方剂组成 王不留行9克，党参3克，通草6克，老母鸡或猪蹄适量。

制法用法 将上述中药材与老母鸡或猪蹄共炖煮，吃肉喝汤。

适用病症 乳少、乳汁不下。

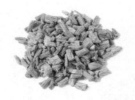

党参

通乳饮 《家用良方》

方剂组成 丝瓜络、莲子各150克。

制法用法 将上述中药材共烧灰存性，研末，用绍酒调服，盖被安睡，让其出汗。

适用病症 乳汁不通。

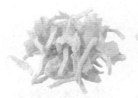 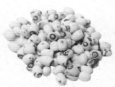

丝瓜络　　　　　莲子

通草鲫鱼饮 《经验方》

方剂组成 通草3克，鲫鱼适量。

制法用法 将通草和鲫鱼放在锅内煮，不放油盐，吃鱼喝汤。

适用病症 体虚、乳汁极少。

豆腐饮 《偏方大全》

方剂组成 豆腐2块，丝瓜150克，香菇20克，猪蹄1只，盐、生姜各适量。

制法用法 先将猪蹄煮烂，再将豆腐切成小块，丝瓜切片与香菇、调料等入锅再煮20分钟左右，可食可饮。

适用病症 乳汁不通。

中药档案·莲子

【别名】莲实、湘莲子、莲肉、藕实、莲米、莲蓬子。

【入药】成熟种子。

【性味】性平，味甘、涩。

【归经】归心、脾、肾经。

【功效】健脾止泻、止带、益肾涩精、养心安神。

【主治】久泻、崩漏、遗精、带下异常、虚烦失眠、心悸等症。

【禁忌】腹部胀满及大便燥结难解者忌服。

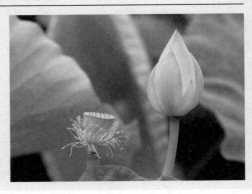

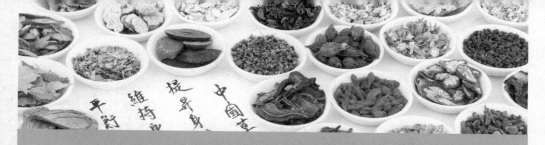

回乳

回乳是产妇结束哺乳时产生的一种乳汁逐渐减少并最终停止分泌的生理现象。有些产妇在哺乳 10 个月至 1 年后结束哺乳时，乳汁会自行停止分泌，称作自然回乳。而那些因疾病或其他原因，哺乳时间不足 10 个月需要结束哺乳的产妇，其乳汁不易自行停止，此时就需要采用药物回乳。

推荐药材

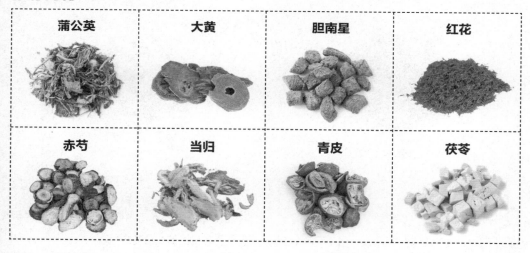

蒲公英　大黄　胆南星　红花

赤芍　当归　青皮　茯苓

病因探析

回乳是婴儿不再食乳或是欲给婴儿断奶时产生的乳汁减少并停止分泌的现象。

症状表现

回乳包括自然回乳和药物回乳两种。哺乳时间在 10 个月以上者，在结束哺乳时乳汁一般会自行停止分泌，这是自然回乳。哺乳时间不够 10 个月但需要停止哺乳时，因乳汁不会自行停止分泌而采用药物使其停止的叫作药物回乳。回乳过程中可能出现乳房胀痛等症状。

预防护理

（1）哺乳过程中，乳汁较少的女性只要逐渐减少哺乳次数，乳汁分泌会自然减少直至停止分泌。

（2）回乳过程中乳房胀痛时，可以用热毛巾外敷，并对乳房从根部到乳头进行推揉。

（3）在饮食方面要进行适当的控制，减少进食荤腥汤水。

（4）回乳过程中，不要让孩子吮吸乳头或挤乳，但也不能立即停止喂奶。

渗湿回乳方 《古今方药集锦》

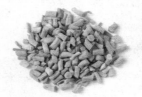

牛膝

方剂组成 牛膝、茯苓各30克，滑石、白术、苍术各20克，瞿麦、泽泻、车前子、萹蓄各15克。

制法用法 将上述中药材加水煎服，每日1剂。

适用病症 回乳，症见乳房胀痛。

回乳饮 《家用良方》

方剂组成 红花、赤芍、牛蒡子各3克，当归尾6克。

制法用法 将上述中药材加水煎服，每日1剂，另用热水冲泡炒麦芽60克，代茶饮。

适用病症 回乳。

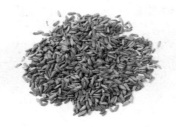

牛蒡子

陈皮回乳饮 《经验方》

方剂组成 陈皮24克，甘草6克。

制法用法 将上述中药材加水煎服，每日1剂。

适用病症 断乳，症见乳房胀痛。

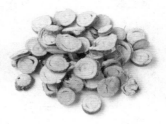

甘草

回乳汤 《证治准绳》

方剂组成 牛膝12克，赤芍、红花、当归尾各9克。

制法用法 将上述中药材加水煎服，每日1剂。

适用病症 回乳。

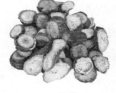

赤芍

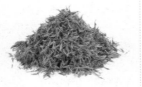

红花

神曲回乳饮 《新中医》

方剂组成 神曲、蒲公英各60克。

制法用法 将上述中药材加水煎服，每日1剂，早、晚各服1次，同时趁热将药渣用干净的纱布包好，放在乳房上熨帖。

适用病症 乳房胀痛、奶水不回。

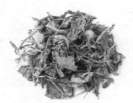

蒲公英

牛膝回乳饮 《河南中医》

方剂组成 生大黄、炙甘草各6克，牛膝15克，炒麦芽60克。

制法用法 将上述中药材加水煎服，每日1剂，分2次服用。

适用病症 断乳，症见乳房胀痛。

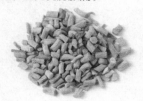

牛膝

回乳消肿汤 《四川中医》

方剂组成 炒麦芽90克，牛膝25克，当归10克，炒桃仁、赤芍、青皮各15克，香附、茯苓、车前子各20克。

制法用法 将上述中药材加水煎服，每日1剂。

适用病症 因断乳导致的乳汁壅聚、胀痛明显。

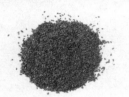

车前子

龙骨回乳饮 《家庭实用百病良方》

方剂组成 龙骨50克，炒麦芽100克，麻黄根、桑螵蛸各15克。

制法用法 将上述中药材加水煎服，每日1剂，分3次服用。

适用病症 断乳、回乳。

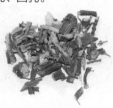

麻黄根

胆南星敷方 《内科疾病外治法》

方剂组成 胆南星10克，米醋适量。

制法用法 将胆南星研成细末，以米醋调后敷在乳房上（勿涂乳头），1日后洗去即可。

适用病症 回乳。

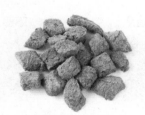

胆南星

中药档案·桃仁

【别名】无。

【入药】种子。

【性味】性平，味苦、甘，有小毒。

【归经】归心、肝、大肠经。

【功效】活血祛瘀、止咳平喘、润肠通便。

【主治】痛经、闭经、腹部肿块、跌打损伤、肺痈、肠燥便秘等症。

【禁忌】血燥虚者慎用；孕妇忌服。

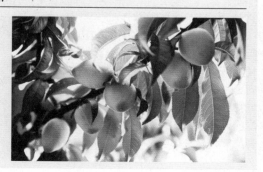

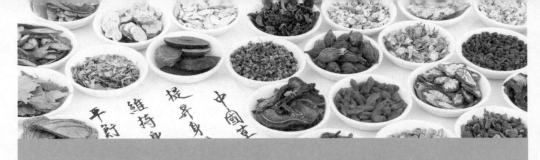

阴道炎

阴道炎即阴道炎症，一般来说，正常健康的女性阴道对病原体的侵入有自然防御功能，如阴道酸碱度保持平衡，使适应碱性的病原体的繁殖受到抑制。当阴道的自然防御功能遭到破坏时，病原体容易侵入，从而导致阴道炎症。

推荐药材

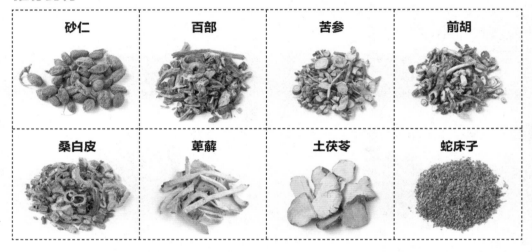

砂仁	百部	苦参	前胡
桑白皮	萆薢	土茯苓	蛇床子

病因探析

阴道炎主要是因为阴道的自然防御功能受到了破坏，使病原体容易侵入，从而发生阴道炎症。

症状表现

阴道炎主要包括细菌性阴道炎、念珠菌性阴道炎、滴虫性阴道炎、老年性阴道炎、幼儿性阴道炎，其症状表现分别为阴道分泌物增多，有鱼腥味，性交后会加重，伴有轻度外阴瘙痒或灼热感；外阴瘙痒、灼痛、性交痛，尿频、尿痛，分泌物白色稠厚呈凝乳状；分泌物增多，有臭味，分泌物呈黄绿色泡沫状、稀薄脓性，

外阴和阴道口瘙痒，尿频、尿急、尿痛，不孕；阴道分泌物增多，伴有性交痛；阴道脓性分泌物及外阴瘙痒。

预防护理

护理阴道炎要注意自我保健，在日常生活中养成良好的个人卫生习惯，保持外阴清洁干燥；不与他人共用浴巾、浴盆，勤换内裤，不穿尼龙或类似织品的内裤；不过度清洗阴道，以免破坏阴道黏膜屏障；不要滥用抗生素，防止阴道感染；要加强身体锻炼，增强自身抵抗力。

实用名方验方偏方推荐

灭滴洗剂《黑龙江中医药》

方剂组成 苦参、生百部、蛇床子、地肤子、白鲜皮各 20 克，石榴皮、黄柏、木槿皮、枯矾各 15 克。

制法用法 将所有中药材加水 2000~2500 毫升，煮沸 10 分钟后熏洗阴道，并坐浴，每次 10~15 分钟，每日 2 次，7 日为 1 个疗程。

适用病症 滴虫性阴道炎。

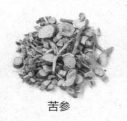

苦参

驱滴煎《祖传秘方大全》

方剂组成 飞燕草、月季花、甘草各 3 克，鸡冠花、刘寄奴、石韦、续断、鸡血藤、白薇、扁豆花各 6 克，茯苓皮 12 克，当归 9 克。

制法用法 将所有中药材加水煎服，每日 1 剂。

适用病症 滴虫性阴道炎。

虎杖根方《四川中医》

方剂组成 虎杖根 100 克。

制法用法 将虎杖根加 1500 毫升水，煎至 1000 毫升，过滤，待稍温后坐浴 10~15 分钟，每日 1 次，7 日为 1 个疗程。

适用病症 霉菌性阴道炎。

灭滴饮《新中医》

方剂组成 昆布 150 克，青萝卜 1000 克，猪肚皮肉 250 克，花椒 20 粒，食盐少量。

制法用法 将所有材料洗净，加水炖汤，吃肉喝汤，每日 1 剂，分早、晚 2 次服用。

适用病症 滴虫性阴道炎。

苦参散《百病奇效良方妙法精选》

方剂组成 苦参、蛇床子、黄柏、百部各 30 克。

制法用法 将上述中药材放入盆中，加凉水 1500 毫升，浸泡 30 分钟，煮沸 15 分钟，过滤后熏洗阴道 30 分钟，必须让药液进入阴道内，每日 1 剂，7 日为 1 个疗程。

适用病症 阴道炎。

中药档案·百部

【别名】嗽药、百条根、野天门冬、九丛根、九虫根、一窝虎、闹虱药、药虱药、九十九条根、山百根、牛虱鬼。

【入药】干燥块根。

【性味】性微温，味甘、苦。

【归经】归肺经。

【功效】润肺下气、止咳、杀虫灭虱。

【主治】风寒咳嗽、百日咳、肺结核、老年咳喘、蛔虫病、蛲虫病、皮肤疥癣、湿疹、阴痒等症。

【禁忌】热嗽患者及水亏火炎者、脾虚食少便溏者禁用。

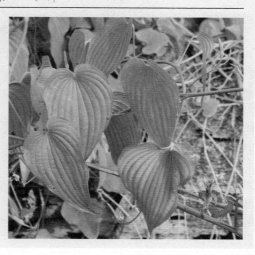

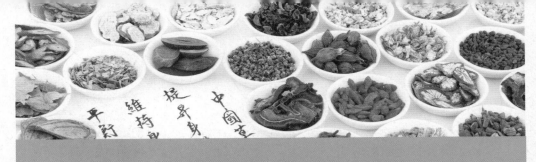

月经不调

　　月经不调也称月经失调，是一种常见的妇科疾病，主要表现为月经周期或出血量的异常，可伴月经前、经期时的腹痛及全身症状，年轻女性或更年期阶段的女性为多发群体。

推荐药材

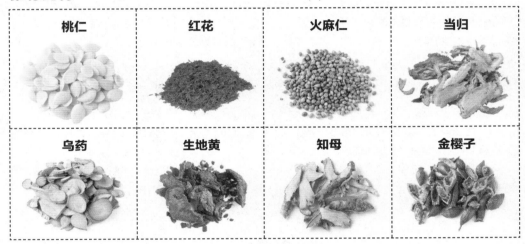

桃仁	红花	火麻仁	当归
乌药	生地黄	知母	金樱子

病因探析

　　月经不调是由多种原因引起的，精神紧张、长期的精神压抑或遭受重大心理创伤和精神刺激等异常情绪易引起月经失调；女性经期遭受寒冷刺激，会导致月经过少甚至闭经；少女盲目节食，体内脂肪较少，不能维持正常的月经周期；经常吸烟、喝酒也会导致月经不调。

症状表现

　　月经不调表现为月经周期和出血量的异常，具体症状有：月经过多或持续时间过长或淋漓出血的不规则子宫出血，内分泌失调引起的子宫异常出血，原发性或继发性闭经，月经停止 12 个月以上的绝经。

预防护理

　　（1）了解一些卫生常识，对月经来潮这一生理现象有一个正常的认识。

　　（2）注意劳逸结合，减少疲劳，加强营养，增强体质。

　　（3）经期注意保暖，避免寒冷刺激。

　　（4）控制好自己的情绪，避免剧烈的情绪波动，保持轻松愉悦的心情。

　　（5）对于月经期间出现的不正常现象，要及时就诊，做好预防和治疗。

实用名方验方偏方推荐

定经汤 《河南省秘验单方集锦》

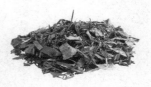

淫羊藿

方剂组成 续断、当归、淫羊藿、牡蛎各 30 克，川芎、白芍、紫石英、补骨脂各 20 克，延胡索、乌药、甘草各 10 克，党参、山楂各 15 克。

制法用法 将所有中药材加水煎服，或制作成丸，行经前 1 周服 3~5 剂，每次服 5~10 克，每日 3 次。

适用病症 月经无定期。

调经煎 《祖传秘方大全》

方剂组成 当归、香附各 6 克，川芎 3 克，乌药末、茺蔚子（布包）各 9 克，生地黄、熟地黄、延胡索各 5 克，赤芍、白芍各 4.5 克。

制法用法 将上述中药材加水煎 2 次，取药汁混合后服用，每日 1 剂，连服 7~10 日。

适用病症 月经后期。

少女调经饮 《中国民间草药方》

方剂组成 鹿衔草、金樱子各 30 克。

制法用法 将上述中药材加水煎 2 次，取药汁混合后服用，每日 1 剂，连服 3~4 日。

适用病症 少女脾肾虚弱型月经先期。

调经散 《中国民间草药方》

方剂组成 紫苏梗、月季花各 12 克，红花、何首乌、大枣各 10 克。

制法用法 将上述中药材研为细末，调拌蜂蜜冲服，每日 3 次，连服 7 日。

适用病症 月经后期。

归身二地汤 《400 种病症民间验方》

方剂组成 当归身、川芎、甘草各 3 克，赤芍、生地黄、知母、麦冬、地骨皮各 5 克。

制法用法 将上述中药材加水煎服，每日 1 剂，连服 5 日。

适用病症 月经提前。

中药档案 · 茺蔚子

【别名】益母子、益明子、小胡麻。

【入药】干燥成熟果实。

【性味】性微寒，味辛、苦。

【归经】归心包、肝经。

【功效】活血、调经、清肝明目。

【主治】月经不调、经闭、痛经、目赤翳障、头晕胀痛等症。

【禁忌】肝血不足、瞳子散大者及孕妇忌用。

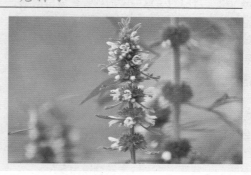

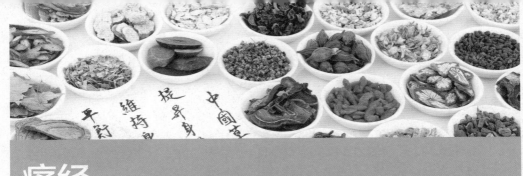

痛经

痛经主要是指在经期前后或月经期间会出现下腹胀痛、坠胀，并伴有腰酸或其他不适的症状，病情严重时会影响患者的生活质量。

推荐药材

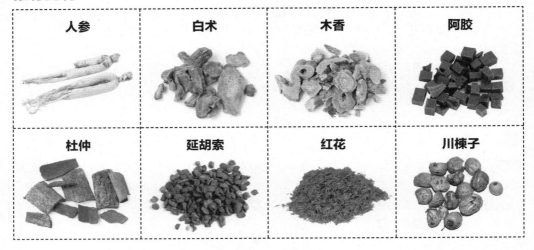

人参	白术	木香	阿胶
杜仲	延胡索	红花	川楝子

病因探析

痛经包括原发性和继发性两类，原发性痛经是因为月经时子宫内膜前列腺素含量增高，导致子宫平滑肌过强收缩，造成子宫缺血、乏氧而出现痛经；继发性痛经是由盆腔器质性疾病引起的；精神和神经因素也会引起痛经。

症状表现

痛经多从月经初潮后开始，行经第1日疼痛感最为剧烈，之后症状会有所缓解，痛经时会伴有恶心、呕吐、头晕、乏力、腹泻等症状，严重者出冷汗、面色发白。原发性痛经常在初潮后1~2年内发病，以青春期较为多见。

预防护理

（1）养成良好的生活习惯，作息规律，保证充足的睡眠。

（2）积极锻炼身体，增强自身的抵抗力。

（3）饮食要营养均衡，忌食辛辣刺激食物，戒掉吸烟、喝酒等不良习惯。

（4）保持精神上的轻松感，消除紧张和压力。

（5）疼痛感严重不能忍受时，辅以药物治疗。

止痛粉 《经验方》

方剂组成 肉桂、沉香、细辛各 1.5 克,延胡索 6 克。

制法用法 将上述中药材研为粉末,混合均匀,分早、晚 2 次,白开水送服。

适用病症 痛经。

痛经饮 《安徽中医学院学报》

方剂组成 当归、炒川楝子、醋延胡索、炒小茴香各 10 克,川芎、乌药、甘草各 6 克,益母草、炒白芍各 30 克。

制法用法 将上述中药材加水煎服,每日 1 剂,分 2 次服用。

适用病症 痛经。

利湿止痛汤 《400 种病症民间验方》

方剂组成 黄连、黄芩各 6 克,香附 15 克,延胡索 20 克,赤芍 12 克,甘草 10 克。

制法用法 将上述中药材加水煎服,每日 1 剂。

适用病症 湿热型痛经。

活血饮 《祖传秘方大全》

方剂组成 三棱、莪术、赤芍、刘寄奴、牡丹皮、熟地黄、桂枝、当归、菊花、蒲黄各 30 克,黑豆 100 克,生姜 250 克,米醋 4000 毫升。

制法用法 将前 5 味药同黑豆、生姜、米醋一起煮烂,以醋尽为度,焙干后加入后 5 味药研末,每次 6 克,每日 2 次,空腹以温酒送下。

适用病症 经行不畅,腹痛。

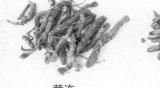

黄连

黄芩

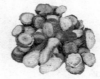

赤芍

牡丹皮

中药档案 · 延胡索

【别名】延胡、元胡索、玄胡索、元胡。

【入药】干燥块茎。

【性味】性温,味苦、辛。

【归经】归肝、脾经。

【功效】活血、行气、止痛。

【主治】全身各部气滞血瘀之痛、痛经、经闭、症瘕、产后瘀阻、跌打损伤、疝气作痛等症。

【禁忌】孕妇忌服;产后血虚或经血枯少不利、气虚作痛者慎用。

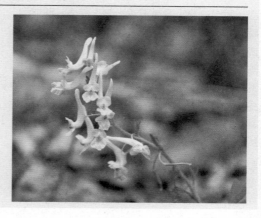

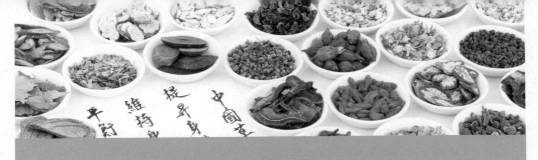

带下异常

在中医中"带下异常"有广义和狭义之分，广义的带下异常泛指女性疾病，狭义上专指白带的量、色、质、气味发生异常的疾病。多数白带异常是由感染或炎症引起的，如滴虫性阴道炎、霉菌性阴道炎、老年性阴道炎等症。

推荐药材

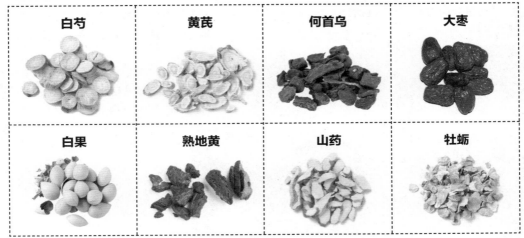

| 白芍 | 黄芪 | 何首乌 | 大枣 |
| 白果 | 熟地黄 | 山药 | 牡蛎 |

病因探析

中医认为，带下异常可分为脾阳虚、肾阳虚、阴虚挟湿、湿热下注、湿毒蕴结五种证型。脾阳虚型带下异常主要由饮食不节、劳倦过度或忧思气结所致；肾阳虚型带下异常主要由肾阳虚损、气化失常等所致；阴虚挟湿型带下异常主要由阴虚失守所致；湿热下注型带下异常主要脾虚湿盛、郁久化热、肝郁化火所致；湿毒蕴结型带下异常主要由经期产后忽视卫生等所致。

症状表现

带下异常有虚实之分。临床以实证较多，尤其合并阴痒者更为多见。一般带下量多、色白，质清无臭者，属虚证；带下量多，色、质异常有臭者，属实证。

预防护理

（1）注意个人卫生和性卫生，保持外阴清洁、干燥，勤换内裤。

（2）增强机体的抵抗力，加强营养，锻炼身体，提高免疫力。

（3）去除诱因，不穿紧身化纤内裤，尽量控制或消除带下异常的诱因。

苦参四妙外洗方 《百病奇效良方妙法精选》

方剂组成 苦参 60 克，蛇床子、黄柏各 30 克，苍术、薏苡仁各 15 克。

制法用法 将所有中药材加水煎 1 小时后滤渣，用药液洗涤外阴周围及阴道，每日 2~3 次，7 日为 1 个疗程，连用 3 个疗程。

适用病症 阴道炎所致的带下异常。

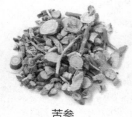

苦参

止带饮 《陕西中医》

方剂组成 大枣 10 枚，黑豆 60 克，白果 10 个，熟地黄、薏苡仁、焦白术各 15 克，山药、茯苓、牡丹皮各 10 克，车前子 30 克。

制法用法 将大枣、黑豆、白果加水 2 碗，煎煮后捞出药渣，加入其余中药材煎服。

适用病症 寒湿困脾型带下异常。

赤白痊愈煎 《家用良方》

方剂组成 炒白术、煅龙骨、煅牡蛎各 15 克，黄芪 8 克，生白芍、茜草、炒酸枣仁各 6 克，海螵蛸、杜仲炭、棕皮炭各 12 克，五倍子 1 克。

制法用法 将上述中药材加水煎服，每日 1 剂。

适用病症 赤白带下。

莲子丸 《偏方大全》

方剂组成 莲子、荞麦粉各 200 克，鸡蛋 6 个。

制法用法 将莲子砸碎并研成粉末，鸡蛋取蛋清，用鸡蛋清和适量水将莲子末、荞麦粉做成绿豆大小的丸，每日饭前用温开水送服 10 克，每日 2 次。

适用病症 脾虚带下异常。

二乌蛋饮 《醋蛋治百病》

方剂组成 何首乌 40 克，乌贼骨 10 克，鸡蛋 2 个。

制法用法 将上述中药材和鸡蛋同煮，蛋熟后去壳再煮片刻，吃蛋喝汤。

适用病症 肾虚带下异常。

中药档案 · 白果

【别名】银杏仁、炒白果仁、银杏、白果仁。

【入药】干燥或熟种子。

【性味】性平，味甘、苦、涩，有小毒。

【归经】归肺、肾经。

【功效】敛肺定喘、止带缩尿。

【主治】哮喘、痰嗽、带浊、遗精、淋病、小便频数等症。

【禁忌】有实邪者不可服用；不可大量食用或生食；五岁以下小儿孕妇忌食；咳喘痰稠，咳吐不爽者慎用。

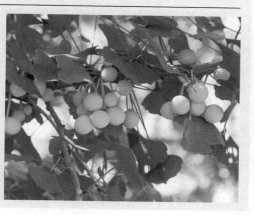

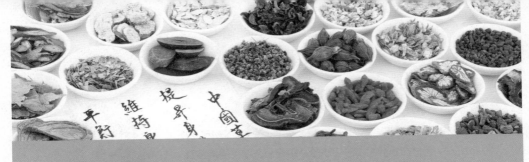

闭经

闭经是由多种疾病引起的女性体内生理、病理变化的外在表现，是一种临床症状，而并非某一疾病。按生殖轴病变和功能失调的部位分为下丘脑性闭经、垂体性闭经、卵巢性闭经、子宫性闭经以及下生殖道发育异常性闭经。

推荐药材

党参	黄芪	木香	五味子
川芎	鸡血藤	红花	威灵仙

病因探析

引起闭经的原因主要有以下四个方面：第一，因学习工作生活的压力、烦闷抑郁、过度紧张、重大的精神刺激而闭经；第二，垂体性疾病（如垂体腺瘤）导致的闭经；第三，由于卵巢性激素水平低落，子宫内膜不发生周期性变化而出现闭经；第四，因子宫内膜损伤导致宫腔粘连而引起闭经或月经减少。

症状表现

中医认为，闭经是由气血亏虚、肝肾不足、气滞血瘀、痰湿阻滞造成的。其症状主要有：倦怠、食少、呕恶、带下量多色白、舌苔白腻、腰膝酸软、口干、脉弦细或细涩等。

预防护理

（1）稳定情绪。

（2）注意控制饮食，肥胖者应适当限制饮食及水盐摄入。

（3）增强体质，加强体育锻炼。

（4）经期注意保暖，不涉冷水，禁食生冷瓜果。

（5）加强营养，多食肉类、禽蛋类、牛奶以及新鲜蔬菜，不食辛辣刺激食物。

开郁通经饮 《家庭实用便方》

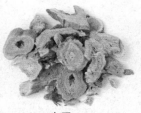

木香

方剂组成 陈皮、茯苓、苍术、香附、川芎各6克，半夏、青皮、莪术、槟榔、生姜各3克，甘草、木香各1.5克。

制法用法 将木香用开水冲泡，其他中药材加水煎煮，取药汁服用，每日1剂。

适用病症 气滞型闭经。

开经饮 《中国民间草药方》

方剂组成 丝瓜络60克，枸杞子、红花各12克，桃仁8克。

制法用法 将上述中药材以白酒泡服，日服1次。

适用病症 闭经。

加减八珍汤 《朱南孙方》

方剂组成 党参12克，茯苓、白术、当归、熟地黄、鸡血藤各15克，桂枝、川芎各9克，制香附、干姜、炙甘草各6克。

制法用法 将上述中药材加水煎服，每日1剂，分3次服用。

适用病症 气血两虚型闭经。

通经方 《祖传秘方大全》

方剂组成 红花、当归尾、紫葳、白芷、赤芍各10克，苏木、甘草各6克，桂枝5克，刘寄奴12克，黄酒（或红糖）引。

制法用法 将上述中药材加水煎服，每日1剂。

适用病症 闭经。

中药敷脐方 《当代中药外治临床大全》

方剂组成 蜣螂1只，威灵仙10克。

制法用法 将上述中药材共研为细末，填神阙穴，膏药贴盖，约1小时后去药，每日1~2次，连用至痊愈。

适用病症 血瘀型闭经。

中药档案·紫葳

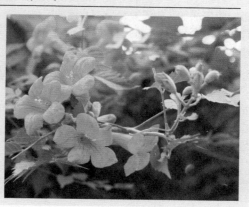

【别名】凌霄花、堕胎华、白狗肠花、五爪龙、吊墙花、上树龙。

【入药】干燥花。

【性味】性寒，味甘、酸。

【归经】归肝、心包经。

【功效】凉血、化瘀、祛风。

【主治】闭经、小腹疼痛、产后乳肿、风疹发红、痤疮、皮肤瘙痒、白带异常等。

【禁忌】气血虚弱者及孕妇忌服。

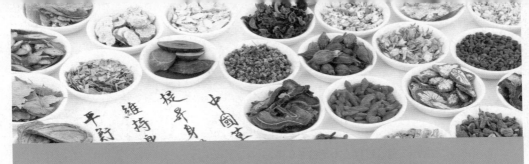

子宫脱垂

子宫脱垂是指子宫从正常位置沿阴道下降，宫颈外口达坐骨棘水平以下，甚至子宫全部脱出于阴道口以外。子宫脱垂与支持子宫的各韧带松弛及骨盆底托力减弱有关，多见于多产、营养不良和从事体力劳动的女性。

推荐药材

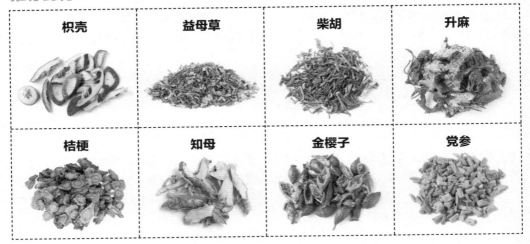

| 枳壳 | 益母草 | 柴胡 | 升麻 |
| 桔梗 | 知母 | 金樱子 | 党参 |

病因探析

分娩损伤是子宫脱垂发病的主要原因。此外，腹压增加、先天发育异常、营养不良、个体衰老都会导致子宫脱垂，或使原来的脱垂程度加重。

症状表现

子宫脱垂的患者会有腹部下坠、腰酸的感觉。轻度脱垂者阴道内脱出物在平卧休息后能自行还纳，严重时脱出物不能还纳，影响行动。临床症状主要包括子宫颈溃疡，白带增多，有时呈脓样或带血，月经紊乱，经血过多，排尿困难，尿潴留，压力性尿失禁等。

预防护理

（1）适当休息，避免重体力劳动。

（2）避免长期站立或下蹲、屏气等增加腹压的动作。

（3）保持大小便通畅。

（4）及时治疗慢性气管炎等增加腹压的疾病。

（5）适当进行身体锻炼，提高身体素质。

枳壳益母饮《家庭实用便方》

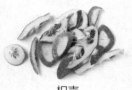

枳壳

方剂组成 枳壳 24 克，益母草 30 克。

制法用法 每日早晨将枳壳加水煎服，晚上将益母草加水煎服。

适用病症 子宫脱垂。

三根一皮饮《中国民间草药方》

方剂组成 红鸡冠花根、红蓖麻根、红牡丹根各 30 克，石榴根皮 20 克。

制法用法 将上述中药材加水煎服，每日 3 次。

适用病症 气虚型子宫脱垂。

升陷汤《当代中国名医高效验方1000首》

方剂组成 柴胡、升麻、知母各 15 克，黄芪、党参各 60 克，桔梗 20 克。

制法用法 将上述中药材加水煎服，每日 1 剂，分 2 次服用。

适用病症 子宫脱垂。

金樱子汤《经验方》

方剂组成 金樱子根 60 克。

制法用法 将金樱子根加水煎服，每日 1 剂，连服 3~4 日。

适用病症 子宫轻度脱垂。

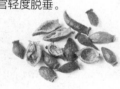

金樱子

益肾汤《实用专病专方临床大全》

方剂组成 党参、黄芪、续断、桑寄生、煅龙牡各 15 克，升麻、柴胡、杜仲炭、车前子、黄柏各 9 克。

制法用法 将上述中药材加水煎服，每日 1 剂。另用苦参、蛇床子各 15 克，黄柏 9 克水煎外洗。

适用病症 子宫脱垂。

中药档案·金樱子

【别名】野石榴、刺梨子、金罂子、山石榴、金樱子肉、刺榆子。

【入药】干燥成熟果实。

【性味】性平，味酸、涩、甘。

【归经】归肾、膀胱、大肠经。

【功效】固精缩尿、固崩止带、涩肠止泻。

【主治】子宫脱垂、带下、崩漏、脱肛、遗精、滑精、久泻、久痢、尿频等症。

【禁忌】有实火、实邪者忌服。

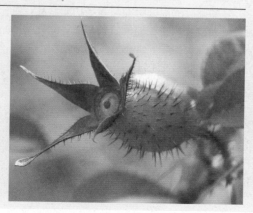

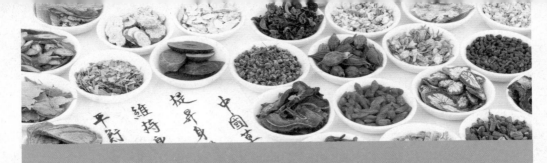

妊娠呕吐

妊娠呕吐是约半数以上女性在怀孕早期会出现的一种早孕反应，其症状的严重程度和持续时间因人而异，多数在女性孕 6 周前后出现，8 ~ 10 周达到高峰，孕 12 周左右自行消失。少数孕妇早孕反应严重，恶心呕吐，不能进食，以致发生体液失衡及新陈代谢障碍，甚至危及孕妇生命。

推荐药材

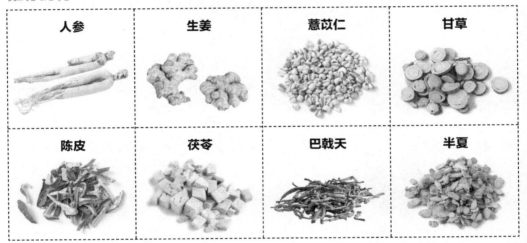

| 人参 | 生姜 | 薏苡仁 | 甘草 |
| 陈皮 | 茯苓 | 巴戟天 | 半夏 |

病因探析

妊娠呕吐的原因可能与胃肠功能紊乱、胃酸分泌减少和胃排空时间延长有关。此外，精神过度紧张、焦急、忧虑及生活环境和经济状况较差的孕妇易发生妊娠呕吐。

症状表现

妊娠呕吐多发生于妊娠早期至妊娠 16 周之间的年轻初孕妇。主要症状为频繁呕吐，不能进食，孕妇体重明显减轻、面色苍白、皮肤干燥、脉搏弱、尿量减少，严重时出现血压下降，引起肾前性急性肾衰竭。

预防护理

（1）避免精神过度紧张，身心放松，注意休息。

（2）注意饮食调养，饮食不要求规律，想吃就吃，可少食多餐，避免胃内空虚。

（3）防止便秘，多吃蔬菜、水果，注意补充水分。

（4）呕吐严重导致进食困难的孕妇可以住院治疗。

小半夏加茯苓汤

《实用专病专方临床大全》

方剂组成 姜制半夏、茯苓各 20 克，生姜 15 克。

制法用法 将所有中药材用冷水浸泡 1 小时后，煎煮 40 分钟，取药汁服用，每日 1 剂，分 2~4 次服用，可随症加减。

适用病症 妊娠呕吐。

丁蔻理中汤 *《四川中医》*

方剂组成 丁香 6 克，白豆蔻、炙甘草各 2 克，党参、炒白术、清半夏、藿香各 9 克，干姜 3 克，陈皮 4.5 克，大枣 6 枚。

制法用法 将所有中药材（白豆蔻后下）加水 300 毫升，文火煎至 200 毫升，取药汁少量频服。

适用病症 脾虚型妊娠呕吐。

砂仁二陈汤 *《新编妇人大全良方》*

方剂组成 砂仁、陈皮、半夏、炙甘草各 6 克，茯苓 10 克，生姜 5 片。

制法用法 将所有中药材加水煎服，每日 1 剂，分 2 次服用。

适用病症 妊娠呕吐。

十三太保方 *《百病奇效良方妙法精选》*

方剂组成 荆芥 2.4 克，川芎、白芍各 3.6 克，厚朴、甘草、菟丝子、生姜各 1 克，枳壳 1.8 克，黄芪、川贝母各 3 克，艾叶 2 克，当归 4.5 克，大枣 5 枚。

制法用法 将上述中药材加水煎服，每日 1 剂。

适用病症 妊娠呕吐。

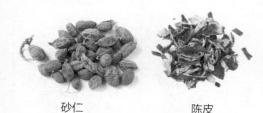

砂仁　　　　　　陈皮

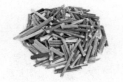 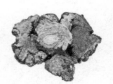

荆芥　　　　　　川芎

中药档案 · 陈皮

【别名】广陈皮、苷皮、橘皮、红皮、新会皮、贵老、橘子皮、广橘皮、黄橘皮。

【入药】果皮。

【性味】性温，味苦、辛。

【归经】归脾、肺经。

【功效】理气、健脾、燥湿化痰。

【主治】脾肺气滞引起的胸膈痞满、消化不良、恶心呕吐、脘腹胀满等症，以及痰湿蕴肺引起的咳嗽、咳痰等症。

【禁忌】气虚及阴虚燥咳者忌用。

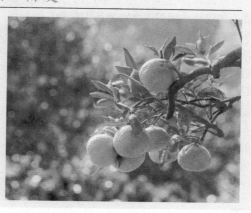

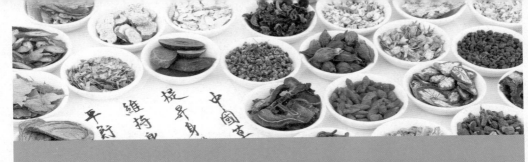

妊娠水肿

妊娠水肿，也称妊娠肿胀，多发生在肢体、面目等部位，尤以从事站立工作的女性更为明显。怀孕时，轻度的肿胀是正常的，但如果伴有高血压及蛋白尿，孕妇就有罹患妊娠高血压的危险，必须做好产检并与医生充分配合。

推荐药材

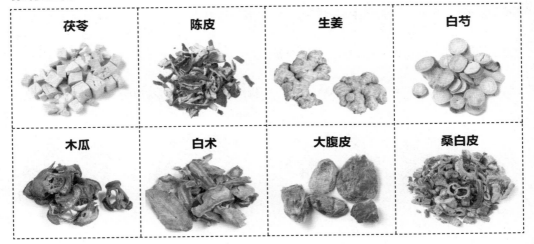

茯苓	陈皮	生姜	白芍
木瓜	白术	大腹皮	桑白皮

病因探析

妊娠水肿主要是由于孕妇内分泌发生改变，致使体内组织中水钠潴留引起的。随着怀孕周数的增加，孕妇的水肿现象会日益明显，常出现的水肿部位为脚掌、脚踝、小腿，有时脸部也会出现轻微的肿胀，越接近预产期肿胀越严重。

症状表现

妊娠水肿最常见的症状是脚、腿等部位的肿胀，同时还会伴随体重增加、动作迟缓、少气懒言、食欲不振、腰痛、大便溏薄、舌质淡、苔白、脉滑等症状。

预防护理

（1）平躺、坐着的时候，把脚抬高。

（2）卧床时尽量采用左侧位。

（3）适当进行运动，比如散步、游泳、上下台阶。

（4）多吃瓜果、蔬菜，少吃含盐量高的食物。

（5）晚上睡觉前，家人最好能为孕妇进行腿部按摩。

消肿饮《安徽单验方选集》

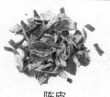
陈皮

方剂组成 天仙藤 15 克，茯苓 9 克，陈皮 6 克。

制法用法 将上述中药材加水煎服，每日 1 剂，分 2 次服用。

适用病症 妊娠水肿。

薏苓饮《安徽单验方选集》

方剂组成 薏苡仁、茯苓皮各 9 克，大枣 10 枚。

制法用法 将上述中药材加水煎服，每日 1 剂，分 2 次服用。

适用病症 脾虚湿盛型妊娠水肿。

四皮饮《400 种病症民间验方》

方剂组成 大腹皮、生姜皮、桑白皮、茯苓皮、白术各 18 克，白芍 6 克，大枣去核为引。

制法用法 将上述中药材水煎取汁，另用木香 6 克，磨浓汁，冲服。

适用病症 脾虚型妊娠水肿。

白术茯苓饮《400 种病症民间验方》

方剂组成 白术、生姜、陈皮各 6 克，茯苓 18 克，当归身、白芍各 10 克。

制法用法 将上述中药材加水煎服，每日 1 剂。

适用病症 妊娠水肿、小便短少。

温阳通利汤《全国名老中医验方选集》

方剂组成 桂枝、白术、茯苓各 9 克，附片、炙甘草各 6 克，生姜 3 克，大枣 5 枚。

制法用法 将上述中药材加水煎服，每日 1 剂。

适用病症 妊娠 7 月，两足浮肿，少气乏力，证属阳虚。

中药档案·木瓜

【别名】木瓜海棠、光皮木瓜、贴梗木瓜、木李、川木瓜、宣木瓜、贴梗海棠。

【入药】干燥近成熟果实。

【性味】性温，味酸。

【归经】归肝、脾经。

【功效】平肝舒筋、和胃化湿、祛风除湿、温经止痛。

【主治】心腹冷痛、寒疝作痛、湿痹拘挛、脚气水肿、腰膝关节酸重疼痛等症。

【禁忌】木瓜有小毒，每次食量不宜过多；内有郁热，小便短赤者忌服；过敏体质者慎食。

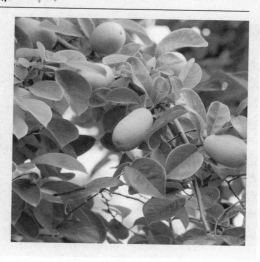

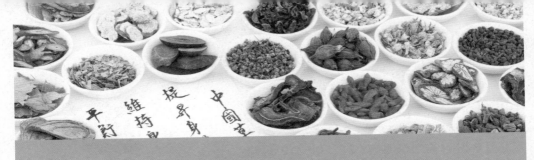

习惯性流产

习惯性流产是指自然流产连续 3 次以上者，每次流产往往发生在同一妊娠月份，且流产前常常没有自觉症状。中医称之为"滑胎"。

推荐药材

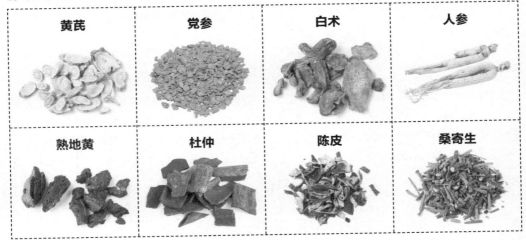

黄芪　党参　白术　人参

熟地黄　杜仲　陈皮　桑寄生

病因探析

习惯性流产的原因大多为孕妇黄体功能不全、甲状腺功能低下、先天性子宫畸形、子宫发育异常、宫腔粘连、子宫肌瘤、染色体异常、自身免疫力低下等。

症状表现

习惯性流产的临床表现与一般流产相同，也是经历先兆流产、难免流产、不全或完全流产几个阶段。早期仅可表现为阴道少许出血，或有轻微下腹隐痛，出血时间可持续数天或数周，血量较少。晚期表现为阴道出血量增加，腹部疼痛加重。

预防护理

（1）孕妇要养成良好的生活习惯，作息要有规律，并适当活动。

（2）孕妇衣着应宽大，腰带不宜束紧，平时应穿平底鞋。

（3）孕妇要养成定时排便的习惯，多吃富含膳食纤维的食物，以保持大便通畅。

（4）孕妇应勤洗澡、勤换内衣，不宜盆浴、游泳，沐浴时注意不要着凉。

（5）孕妇要保持心情舒畅，注意调节自己的情绪，避免各种不良刺激。

补肾固冲丸 《罗元恺教授经验方》

方剂组成 菟丝子240克，续断、白术、鹿角霜、巴戟天、枸杞子各90克，熟地黄150克，党参、阿胶、杜仲各120克，当归头60克，砂仁15克，大枣50枚。

制法用法 将所有中药材共研为末，炼蜜为丸，每次服6~10克，每日3次，连服3个月为1个疗程。

适用病症 习惯性流产有先兆症状者。

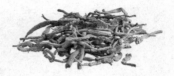

巴戟天

滑愈饮 《四川中医》

方剂组成 白术、黄芪、党参、熟地黄、菟丝子、当归、煅牡蛎、煅龙骨、桑寄生各15克，炙甘草3克，陈皮10克。

制法用法 将上述中药材加水煎服，怀孕后，每月月初服，每日1剂，连服3日。

适用病症 气血亏虚型习惯性流产。

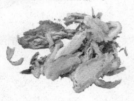

当归

滋阴固胎汤 《全国名老中医验方选集》

方剂组成 生地黄、旱莲草各30克，白芍20克，阿胶、山药、枸杞子各15克，太子参12克，黄芩、白术、荷叶蒂、桑寄生各10克，甘草6克。

制法用法 将所有中药材加水煎服，每日1剂。

适用病症 肝肾阴虚、血热内扰所致的流产。

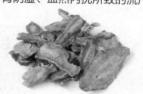

白术

中药档案·黄芩

【别名】腐肠、子芩、宿芩、条芩、黄文、经芩、印头、内虚、空肠、元芩、土金茶根、妒妇、虹胜、山茶根、黄金条根。

【入药】干燥根。

【性味】性寒，味苦。

【归经】归肺、胆、脾、小肠、大肠经。

【功效】清热燥湿、泻火解毒、止血、安胎。

【主治】胸闷呕恶、湿热痞满、泻痢、黄疸、肺热咳嗽、高热烦渴、血热吐衄、痈肿疮毒、胎动不安等症。

【禁忌】脾胃虚寒者不宜使用。

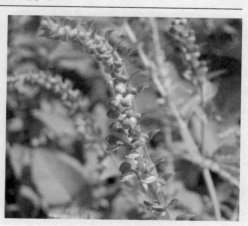

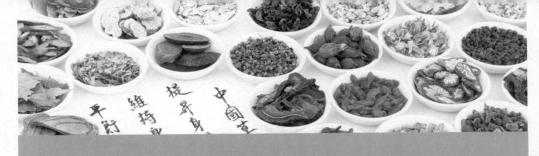

先兆流产

先兆流产是指妊娠早期发生阴道流血，有时伴腰酸、小腹轻微疼痛等症状的疾病，中医称之为"胎漏""胎动不安"。此病常是小产的先兆。若孕妇出现阴道出血、小腹闷痛等情况，应尽快就医。

推荐药材

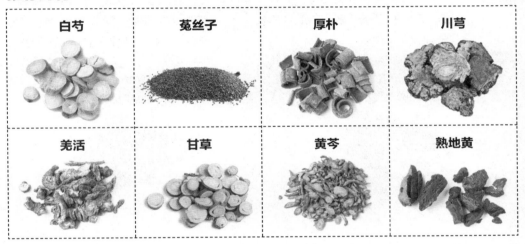

| 白芍 | 菟丝子 | 厚朴 | 川芎 |
| 羌活 | 甘草 | 黄芩 | 熟地黄 |

病因探析

染色体异常是先兆流产的主要原因。此外，母体内分泌异常、免疫功能异常、严重营养缺乏、不良习惯（如吸烟、酗酒、过量饮用咖啡）、子宫缺陷及孕妇心力衰竭、严重贫血、高血压等是出现先兆流产的重要原因。

症状表现

先兆流产的症状主要表现为怀孕早期少量阴道流血，一般出血量少，常为暗红色，或为血性白带，历时有时可达 4~5 日至 1 周以上，伴有轻度下腹痛或腰背痛。

预防护理

对先兆流产的预防护理应做到：除卧床休息、避免过度劳累、严禁性生活外，还要为孕妇营造一个有利于情绪稳定、解除紧张气氛的环境；对曾经有流产史者，应给予更多的精神支持；如果孕妇孕激素水平低，可用孕激素支持治疗。

清热安胎饮 《当代中国名医高效验方 1000 首》

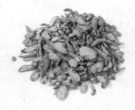

黄芩

方剂组成 山药、阿胶各 15 克，石莲子、黄芩、黄连、椿皮、侧柏炭各 9 克。

制法用法 将上述中药材加水煎服，每日 1 剂，分 2 次服用。

适用病症 妊娠初期胎漏下血、腰酸、腹痛。

泰山磐石散 《云南中医杂志》

方剂组成 党参、熟地黄各 15 克，当归、白芍、白术、黄芩、牡丹皮各 10 克，淫羊藿、续断各 12 克，甘草 6 克。

制法用法 将所有中药材加水煎服，每日 1 剂。

适用病症 先兆流产、习惯性流产。

安胎合剂 《江西中医药》

方剂组成 党参、山药各 15 克，白术、续断、桑寄生各 10 克，熟地黄、菟丝子各 12 克，甘草 6 克。

制法用法 将上述中药材加水煎服，每日 1 剂，分 2 次服用，可随证加减。

适用病症 先兆流产。

益智升麻汤 《广州医药》

方剂组成 益智仁 15 克，升麻、艾叶各 10 克。

制法用法 将上述中药材加水煎服，每日 1 剂。

适用病症 肾虚型先兆流产。

保胎饮 《祖传秘方大全》

方剂组成 蕲艾、白芍、菟丝子各 6 克，厚朴、香附、川芎各 3 克，荆芥、羌活、川贝母各 5 克，北芪、防风、当归、阿胶各 9 克。

制法用法 将上述中药材用 2 碗半水煎成大半碗，每日 1 剂，分 2 次服用。

适用病症 孕后阴道少量出血，伴有腰酸、腹痛。

中药档案·续断

【别名】龙豆、属折、接骨、南草、接骨草、川断。

【入药】根。

【性味】性微温，味苦、辛、甘。

【归经】归肝、肾经。

【功效】补肝肾、续筋骨、续折伤、止崩漏。

【主治】腰背酸痛、肢节痿痹、跌打损伤、损筋折骨、胎动漏红、血崩、遗精、带下异常等症。

【禁忌】初痢者勿用；怒气郁者及风湿热痹者禁用。

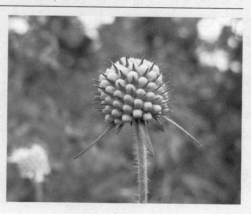

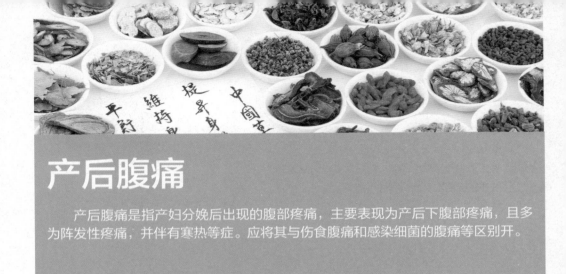

产后腹痛

产后腹痛是指产妇分娩后出现的腹部疼痛，主要表现为产后下腹部疼痛，且多为阵发性疼痛，并伴有寒热等症。应将其与伤食腹痛和感染细菌的腹痛等区别开。

推荐药材

益母草	桃仁	红花	大黄
甘草	当归	川芎	细辛

病因探析

产后腹痛主要是由气血运行不畅引起的。产后腹痛的发生与产后子宫缩复及产妇身体状态密切相关。产妇身体气血虚弱，或产时失血过多，或产后调摄失当都会引起产后腹痛。

症状表现

产后腹痛主要表现为母体虚弱，产时产后失血过多，情志不遂；产褥期内出现小腹部阵发性剧烈疼痛，或小腹隐隐作痛，伴有恶露量少，色紫黯有块，排出不畅；或恶露量少，色淡红。

预防护理

（1）产妇应该保持心情愉快，消除恐惧与精神紧张，避免各种精神刺激。

（2）注意保暖防风，尤其是下腹部，不能用冷水洗澡。

（3）不要久站、久坐或频繁下蹲、站起。

（4）忌食生冷瓜果、饮料。

（5）密切观察子宫缩复情况，注意子宫底高度及恶露变化。如疑有胎盘、胎衣残留，应及时检查处理。

实用名方验方偏方推荐

产后腹痛汤 《河南省秘验单方集锦》

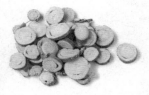

甘草

方剂组成 焦山楂、益母草各 30 克，败酱草 9 克，姜炭、大黄、当归各 10 克，桃仁、红花各 5 克，甘草 6 克。

制法用法 将上述中药材加水煎煮，取汁加适量红糖内服。

适用病症 产后恶露不尽、腹痛。

桂花酒 《安徽单验方选集》

方剂组成 肉桂 6 克，红花 4 克，白酒适量。

制法用法 将肉桂、红花研成细末，用白酒冲服，每日 1 剂，分 2 次服用。

适用病症 产后腹痛。

祛瘀止痛丸 《祖传秘方大全》

方剂组成 大黄 125 克，川芎、当归各 63 克，血竭、党参各 13 克，百草霜 31 克。

制法用法 将上述中药材研为细末，加醋熬制成膏，制作药丸如弹子大，略晒干后置阴凉处，阴干备用，每次服 1 丸，不愈者可再服 1 丸。

适用病症 产后血瘀腹痛。

温灸法 《醋蛋治百病》

方剂组成 葱白 60 克，姜汁 10 毫升，细辛 4 克，皂荚 3 克。

制法用法 将上述中药材加姜汁共捣烂，调鸡蛋清，敷患处，温灸。

适用病症 产后腹痛。

养血止痛散 《中国民间草药方》

方剂组成 益母草 30 克，丝瓜络 20 克，五灵脂 12 克，香附 8 克。

制法用法 将上述中药材研成细末，调蜂蜜冲服，每日 3 次，连服 7 日。

适用病症 产后血虚腹痛。

中药档案 · 丝瓜络

【别名】天萝筋、天罗线、丝瓜筋、丝瓜网、丝瓜壳、瓜络、絮瓜瓢、丝瓜瓢、干层楼、丝瓜布。

【入药】干燥成熟果实的维管束。

【性味】性平，味甘。

【归经】归胃、肺、肝经。

【功效】祛风除湿、通经活络、清热化痰。

【主治】痹痛拘挛、胸胁胀闷、乳腺炎、水肿、腹痛、腰痛、睾丸肿痛、肺热痰咳、女性闭经、乳汁不通、痈肿、痔漏等症。

【禁忌】脾胃虚寒者少用。

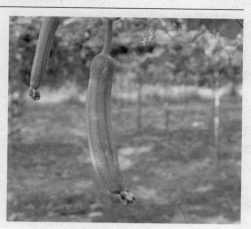

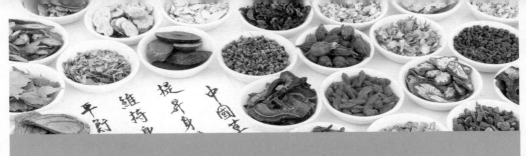

恶露不绝

胎儿娩出后，子宫内遗留的余血浊液叫作恶露。正常恶露一般在产后 3 周左右干净。超过此段时间，仍淋漓不止，称恶露不净，或恶露不止。此病症可通过服用具有活血化瘀功效的药物进行治疗。

推荐药材

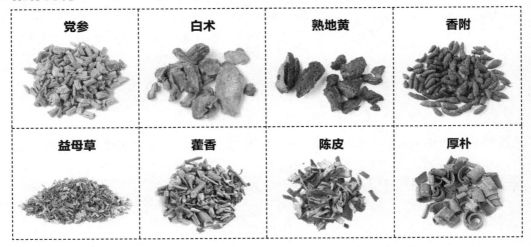

| 党参 | 白术 | 熟地黄 | 香附 |
| 益母草 | 藿香 | 陈皮 | 厚朴 |

病因探析

恶露不绝主要由气虚或产后操劳过早、血热或产后过食辛辣温燥之物、血瘀或七情内伤等因素所致。

症状表现

恶露不绝主要分为两种，一种为脾气虚弱型恶露不绝，表现为恶露不绝且量多、色淡红、质清稀，面色白，神疲食少，小腹空坠，大便溏薄，舌淡红，苔薄白，脉缓弱。第二种为瘀血阻滞型恶露不绝，表现为恶露不止，淋漓量少，色暗有块，小腹疼痛拒按，块下痛减，舌质紫暗，有瘀斑，脉弦涩。

预防护理

（1）加强早期妊娠检查及孕期营养调护，提倡住院分娩。

（2）胎盘娩出后，必须仔细检查胎盘、胎膜是否完整，有无副叶胎盘。如发现有宫腔残留，应立即清宫。

（3）产后注意适当休息，注意产褥卫生，避免感受风寒。

（4）增加营养，不宜过食辛燥之物。

（5）提倡做产后保健操。

实用名方验方偏方推荐

止露饮 《400种病症民间验方》

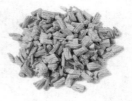

党参

方剂组成 党参、白术、茯苓、炙甘草、当归身、川芎、赤芍、熟地黄、延胡索、香附各18克，大枣为引。

制法用法 将上述中药材加水煎服，每日1剂。

适用病症 恶露不绝。

参母饮 《祖传秘方大全》

方剂组成 党参15克，益母草60克，红糖适量。

制法用法 将上述中药材加水煎2次，取药汁混合后服用，每日1剂。

适用病症 恶露不绝、腹痛。

清瘀养血饮 《实用专病专方临床大全》

方剂组成 败酱草、白花蛇舌草、马齿苋、忍冬藤各12克，炒当归、紫丹参、赤芍、制香附、牡丹皮、生山楂各9克，炒川芎3克，益母草15克。

制法用法 将上述中药材加水煎服，每日1剂。

适用病症 人工流产后恶露不绝。

蒲黄丸 《新中医》

方剂组成 生蒲黄60克，醋适量。

制法用法 先把醋倒入锅内煮沸，再放入蒲黄搅拌成稠糊状，待凉后，团如弹子大，用醋将丸药化开后喝下，早、晚各1次，每次1丸。

适用病症 恶露不绝。

化湿止露饮 《四川中医》

方剂组成 鲜荷叶1张，佩兰、陈皮、茯苓、薏苡仁、升麻各10克，藿香、法半夏、厚朴、苍术各6克，黄芩、沙参各20克，黄柏15克，甘草3克。

制法用法 将上述中药材加水煎服，每日1剂。

适用病症 人工流产后恶露不绝。

中药档案·荷叶

【别名】藕叶、莲叶。

【入药】干燥叶。

【性味】性平，味苦。

【归经】归肝、脾、胃经。

【功效】清热解暑、升发清阳、凉血止血。

【主治】暑热烦渴、血热吐衄、便血崩漏、暑湿泄泻等症。

【禁忌】胃寒疼痛、体虚气弱之人忌用。

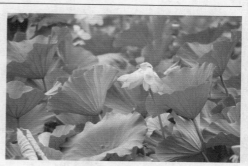

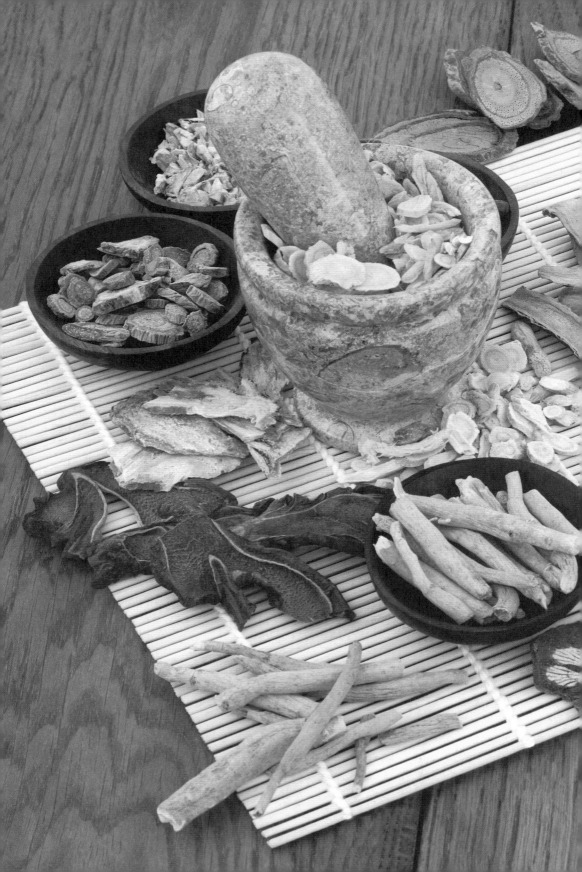

第七章

男科

男科是专门研究男性生殖系统的生理、病理变化的一门综合学科。男科与妇科相对应，是传统医学中的重要组成部分，是运用中医药理论认识和研究男性生理、病理、养生、优生及男性特有疾病的发生、发展、转归、诊疗和护理、保健等规律的学科。

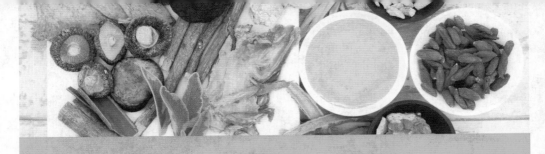

遗精

遗精是指没有性生活时发生的射精，多见于青少年男性，有生理性与病理性的不同。中医认为遗精多由肾虚精关不固，或心肾不交，或湿热下注所致，有梦而遗者为"梦遗"，无梦或清醒时而遗者为"滑精"，没有规律可言。

推荐药材

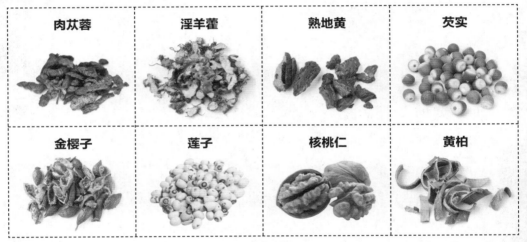

| 肉苁蓉 | 淫羊藿 | 熟地黄 | 芡实 |
| 金樱子 | 莲子 | 核桃仁 | 黄柏 |

病因探析

现代医学认为，影视作品或书刊中的性刺激画面会刺激大脑，诱发遗精；在性知识缺乏的情况下，对性刺激易于接受，使大脑皮层持续存在性兴奋，会诱发遗精；过度疲劳，睡眠深沉，大脑皮质中枢活动加强而导致遗精；炎症刺激和局部刺激也会诱发遗精。中医认为，遗精是由脏虚、湿热、痰火、瘀血等所致。

症状表现

遗精有生理性和病理性之分。病理性遗精多见于中老年人群，或先天不足者，表现为遗精次数较频繁，同时还伴有精神萎靡、头昏脑涨、失眠多梦、腰膝酸软、面色无华、四肢乏力等症状；生理性遗精多见于身体健康、精力充沛的青壮年，一般1周2次，精液量多且精液黏稠，不伴有其他症状。

预防护理

（1）注意睡眠姿势，避免仰卧。

（2）不穿紧身衣裤，并且勤换洗内衣裤，注意外生殖器卫生。

（3）饮食要营养清淡，忌食辛辣刺激性食物，多吃蔬菜、水果。

（4）保持心情轻松舒畅，克服焦虑、紧张、压抑等情绪。

实用名方验方偏方推荐

五子固精丸 《中国当代名医高效验方1000首》

方剂组成 韭菜子、覆盆子、五味子、金樱子、益智仁、熟地黄、黄芪、山茱萸、煅龙骨、莲须、黄柏炭各60克，五倍子250克，茯苓、山药各120克，砂仁30克。

制法用法 将所有中药材共炒并研末，炼蜜为丸，如梧桐子大，每次50丸，空腹时以温开水送下，每日3次。

适用病症 肾虚遗精。

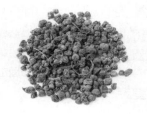

五味子

补肾固精汤 《广西中医药》

方剂组成 肉苁蓉、山茱萸、淫羊藿、熟地黄、山药、杜仲、沙苑子、芡实、金樱子各15克，覆盆子、桑螵蛸各12克。

制法用法 将上述中药材加水煎服，每日1剂。

适用病症 滑精伴畏寒肢冷、阳痿、尿多清长，劳累后加重。

清热固涩汤 《广西中医药》

方剂组成 知母、黄柏、莲子、牡丹皮各9克，山茱萸12克，生酸枣仁2克，生地黄、山药、泽泻、茯苓、芡实、金樱子各15克。

制法用法 将上述中药材加水煎服，每日1剂；盗汗加煅龙骨、煅牡蛎各15克；腰部胀困加菟丝子、女贞子各12克；大便燥结加玄参、麦冬各12克。

适用病症 梦遗、小便短黄、舌红少津。

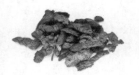
肉苁蓉

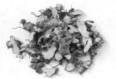
淫羊藿

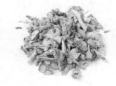
知母

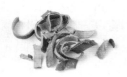
黄柏

固精散 《百病良方》

方剂组成 五倍子、益智仁各15克，刺猬皮60克。

制法用法 将所有中药材共研细末，每次取10克，以开水吞服，早、晚各1次。

适用病症 顽固性遗精。

泽泻汤 《百病奇效良方妙法精选》

方剂组成 泽泻10~12克。

制法用法 将泽泻加水煎服，每日1剂。

适用病症 相火妄动型遗精。

独圣散 《中药药理与临床》

方剂组成 生五倍子粉 3 克，蜂蜜适量。

制法用法 用蜂蜜将生五倍子粉调匀，涂于神阙穴，用纱布覆盖、胶带固定，早、晚各 1 次。

适用病症 遗精。

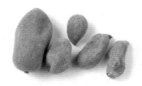

五倍子

清热利湿汤 《中药药理与临床》

方剂组成 萆薢、黄柏、车前子、石菖蒲、茯苓、蒲公英各 15 克，萹蓄、龙胆草各 12 克，滑石、薏苡仁各 18 克，甘草 4 克。

制法用法 将上述中药材加水煎服，每日 1 剂。

适用病症 遗精、滑精频作，尿频、尿急、热痛，睾丸胀痛等症。

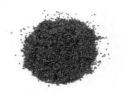

车前子

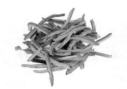

石菖蒲

固精丸 《百病良方》

方剂组成 芡实、沙苑子各 90 克，龙骨、牡蛎各 60 克，莲须 30 克。

制法用法 将所有中药材共研细末，用莲子粉糊丸，每次取 10 克，以开水吞服，每日 3 次。

适用病症 遗精伴形体消瘦。

清心丸 《中医杂志》

方剂组成 黄柏 200 克，冰片 4 克。

制法用法 将上述中药材研为细末，面糊为丸，每次服用 6 克，每日 3 次。

适用病症 梦遗。

中药档案·核桃仁

【别名】胡桃仁、胡桃肉。

【入药】核仁。

【性味】性温，味甘。

【归经】归肾、肺、大肠经。

【功效】润肠、补虚、补肾固精、润肺平喘。

【主治】肺肾两虚所致的咳喘，肾阳不足引起的腰膝酸软、遗精、遗尿，津亏肠燥导致的虚秘、便后疲乏、大便干燥等症。

【禁忌】阴虚火旺、脾虚，有稀便、腹泻症状者忌用。

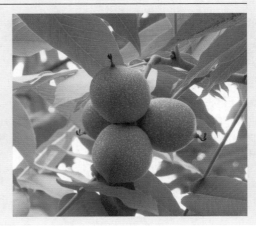

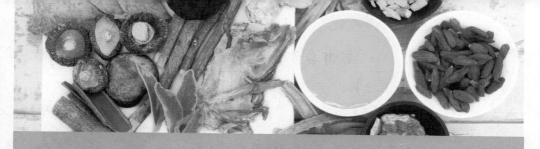

阳强

阳强是一种非正常的生理疾病，主要指阴茎异常勃起，茎体强硬，久而不衰，触之疼痛，有时还会伴有精流不止的现象。在现代医学中被称为阴茎异常勃起症。

推荐药材

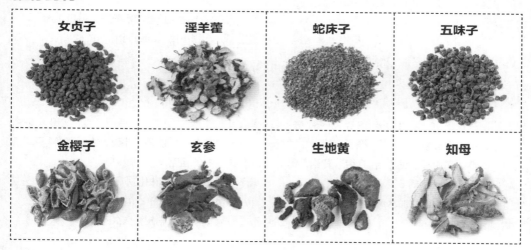

| 女贞子 | 淫羊藿 | 蛇床子 | 五味子 |
| 金樱子 | 玄参 | 生地黄 | 知母 |

病因探析

中医认为，阳强多是由于情志不舒、肝郁化火、火灼宗筋，致使筋体拘急；或湿热闭阻宗筋脉道，脉络郁阻，而致茎体强硬不衰；或因房事过度，精液久泻，耗损真阴，阴虚阳亢，致茎体脉络瘀阻而坚硬不倒。

症状表现

阳强表现为阴茎异常勃起，经久不衰，持续时间较长，并且不受性欲影响或受影响较小，排精之后不会变松软，该症状多发生在性交之后；阴茎触之有疼痛感，患者面红目赤，易躁怒，唇干口燥，舌苔黄腻。

预防护理

（1）锻炼身体，增强体质。

（2）保持心情舒畅、乐观、豁达，树立战胜疾病的信心。

（3）注意劳逸结合，保证充足的睡眠，养成良好的生活规律。

（4）多食用清淡、有营养的食物，忌食辛辣刺激食物。

（5）注意膳食平衡，多吃新鲜的蔬菜和水果，多吃能提高免疫力的食物。

淫羊河车八子丸 《河北中医》

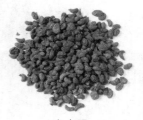

女贞子

方剂组成 淫羊藿、枸杞子、女贞子、蛇床子、菟丝子、覆盆子、桑葚子、
五味子、金樱子、鹿角胶、龟板、蚕蛹各100克，紫河车2具，
公鸡睾丸100个，羊睾丸4个。

制法用法 将上述中药材制成百粒丸，每日早、晚各以盐汤送服1丸。

适用病症 阳强、精液稀薄而量少。

芍药汤 《四川中医》

方剂组成 芍药90克，玄参30克，甘草60克。

制法用法 将上述中药材加水煎服，每日1剂。

适用病症 阳强。

地枳汤 《祖传秘方大全》

方剂组成 生地黄6克，黄柏、龙骨、知母、大黄、
枳壳各9克。

制法用法 将上述中药材加水煎服，每日1剂。

适用病症 阳强不倒，精自流出。

柴珍汤 《新疆中医药》

方剂组成 珍珠母20克，生地黄18克，天冬、麦冬、
白芍、玄参各15克，栀子、知母、牡丹
皮、龙胆草、远志各10克，黄连、黄柏
各8克，柴胡5克，朱砂4克。

制法用法 将上述中药材加水煎服，每日1剂。

适用病症 阳强。

阳强汤 《百病奇效良方妙法精选》

方剂组成 生地黄12克，炙龟板9克，知母、黄柏、
麦冬、北沙参各1克，生石膏24克，肉
桂1.5克。

制法用法 将上述中药材加水煎服，每日1剂，分2
次服用。

适用病症 阴茎无故勃起，久久不软。

中药档案·桑葚子

【别名】桑果、乌葚、桑实、桑葚、桑枣。

【入药】果穗。

【性味】性微寒，味甘、微酸。

【归经】归心、肝、肾经。

【功效】滋阴补血、生津润燥。

【主治】肝肾阴虚所致的头晕眼花、失眠、须
　　　　发早白、关节不利、产后血虚等症。

【禁忌】脾虚畏寒、大便稀薄者忌服。

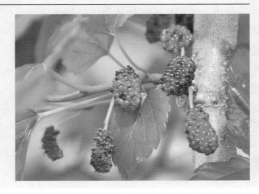

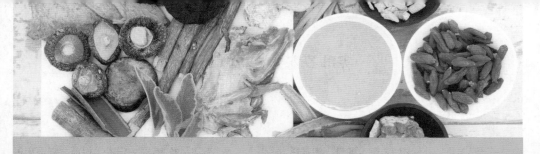

精液异常症

精液异常症分为精液异常和精子异常两类，前者是指精液量的多寡、颜色和质的异常，后者指精子量的多少、质的异常和畸形等。精液异常症是一种较为严重的男科疾病，影响男性的生活质量、生育能力以及身体健康。

推荐药材

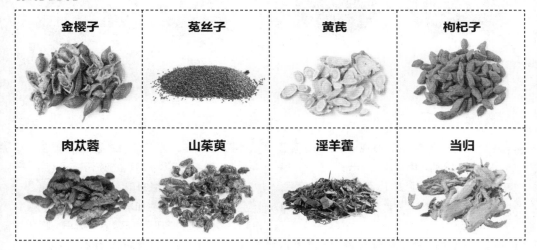

金樱子　　菟丝子　　黄芪　　枸杞子

肉苁蓉　　山茱萸　　淫羊藿　　当归

病因探析

精液异常症主要受疾病原因和生活因素的影响。疾病原因主要有尿频、血尿、排尿困难等泌尿系统疾病，导致精子活动率下降的性传播疾病，腮腺炎特别是合并睾丸炎等；生活因素包括医疗药品刺激精子、精子高温中暑、烟酒成分荼毒精子以及精子营养补给不充分等。中医认为，肾藏精、气化精，肾阴肾阳失去平衡，气虚无力化生真精，就会引起精液异常。

症状表现

精液异常症表现在精液量少、色异，精子畸形，无精子，精子计数低下、活动力弱、活动率差，精液在 60 分钟以上不液化，脓精精等多种异常情况。

预防护理

（1）平时多吃绿色蔬菜，因为蔬菜中所含的维生素、锌、硒等有利于精子成长。

（2）少去桑拿房、蒸汽浴室，高温蒸浴会直接伤害精子。

（3）吸烟、喝酒是造成精子数量和质量下降的主要原因，要及时戒除烟酒。

（4）养成良好的生活习惯，劳逸结合，保证充足的休息时间。

补肾填精方 《经验方》

方剂组成 金樱子、菟丝子、黄芪各 30 克，枸杞子、淫羊藿、补骨脂 12 克，狗脊、肉苁蓉、熟地黄各 15 克，山茱萸 10 克，茯苓、仙茅各 9 克。

制法用法 将上述中药材加水煎服，每日 1 剂。

适用病症 男女不孕症。

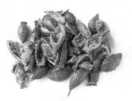

金樱子

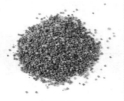

菟丝子

嗣育汤 《河北中医》

方剂组成 党参、茯苓、当归、生地黄、淫羊藿、甘草、肉苁蓉各 15 克，白术、川芎、紫河车各 10 克，白芍 20 克，牡丹皮 12 克，菟丝子 18 克。

制法用法 将上述中药材加水煎服，每日 1 剂，1 个月为 1 个疗程。精子数目少、精液量少者重用紫河车，并加鹿茸、鹿鞭、驴鞭等。

适用病症 精子成活率低下。

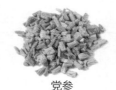

党参

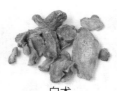

白术

生精赞育汤 《河北中医》

方剂组成 淫羊藿、制首乌各 30 克，菟丝子、枸杞子各 12 克，肉苁蓉、蛇床子、黄芪、当归、茯苓、牛膝各 15 克，五味子、仙茅、紫河车粉各 10 克，熟地黄 20 克，鹿角胶 5 克。

制法用法 将上述中药材加水煎服，每日 2 次，30 日为 1 个疗程。

适用病症 无精、少精或精子成活率低下等男性不育症。

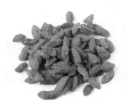

枸杞子

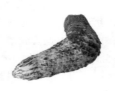

肉苁蓉

益肾生精汤 《实用专病专方临床大全》

方剂组成 山茱萸、淫羊藿各 12 克，熟地黄 20 克，茯苓 15 克，山药、枸杞子各 18 克，高丽参 6 克，牡丹皮、炙甘草各 10 克。

制法用法 将上述中药材加水 800 毫升，小火煎煮至 400 毫升，每日 1 剂，分早、晚 2 次服用，半个月为 1 个疗程。

适用病症 肾元虚衰所致的少精子症。

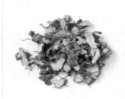

淫羊藿

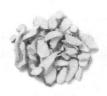

山药

育精汤 《浙江中医学院学报》

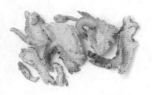

当归

方剂组成 制首乌 15 克，韭菜籽、当归、熟地黄、菟丝子、覆盆子、淫羊藿、川牛膝各 12 克。

制法用法 将上述中药材加水煎服，每日 1 剂。

适用病症 肾阴阳两伤之精液不液化。

液化生精汤 《山东中医药大学学报》

方剂组成 牡丹皮、地骨皮、白芍、山茱萸、连翘、夏枯草、柴胡、竹叶、茯苓各 9 克，生地黄、麦冬、玄参、浙贝母、枸杞子、淫羊藿各 12 克，生牡蛎 30 克，丹参 15 克，金银花 18 克。

制法用法 将上述中药材加水煎服，每日 1 剂。

适用病症 精液不液化。

滋阴化精汤 《河北中医》

方剂组成 黄柏、知母、女贞子各 10 克，生地黄、熟地黄、五味子各 15 克，车前子 12 克，枸杞子、菟丝子各 30 克，覆盆子 20 克，仙茅、淫羊藿各 6 克。

制法用法 将上述中药材加水煎服，每日 1 剂。

适用病症 肾阴虚型精液不液化。

壮阳灵 《男女病奇效良方》

方剂组成 莲子、旱莲草各 15 克，生地黄、女贞子、穿山甲、龟板胶、地骨皮、覆盆子、地龙、黄柏、苏木各 10 克。

制法用法 将上述中药材加水煎服，每日 1 剂。

适用病症 精子数量少。

益肾壮精汤 《实用专病专方临床大全》

方剂组成 淫羊藿、黄芪各 15 克，菟丝子、当归各 12 克，熟地黄 30 克，桃仁 9 克，川芎 6 克。

制法用法 将上述中药材加水煎服，每日 1 剂，30 日为 1 个疗程。

适用病症 死精过多症。

中药档案·熟地黄

【别名】熟地、大熟地、怀熟地。

【入药】生地黄加黄酒拌蒸或直接蒸至黑润而成。

【性味】性微温，味甘。

【归经】归肝、肾经。

【功效】补血滋阴、益精填髓。

【主治】阴虚血少、腰膝痿弱、遗精、崩漏、月经失调、消渴、小便频数、耳聋、目昏等症。

【禁忌】脾胃虚弱、气滞痰多、腹满便溏者忌服。

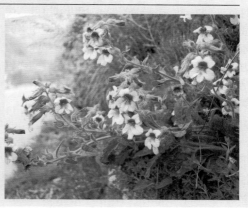

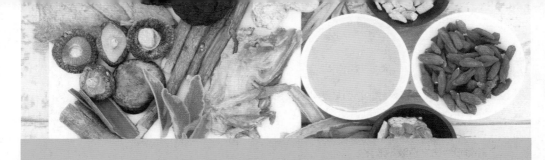

阳痿

阳痿又称勃起功能障碍，是指在有性欲望时，阴茎不能勃起或勃起不坚，或者是有勃起以及一定的硬度，但是不能够达到或维持足够的时间以获得满意的性生活。阳痿包括先天性和病理性两种，前者较少见，且不易治愈；后者较常见，治愈率也高。

推荐药材

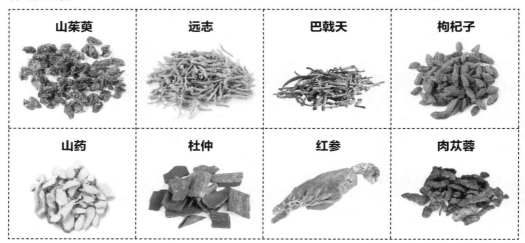

| 山茱萸 | 远志 | 巴戟天 | 枸杞子 |
| 山药 | 杜仲 | 红参 | 肉苁蓉 |

病因探析

引起阳痿的病因包括非器质性病变和器质性病变两方面。非器质病变包括纵欲过度、体质衰弱、过度疲劳等身体衰弱或神经衰弱之因素，或性交环境不良、夫妻感情冷淡，或自慰过多、缺乏性知识等精神因素；器质性病变包括年老、器官系统病变、药物影响或手术，该类患者在强力刺激下阴茎也不能勃起。

症状表现

阳痿的症状表现为在男性有欲望的情况下，阴茎不能完全勃起或勃起不坚，不能进行性交或发生性交困难；年轻人性交准备不足，易出现焦虑和急躁并伴有阳痿；一时紧张或过度疲劳会使阳痿偶有发生，但不影响下次性生活；阳痿持续并不断进展，多为器质性病变所引起的。

预防护理

（1）学习性知识，对其有全面、正确的认识，并了解生理波动。

（2）节制房事，避免长期房事过度，或沉浸于色情。

（3）要积极锻炼身体，增强体质，保证充足的休息，防止过度疲劳。

振痿举阳汤《山西中医》

方剂组成 熟地黄 30 克，山茱萸、炒白术各 12 克，远志、巴戟天、杜仲各 3 克，肉苁蓉、蛇床子各 15 克，肉桂、茯苓各 6 克，人参、枸杞子各 9 克，黄芪 10 克，淫羊藿、紫河车粉各 20 克。

制法用法 将上述中药材加水煎服，每日 1 剂，早、晚分服。

适用病症 全痿、半痿，行房时举而无力或举而不坚。

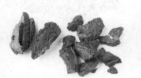
熟地黄

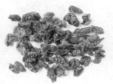
山茱萸

亢痿汤《黑龙江中医药》

方剂组成 熟地黄、山药、阳起石各 15 克，枸杞子、淫羊藿各 20 克，肉苁蓉 10 克，升麻 1 克，黄狗肾粉 5 克。

制法用法 将上述中药材加水煎服，每日 1 剂。

适用病症 阳虚精血亏损所致的阳痿。

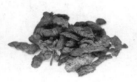
肉苁蓉

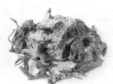
升麻

加减归脾汤《四川中医》

方剂组成 党参、淫羊藿各 15 克，黄芪 30 克，焦白术、茯神、远志、巴戟天、龙眼肉各 10 克，木香 6 克，炙甘草 5 克。

制法用法 将上述中药材浓煎，每日 1 剂，早、晚分服。

适用病症 阳痿、用脑劳心之人。

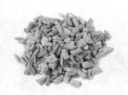
党参

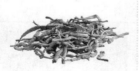
巴戟天

地龙丸《新中医》

方剂组成 干地龙、龟板胶、熟地黄各 40 克，生牡蛎 70 克，山药、枸杞子、菟丝子各 30 克，鹿角胶、山茱萸、牡丹皮、巴戟天、锁阳、肉苁蓉、牛膝、酸枣仁各 20 克，蛤蚧 1 对。

制法用法 将所有中药材共研为末，炼蜜为丸，每丸重 9 克，每次以淡盐开水送服，每日 2 次。

适用病症 阳痿。

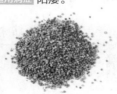
菟丝子

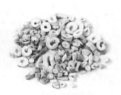
牡丹皮

活血起痿汤 《新中医》

方剂组成 黄芪、丹参各 30 克，川芎、赤芍、牛膝各 20 克，当归 15 克，桃仁、红花各 10 克。

制法用法 将上述中药材加水煎服，每日 1 剂，分 2 次服用。

适用病症 阳痿。

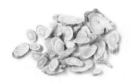
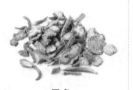

黄芪　　　　　　　　丹参

不倒丸 《中医杂志》

方剂组成 制黑附子、甘草各 6 克，蛇床子、淫羊藿各 15 克，益智仁 10 克。

制法用法 将上述中药材研为细末，以炼蜜 80 克调匀，做成 12 丸，每次服 1 丸，每日 3 次，温开水送服。

适用病症 肾阳不足所致的阳痿或举而不坚。

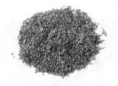
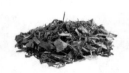

蛇床子　　　　　　　淫羊藿

栗子酒 《中国民间小单方》

方剂组成 栗子 1000 克，白酒 2500 毫升。

制法用法 把栗子放入白酒中浸泡 7 日，在性交前饮用少许。

适用病症 阳事不兴。

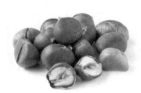

栗子

细辛饮 《中国中药杂志》

方剂组成 细辛 5 克。

制法用法 将细辛泡茶饮用，连泡 3 次。

适用病症 阳痿。

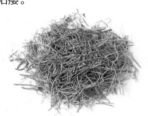

细辛

中药档案·栗子

【别名】板栗、风栗、栗。

【入药】成熟种子。

【性味】性温，味甘。

【归经】归肾、脾、胃经。

【功效】补肾强筋、活血止血、健脾养胃。

【主治】泄泻、反胃、便血、衄血、腰脚软弱、瘰疬、骨折肿痛、肾气虚、赤白痢等症。

【禁忌】栗子一次不宜吃太多，否则易伤脾胃。

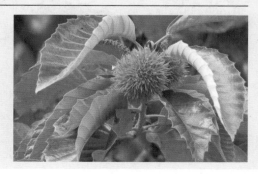

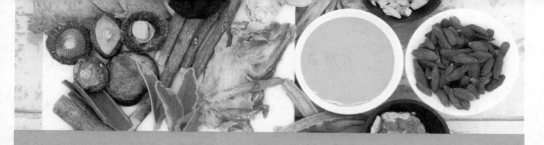

前列腺炎

前列腺炎是一种较为常见的疾病，它并不会直接威胁患者生命，但严重影响患者的生活质量。前列腺炎以中年人发病率较高，其中又以慢性前列腺炎和急性前列腺炎最为常见。

推荐药材

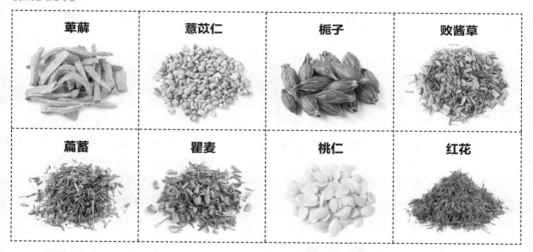

| 萆薢 | 薏苡仁 | 栀子 | 败酱草 |
| 萹蓄 | 瞿麦 | 桃仁 | 红花 |

病因探析

引起前列腺炎的病因主要有：

（1）因先天或后天免疫性缺陷而产生抗前列腺抗体，导致前列腺组织损伤，引起前列腺炎。

（2）男性局部神经内分泌失调，引起后尿道压力过大、前列腺管开口处损伤，从而诱发前列腺炎。

（3）各种原因引起的充血特别是被动充血，是导致前列腺炎的致病原因。

（4）焦虑、抑郁、悲观、恐惧等紧张情绪易引起前列腺炎。

（5）细菌、真菌、原虫、病毒等都有可能成为致前列腺炎的感染源。

症状表现

慢性细菌性前列腺炎患者有反复发作的下尿路感染症状，表现为尿频、尿急、尿痛、排尿烧灼感，尿潴留、排尿困难，后尿道、肛门、会阴区坠胀不适；慢性非细菌性前列腺患者主要表现为盆骨区疼痛，尿急、尿频、尿痛和尿液增多。

预防护理

前列腺炎的预防护理要注意：保持积极乐观的心态，避免压抑、焦虑、烦躁等负面情绪；积极锻炼身体，增强自身的抵抗力；饮食要营养均衡，忌食辛辣刺激食物，戒除烟酒。

萆薢化湿汤 《江西中医药》

方剂组成 萆薢、薏苡仁、蒲公英、栀子、赤芍各15克，车前子、黄柏、柴胡各10克，甘草6克。

制法用法 将上述中药材加水煎服，每日1剂。

适用病症 慢性前列腺炎。

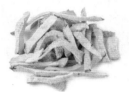

萆薢	薏苡仁

苓薏败酱汤 《广西中医药》

方剂组成 茯苓、薏苡仁、败酱草各20克，石韦、萹蓄、瞿麦、滑石各15克，王不留行10克。

制法用法 将上述中药材加水煎服，每日1剂。

适用病症 前列腺炎。

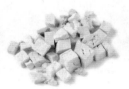 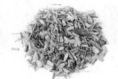

茯苓	败酱草

铁军汤 《上海中医药杂志》

方剂组成 滑石、生山栀子、玄参、生大黄、神曲、马鞭草、川牛膝、紫苏叶各12克，生地黄15克，萹蓄10克，生山楂18克，青皮6克。

制法用法 将上述中药材加水煎服，每日1剂。

适用病症 前列腺炎。

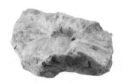 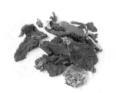

滑石	玄参

坐浴方 《当代中药外治临床大全》

方剂组成 白芷、萆薢各30克，甘草5克。

制法用法 将上述中药材煎汤1盆，坐盆内使水至小腹，用手按小腹至外阴部，以有温热感为度，水凉加温，每次坐盆半小时，每日1次，1个月为1个疗程。

适用病症 夹有湿热的前列腺炎。

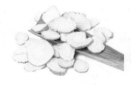 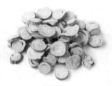

白芷	甘草

升清降浊汤 《江西中医药》

方剂组成 柴胡、桔梗各9克，升麻6克，茯苓、猪苓、车前子、木通各10克。

制法用法 将上述中药材加水煎服，每日1剂。

适用病症 慢性前列腺炎。

南瓜子方 《百病良方》

方剂组成 生南瓜子30克。

制法用法 去壳嚼服，每日1次。

适用病症 前列腺炎。

龙胆消炎汤 《实用专病专方临床大全》

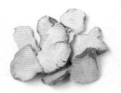

土茯苓

方剂组成 龙胆草、蒲公英、土茯苓各 15~30 克，黑山栀子、败酱草各 15 克，柴胡、黄柏、夏枯草、萆薢各 9 克，茜草、牡丹皮、肿节风各 9~15 克。

制法用法 将上述中药材加水煎服，每日 1 剂，重者 2 剂。

适用病症 急慢性前列腺炎。

前列腺汤 《当代中国名医高效验方1000首》

方剂组成 丹参、泽兰、赤芍、桃仁、红花、王不留行、白芷、制乳没、川楝子、小茴香各 9 克，败酱草 15 克，蒲公英 30 克。

制法用法 将上述中药材加水煎服，每日 1 剂，分 3~4 次服用。

适用病症 气滞血瘀型慢性前列腺炎。

麝椒贴脐方 《百病奇效良方妙法精选》

方剂组成 麝香 0.15 克，白胡椒 7 粒。

制法用法 将上述中药材分别研为粉末，先将麝香粉倒入脐内，再把胡椒粉盖在上面，然后盖上 1 张白纸，外用胶布固定，7~10 日换药 1 次，10 次为 1 个疗程。

适用病症 前列腺炎。

清利理化汤 《余惠民方》

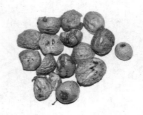

川楝子

方剂组成 川楝子、川牛膝、刘寄奴、桃仁、甘草、黄柏、小茴香各 10 克，薏苡仁、白芍各 20 克，败酱草 30 克，熟附子 3 克，瞿麦、延胡索各 15 克。

制法用法 将上述中药材加水煎服，每日 1 剂，分 2 次服用。

适用病症 慢性前列腺炎。

中药档案 · 茜草

【别名】 茹芦、茜根、地血、小活血、涩拉秧、红内消。

【入药】 干燥根及根茎。

【性味】 性寒，味苦。

【归经】 归肝经。

【功效】 凉血、祛瘀、止血、通经。

【主治】 吐血、衄血、便血、尿血、崩漏、月经不调、风湿关节痛、闭经腹痛、跌打损伤、黄疸、慢性支气管炎、神经性皮炎等症。

【禁忌】 脾胃虚寒及无瘀滞者慎服。

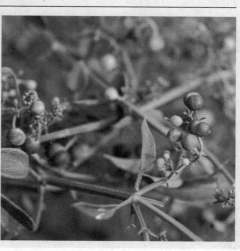

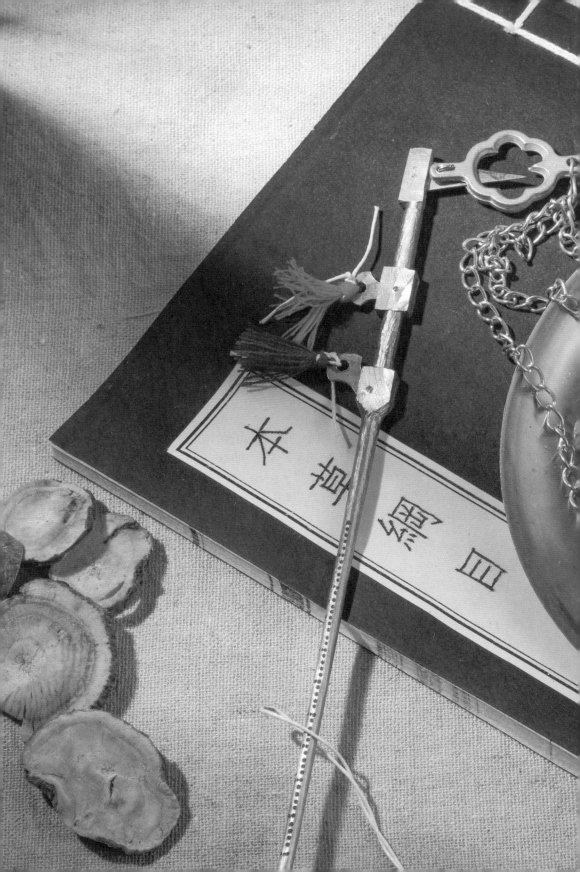

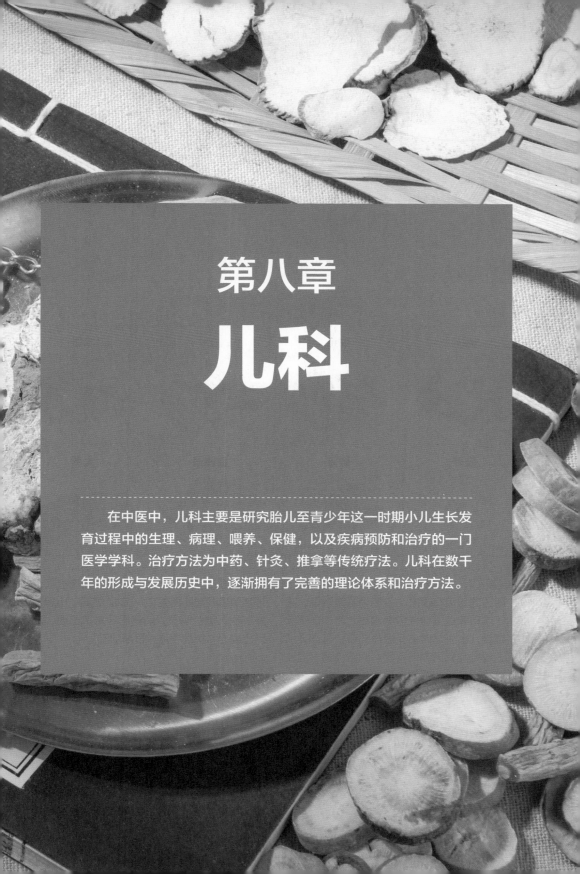

第八章

儿科

在中医中，儿科主要是研究胎儿至青少年这一时期小儿生长发育过程中的生理、病理、喂养、保健，以及疾病预防和治疗的一门医学学科。治疗方法为中药、针灸、推拿等传统疗法。儿科在数千年的形成与发展历史中，逐渐拥有了完善的理论体系和治疗方法。

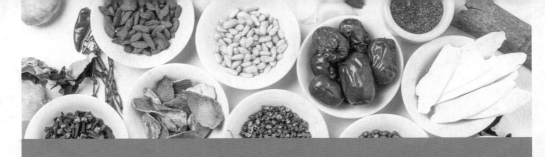

胎黄

胎黄为中医病名，以婴儿出生后皮肤面目出现黄疸为特征，因其与胎禀因素有关，故称"胎黄"或"胎疸"。现代医学中称其为新生儿黄疸，囊括了新生儿生理性黄疸和血清胆红素水平增高的一系列疾病。

推荐药材

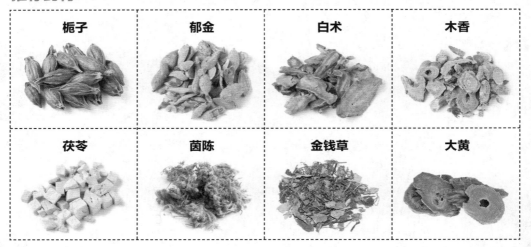

| 栀子 | 郁金 | 白术 | 木香 |
| 茯苓 | 茵陈 | 金钱草 | 大黄 |

病因探析

胎黄的病因有很多，主要为胎禀湿蕴，是指由于孕母素蕴湿盛或内蕴湿热之毒，遗于胎儿，或婴儿出生之时感受湿热邪毒；母体体弱多病，致婴儿先天禀赋不足，脾阳虚弱，湿浊内生，或婴儿出生后为湿邪所侵，湿从寒化，寒湿阻滞；部分小儿禀赋不足，脉络阻滞，或湿热蕴结肝经日久，气血郁阻，致气滞血瘀而发黄。

症状表现

胎黄分为生理性黄疸和病理性黄疸，生理性黄疸在新生儿出生后的 2~3 日出现，4~6 日达到高峰，7~10 日消退，持续时间短，除有轻微食欲不振外，无任何其他临床症状；病理性黄疸在婴儿出生 24 小时内出现，出现早，发展快，黄色明显，消退后会再次出现，或黄疸出现迟，持续不退，日渐加重。

预防护理

（1）妊娠期间要注意饮食卫生，不能滥用药物，忌酒和辛热食物。

（2）孕妇有肝炎病史，或曾产育病理性胎黄婴儿者，产前应采取相应的预防措施。

（3）注意新生儿脐部、臀部和皮肤的保护，避免损伤，防止感染。

（4）注意新生儿保暖，提早开奶。

栀子郁金汤《中西医结合儿科试用新方》

方剂组成 栀子、郁金、白术、茯苓、木香各3克，神曲4克，金钱草6克，大黄1克，甘草2克。

制法用法 将上述中药材加适量水，煎煮2次，过滤去渣，合并滤液，分3次喂服。

适用病症 新生儿肝炎、新生儿胆汁郁滞性黄疸。

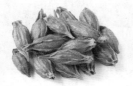

栀子

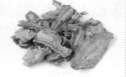

白术

和肝散《中国中医报》

方剂组成 全栝楼200克，片姜黄、广郁金、神曲、生甘草各50克。

制法用法 将上述中药材研为细末，1~3个月婴儿每次服0.3克，4个月到1岁服1克，1~4岁服2~3克，5~7岁服3.5~4克，日服3~4次。

适用病症 胎黄属阳黄者。

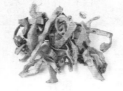

栝楼

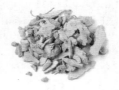

姜黄

清热退黄汤《中医儿科临床手册》

方剂组成 茵陈9克，山栀子3克，大黄（后下）、黄连各1.5克，黄柏、黄芩各4.5克。

制法用法 将上述中药材加水煎服，连服3日。

适用病症 新生儿黄疸。

利胆合剂《中医杂志》

方剂组成 茵陈、金钱草、广郁金、赤芍各12克，当归、生山楂各9克，虎杖6克，生大黄3克。

制法用法 将上述中药材加水煎服，每日2次。

适用病症 胎黄。

中药档案·虎杖

【别名】斑杖、土用七、红三七、虎杖根、苦杖、花斑竹、川筋龙、紫金龙、酸汤杆、山大黄、阴阳莲。

【入药】根茎。

【性味】性寒，味苦。

【归经】归肝、胆、肺经。

【功效】利胆眼黄、清热解毒、散瘀止痛、止咳化痰。

【主治】关节痹痛、经闭、症瘕、淋浊、带下异常、咳嗽痰多、水火烫伤、湿热黄疸、跌打损伤、痈肿疮毒、毒蛇咬伤等症。

【禁忌】孕妇慎服。

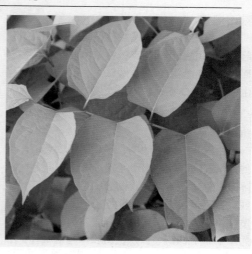

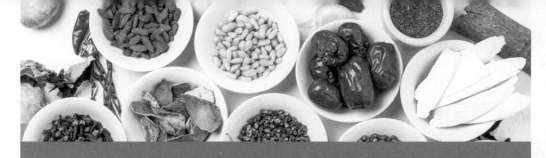

百日咳

百日咳是一种小儿常见的呼吸道传染病，主要是由百日咳杆菌引起的，病程长达 2~3 个月，故有百日咳之称。百日咳多见于 5 岁以下的小儿，多发于冬、春两季，表现为阵发性连续咳嗽，咳后深吸气时，有特殊的高音调吼声，婴幼儿及重症者易并发肺炎及脑病。

推荐药材

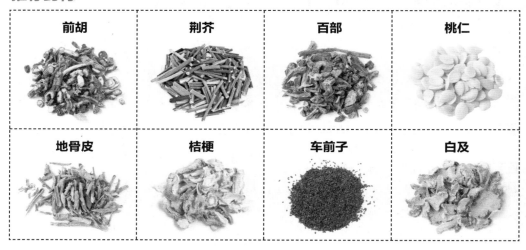

| 前胡 | 荆芥 | 百部 | 桃仁 |
| 地骨皮 | 桔梗 | 车前子 | 白及 |

病因探析

一般的百日咳多是由百日咳杆菌感染所引起的，也可由同属的支气管败血症鲍特菌和副百日咳鲍特菌引起。中医认为，百日咳主要是由于小儿素体不足，内隐伏痰，风邪从口鼻而入袭侵于肺引起的。

症状表现

百日咳分为卡他期、痉咳期和恢复期。卡他期从发病开始到出现痉咳，一般为 1~2 周，除咳嗽外，还有流涕、低热、打喷嚏等症状，或只有干咳；痉咳期一般为 2~4 周，会出现阵发性、痉挛性咳嗽，以夜间居多；恢复期一般为 1~2 周，咳嗽发作次数减少，程度减轻，不再出现阵发性痉咳，但若遇到浓烟刺激或呼吸道感染，可重复出现阵发性痉咳。

预防护理

（1）避免烟尘刺激诱发咳嗽。孩子生病期间，家长不要在室内吸烟、炒菜等。

（2）饮食要选择清淡且易消化吸收、营养丰富的食物，要少吃多餐。

（3）忌食油腻、辛辣刺激食物，忌饮食过饱。

（4）做好防护，忌和别种患儿接触，以免感染，引起其他的并发症。

核桃糖梨汁 《中医小儿食物保健疗法》

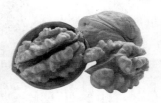

核桃仁

方剂组成 核桃仁（保留紫衣）、冰糖各 30 克，梨 50 克。

制法用法 将核桃仁和冰糖、梨一起捣烂，加水煮成汁服用，每次 1 匙，每日 3 次。

适用病症 百日咳。

顿咳散 《中国中医报》

方剂组成 款冬花、前胡、白前、百部、车前子、紫菀、白及各 50 克。

制法用法 将上述中药材研为细末，开水冲服，日服 3~4 次。1~3 个月小儿每次服 0.3 克，4 个月到 1 岁每次服 1 克，2~4 岁每次服 2~3 克，5~8 岁每次服 5~6 克。

适用病症 风寒咳嗽，日轻夜重，顿咳偏寒。

百咳汤 《中国中医报》

方剂组成 半夏、陈皮、茯苓各 8 克，甘草、枳实、竹茹、杏仁、紫苏叶、白芥子、葶苈子各 6 克，大黄 2 克。

制法用法 将所有中药材加水煎服，每 2 日 1 剂，早、中、晚或每 4 小时服 1 次。

适用病症 百日咳。

芹菜止咳汁 《中医小儿食物保健疗法》

方剂组成 芹菜 500 克，食盐少许。

制法用法 将芹菜洗净，捣烂取汁，加食盐，隔水温热，早、晚各服 1 酒盅，连服数日。

适用病症 百日咳。

马齿苋汤 《中国中医报》

方剂组成 马齿苋 30 克，百部 6 克，桔梗 3 克。

制法用法 将上述中药材加水煎服，每日 1 剂，7 日为 1 个疗程。

适用病症 百日咳。

中药档案·桔梗

【别名】梗草、六角荷、白药、铃铛花、苦桔梗、苦菜根。

【入药】根。

【性味】性平，味苦、辛。

【归经】归肺经。

【功效】宣肺利咽、祛痰排脓、润肺补肺。

【主治】咳嗽痰多、胸闷不畅、咽痛音哑、肺痛吐脓、痢疾腹痛、扁桃体炎等症。

【禁忌】不宜与龙眼、猪肉同食；不宜用量过大；胃和十二指肠溃疡患者慎服。

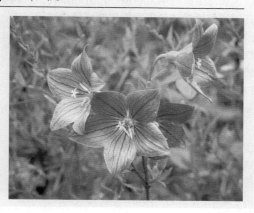

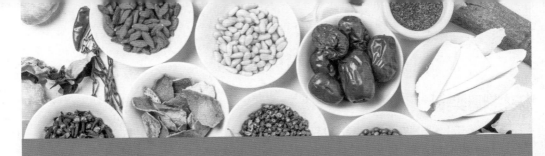

婴儿湿疹

婴儿湿疹，中医称之为"奶癣"或"胎敛疮"，是婴儿时期最常见的皮肤病之一，是由多种内外因素引起的过敏性皮肤炎症。婴儿湿疹虽无明显的季节性，但冬季常易复发，可泛发或局限发，由于病变主要在表皮，愈后一般不留瘢痕。

推荐药材

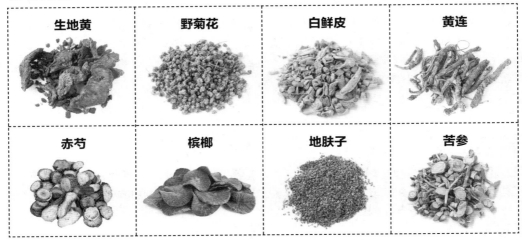

生地黄　　野菊花　　白鲜皮　　黄连

赤芍　　槟榔　　地肤子　　苦参

病因探析

婴儿湿疹的诱发与多种内外因素有关，内在因素包括机体免疫功能失衡或免疫缺陷、内分泌疾病、营养障碍、慢性感染、肿瘤等系统性疾病、遗传性或获得性皮肤屏障功能障碍；外在诱因多与摄入食物、护理不当、环境中的过敏原、外用药物等有关。

症状表现

婴儿湿疹起病大多在出生后的 1~3 个月，皮疹多见于头面部，逐渐蔓延至身体其他部位，病情轻重不一。皮损初起时为红斑或红丘疹，形状不一，随着病情进展会出现丘疱疹、小水疱、糜烂、结痂等，有奇痒，婴儿夜间哭闹不止、躁动不安，病情反复，时好时坏。若搔抓容易继发感染，引起局部淋巴结肿大，极少数患儿会发生全身感染。

预防护理

（1）患儿尽量每天洗澡，以保持皮肤清洁和湿润，洗澡时水温要适宜，尽量避免使用化学洗浴用品。

（2）尽量避免搔抓和摩擦，穿衣不宜太厚，最好宽松一些，多穿棉质衣物。

（3）母乳喂养者，母亲饮食要清淡，忌食辛辣、鱼腥、牛羊肉等发物。

清热凉血解毒汤 《六十年行医经验谈》

方剂组成 生地黄、老紫草、野菊花、生赤芍各 6 克，白鲜皮 5 克，净蝉蜕、蛇蜕各 1.6 克，黄柏 3 克，黄连 1 克，豨莶草 10 克。

制法用法 将上述中药材加水煎 2 次，混合后浓缩成 100 毫升，每次 25 毫升，加少许白糖，入奶瓶内，待温，令婴儿吸饮，每日 4 次。

适用病症 婴儿面部湿疹满布，作痒异常，搔之则皮破流黄水。

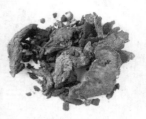

生地黄

祛湿药粉 《赵炳南临床经验集》

方剂组成 黄连 24 克，黄柏 240 克，黄芩 144 克，槟榔 96 克。

制法用法 将上述中药材研为极细末，直接撒扑，或用植物油调敷或配制成软膏用。

适用病症 婴儿湿疹。

活血散 《中医临床验方集》

方剂组成 牛膝、红花、白芍各 6 克，桂枝、杏仁、甘草各 3 克，姜、枣为引。

制法用法 将上述中药材加水煎服，每日 1 剂，分 3 次服用。

适用病症 小儿四肢湿疹，流黄水。

地肤洗剂 《中医临床验方集》

方剂组成 地肤子、蛇床子、苦参、花椒、黄柏、防风各 10 克，白矾、黄连各 5 克。

制法用法 将上述中药材加水煎后取汁外洗，每日 2 次。

适用病症 婴儿湿疹。

外洗湿敷方 《浙江中医学院学报》

方剂组成 蛇床子、金银花、野菊花各 9 克，生甘草 6 克。

制法用法 将上述中药材加水煎后取汁外洗或湿敷局部，每日 2~3 次，每次约 10 分钟。

适用病症 婴儿湿疹。

中药档案·赤芍

【别名】木芍药、红芍药、赤芍药。

【入药】干燥根。

【性味】性微寒，味苦。

【归经】归肝经。

【功效】散瘀止痛、清热凉血。

【主治】身热出血、目赤肿痛、痈肿疮毒、胸胁疼痛、腹痛、痛经、热入营血、吐血、衄血、跌打损伤等症。

【禁忌】不宜与藜芦同用；闭经者禁用；血虚者慎服。

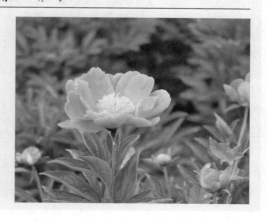

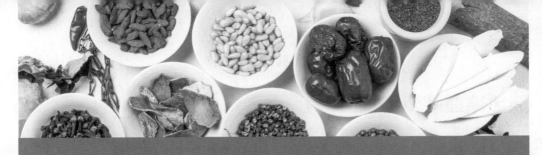

小儿感冒

　　小儿感冒即小儿上呼吸道感染，是指由各种病原引起的喉部以上的呼吸道炎症，为小儿最常见的一种疾病。小儿感冒以病毒侵袭为主，此外还有支原体和细菌感染，以冬春季较为多见，幼儿期发病最多。

推荐药材

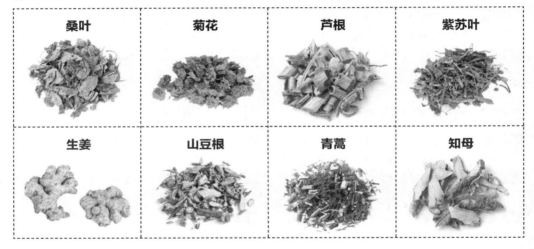

桑叶	菊花	芦根	紫苏叶
生姜	山豆根	青蒿	知母

病因探析

　　小儿感冒是由各种细菌和病毒感染引起的，以病毒感染为主，主要有鼻病毒、流感病毒、腺病毒、呼吸道合胞病毒等，病毒感染后可继发细菌感染；该病症与婴幼儿时期小儿机体的生理、解剖特点，免疫系统发育不成熟等也有关。此外，对小儿护理不当、周围环境不良、气候改变等因素也易诱发此病。

症状表现

　　小儿感冒的症状主要表现为鼻塞、流涕、打喷嚏、干咳、咽部不适、发热、烦躁不安、头痛、全身不适、乏力等。部分患儿伴有食欲不振、呕吐、腹泻、腹痛等消化道症状。

预防护理

　　（1）加强体格锻炼，以增强抵抗力。
　　（2）提倡母乳喂养。
　　（3）注意补充营养，防止营养不良。
　　（4）避免去人多拥挤的公共场所。

绿豆蛋清饼 《食物疗法》

方剂组成 绿豆 125 克，鲜鸡蛋 1 个。

制法用法 将绿豆研粉，炒热后用鸡蛋清调和，捏成饼状贴于患儿胸部，不满 1 岁者贴 15 分钟，3 岁左右者贴 30 分钟。

适用病症 小儿感冒高热不退。

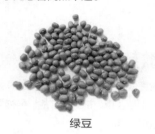

绿豆

姜枣粥 《中国中医报》

方剂组成 陈粳米 30~60 克，生姜 3~5 片，大枣 3~5 枚。

制法用法 将大枣去核、撕碎，陈粳米于铁锅内炒至焦黄，加水，放入大枣和生姜，慢火煮至粥成，每日或数日服 1 次。

适用病症 小儿风寒感冒。

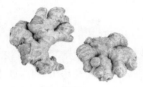

生姜

四根汤 《中国中医报》

方剂组成 板蓝根 15~20 克，紫草根 3~8 克，葛根、山豆根各 8~15 克，生甘草 6~10 克。

制法用法 将上述中药材加水煎服，每日 1 剂。

适用病症 小儿外感发热。

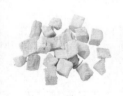

葛根

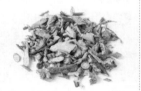

山豆根

柴葛蝉银汤 《中国中医报》

方剂组成 柴胡、蝉蜕各 3~6 克，葛根、金银花各 6~10 克。

制法用法 将上述中药材加水煎 2 次，滤液混合均匀，每日 1 剂，分 4~5 次温服。

适用病症 小儿外感发热。

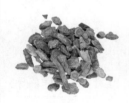

柴胡

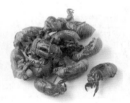

蝉蜕

宣消散 《中国中医报》

方剂组成 山楂、麦芽、神曲各 30 克，蝉蜕、薄荷叶各 80 克，杏仁、荆芥穗各 120 克，番泻叶、麻黄各 15 克，金银花 160 克。

制法用法 将上述中药材共研为末，开水冲服或煎服，1~3 个月小儿每次服 0.3 克，4 个月到 1 岁每次服 1 克，2~4 岁每次服 2~3 克，每日 3~4 次。

适用病症 小儿风热感冒。

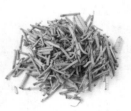

麻黄

解毒止咳汤《云南中医杂志》

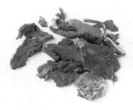

玄参

方剂组成 金银花、玄参各15克，白前、杏仁各12克，荆芥、薄荷、甘草各6克。

制法用法 将上述中药材加水煎2次，取汁混合均匀，每日1剂，分次服；一岁半以下小孩服150毫升即可。

适用病症 小儿感冒。

养阴清热汤《中医临床验方集》

方剂组成 青蒿、谷芽各9克，鳖甲、鸡内金各6克，石膏20克，知母15克，地骨皮、桑白皮各10克，大黄、甘草各7.5克。

制法用法 将上述中药材加水煎服，每日1剂，分3次服用，连服6剂。

适用病症 小儿长期发热。

解表散热汤《中医临床验方集》

方剂组成 淡豆豉、炒牛蒡子各12克，蝉蜕、薄荷（后下）各3克，荆芥、前胡、桔梗各5克，僵蚕6克。

制法用法 将上述中药材加水煎服，每日1剂，分3次服用。

适用病症 小儿感冒发热。

鲜薄荷饮《中国中医报》

方剂组成 鲜薄荷5克，橘红、浙贝母、钩藤各3克。

制法用法 将上述中药材加水煎服，每日1剂，分3次服用。

适用病症 小儿感冒。

疏风解热汤《中医儿科学》

方剂组成 车前草15克，银花藤、野菊根、鲜芦根各9克，桑叶、薄荷、竹叶、荷叶各6克。

制法用法 将上述中药材加水煎服，每日3次。

适用病症 小儿风热感冒。

中药档案·杏仁

【别名】苦杏仁、光杏仁、连皮杏仁、木落子、杏梅仁。

【入药】成熟种子。

【性味】性微温，味苦。

【归经】归肺、大肠经。

【功效】祛痰、止咳、平喘、润肠。

【主治】外感咳嗽、喘满、胸闷痰多、喉痹、血虚津枯、肠燥便秘等症。

【禁忌】阴虚咳嗽、大便溏泄者及孕妇忌服；有小毒，不可过量食用。

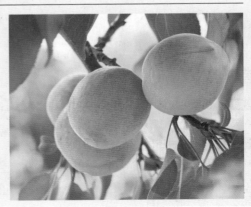

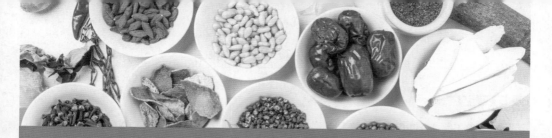

小儿哮喘

小儿哮喘是常见的儿科呼吸道疾病之一，也是一种变态反应，是由自主神经功能失调引起的广泛性、可逆性小儿支气管痉挛，症见突然喘息、哮鸣、咳嗽、咯白痰，每次发作时间可数小时至数日，间歇期正常。

推荐药材

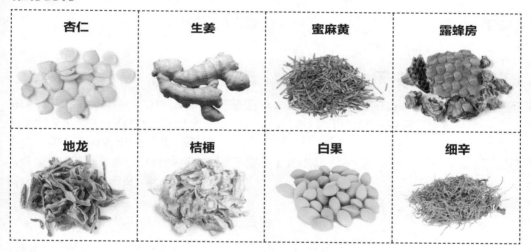

杏仁	生姜	蜜麻黄	露蜂房
地龙	桔梗	白果	细辛

病因探析

小儿哮喘的原因可能与遗传基因、气候、环境、室内装修、生活水平、饮食习惯等因素有关。

症状表现

小儿哮喘发病前往往有1~2日上呼吸道过敏的症状，包括鼻痒、打喷嚏、流清涕、揉鼻子等，并逐渐出现咳嗽、喘息、呼吸困难等。

预防护理

（1）避开过敏原，避免受冷空气刺激。

（2）预防反复的呼吸道感染，如感冒。

（3）服用一些能调整免疫力的中药，如党参、冬虫夏草等。

（4）不要吃太多冰冷食物；哮喘发作时，少吃胀气及难以消化的食物，如豆类、马铃薯、地瓜等。

（5）哮喘患儿的衣被、床上用品以纯棉织品为宜，少用丝棉及羽绒制品。

（6）让孩子适当锻炼身体，以增强体质，但运动量不要过大。

（7）不要令孩子大哭，尽量让孩子保持情绪稳定。

（8）发现孩子哮喘要及时诊治，遵医嘱用药。

杏麻姜方《民间便验方荟萃》

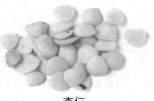

杏仁

方剂组成 芝麻1匙，杏仁6克，生姜1片。

制法用法 将芝麻炒熟研细，加杏仁、生姜同煮，取汁加适量蜂蜜饮下。

适用病症 小儿哮喘。

蜂龙汤《丁金元方》

方剂组成 露蜂房、桔梗、诃子各6克，地龙、白果、百部各10克，紫苏子12克，天竺黄3克。

制法用法 将上述中药材加水煎服，每日1剂，分2次服用。

适用病症 小儿哮喘。

清喘汤《苏礼方》

方剂组成 炙麻黄、细辛、射干、五味子、炙甘草、法半夏各9克，生石膏24克。

制法用法 将所有中药材加水煎服，每日1剂，分3次服用。

适用病症 小儿哮喘。

麻杏石甘辛茶汤《江西中医药》

方剂组成 蜜麻黄5克，杏仁6克，生石膏12克，细辛、炙甘草各4克，茶叶1撮，生姜3片，大枣4枚。

制法用法 将上述中药材加水煎服，每日1剂，分2次服用。

适用病症 小儿哮喘。

麻杏二三汤《焦树德方》

方剂组成 炙麻黄、杏仁、半夏、炒紫苏子、莱菔子各10克，化橘红12克，茯苓15克，白芥子、茶叶、诃子各6克，甘草5克。

制法用法 将所有中药材加水煎服，每日1剂，分2次服用，病情较重者，每日1.5剂，分3次服用。

适用病症 小儿哮喘。

中药档案·莱菔子

【别名】萝卜子、菜头子、芦菔子、萝白子。

【入药】干燥成熟种子。

【性味】性平，味辛、甘。

【归经】归肺、脾、胃、大肠经。

【功效】降气化痰、消食导滞。

【主治】气逆喘满、痰壅喘咳、咳嗽多痰、食积气滞、脘腹胀满、腹泻等症。

【禁忌】中气虚弱及无食积痰滞者慎服。

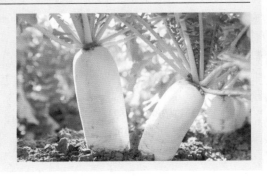

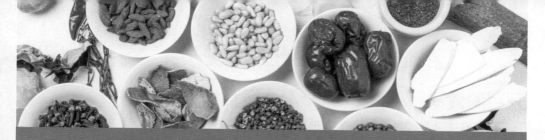

小儿厌食症

小儿厌食症又称小儿消化功能紊乱，是指小儿（主要是 3~6 岁）长期食欲减退或食欲缺乏。它是一种症状，并非一种独立的疾病。

推荐药材

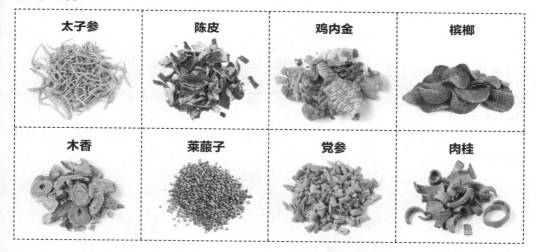

太子参	陈皮	鸡内金	槟榔
木香	莱菔子	党参	肉桂

病因探析

导致小儿厌食症的原因有很多，主要包括全身性疾病的影响、微量元素缺乏、气候影响、喂养不当、乱吃零食、过食冷饮等。此外，一些精神因素也会引起小儿厌食症。

症状表现

本病症状为食欲不振，常可伴见形体消瘦、口干多饮、皮肤干燥、大便干结，或神疲乏力、腹胀、面色萎黄、大便中夹有未消化的残渣、容易出汗等。

预防护理

（1）先带患儿到正规医院儿科或消化内科进行全面细致检查，排除导致厌食的慢性疾病，排除缺铁、缺锌等因素。

（2）饮食要规律，营养要全面，多吃粗粮、杂粮和水果、蔬菜，节制零食和甜食，少喝饮料。

（3）让孩子加强锻炼，以促进食欲。

（4）家长不要过分关注孩子进食的行为，当孩子故意拒食时，不能迁就。

（5）不要盲目让孩子吃药，要注重调理脾胃。

开胃消食饮《中西医结合儿科试用新方》

方剂组成 神曲、炒麦芽、焦山楂各15克，槟榔9克，陈皮、木香各6克，炙甘草45克。

制法用法 将上述中药材加水煎服，每日1剂，方剂为3~6岁剂量，可根据年龄增减。

适用病症 小儿厌食症。

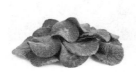

槟榔   木香

增食灵《中国中医报》

方剂组成 扁豆、山药、白术、鸡内金各10克，砂仁5克，山楂、麦芽各15克。

制法用法 将上述中药材研为细末，装入胶囊，每日2次，每次服2粒。

适用病症 小儿厌食症。

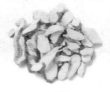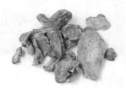

山药   白术

健脾助消饮《中医小儿食物保健疗法》

方剂组成 莲子肉、生谷芽、麦芽各15克，山楂10克。

制法用法 将上述中药材加水煎服，每日3次，每次40~60毫升。

适用病症 小儿厌食症。

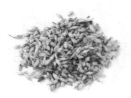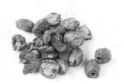

麦芽   山楂

黄金白药散《中国中医报》

方剂组成 炙黄芪、炙鸡内金、焦白术、五谷虫各6克，炒山药10克。

制法用法 将上述中药材研为细末，每日1剂，分3次用糖开水冲服。

适用病症 小儿厌食症。

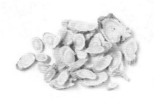

黄芪

健脾益胃汤《上海中医药杂志》

方剂组成 山药、炒谷芽、炒麦芽、茯苓各10克，白扁豆12克，枳壳、炙甘草各6克。

制法用法 将上述中药材加水煎服，每日1剂，分3~5次服用。

适用病症 小儿厌食症。

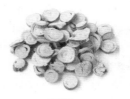

甘草

消化散 《家庭医生》

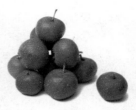

山楂

方剂组成 炒神曲、炒麦芽、焦山楂各10克，炒莱菔子6克，炒鸡内金5克。

制法用法 将上述中药材研为细末，加淀粉1~3克，用白开水调成糊状，临睡前敷于患儿肚脐上，再用绷带固定，次日取下，每日1次，5日为1个疗程。

适用病症 小儿厌食症。

参金汤 《家庭医生》

方剂组成 太子参20克，独脚金15克，鸡内金10克，胡黄连5克。

制法用法 将上述中药材水煎取汁，每日1剂，分2次服用。

适用病症 小儿进食少。

运脾散 《名医特色经验精华》

方剂组成 苍术、陈皮、鸡内金各适量。

制法用法 将上述中药材共研为细末，2岁以下小孩每次服用1克，3~5岁小孩每次服用1.5克，日服3次。

适用病症 小儿厌食症。

白术散 《名医特色经验精华》

方剂组成 党参、炒白术、山药、茯苓、白扁豆、陈皮、炙甘草各48克，莲子肉、薏苡仁、砂仁、桔梗各24克。

制法用法 将上述中药材研为细末，1岁小孩每次服1~2克，日服3次，开水冲服。

适用病症 脾虚型小儿厌食症。

加味理中散 《名医特色经验精华》

方剂组成 紫河车粉、党参、白术各30克，茯苓15克，肉桂、干姜各6克，熟附子3克。

制法用法 将上述中药材研为细末，1岁小孩每次服1克，日服3次，开水冲服。

适用病症 虚寒型小儿厌食症。

中药档案·麦芽

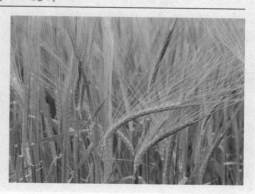

【别名】大麦芽、草大麦、大麦毛、大麦蘖。

【入药】成熟果实。

【性味】性平，味甘。

【归经】归胃、脾、肝经。

【功效】健脾、开胃、消食、和中、下气、回乳。

【主治】食积不消、脘腹胀满、食欲不振、呕吐泄泻、乳胀不消等症。

【禁忌】无积滞、脾胃虚者不宜使用；怀孕期及哺乳期女性忌用；不可多食。

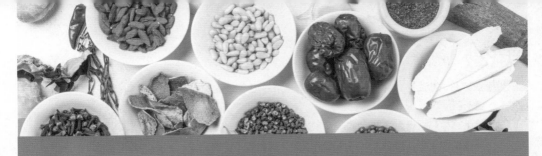

小儿疳积

小儿疳积在中医中属于疳证的范畴，其发病无明显季节性，在 5 岁以下小儿中多见。古代疳证被列为儿科四大要证之一，后随着人们生活的不断改善和医疗保健事业的发展，疳证的发病率明显下降。

推荐药材

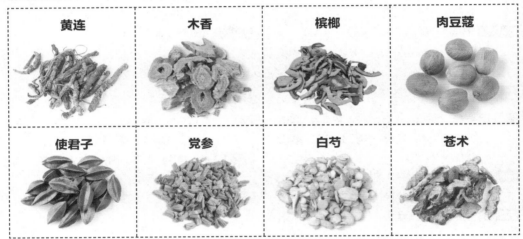

| 黄连 | 木香 | 槟榔 | 肉豆蔻 |
| 使君子 | 党参 | 白芍 | 苍术 |

病因探析

小儿疳积主要是由于家长喂养不当，如喂食量过大、添加辅食过早等，或因其他疾病的影响，损伤小儿脾胃，耗伤气血津液，从而出现消化功能紊乱，产生病理上的脾胃虚损而引发的。

症状表现

小儿疳积的主要症状为形体消瘦、饮食异常、大便干稀不调、腹胀、面色不华、毛发稀疏枯黄、烦躁不宁或精神萎靡不振、揉眉擦眼、吮指、磨牙等。

预防护理

（1）提倡母乳喂养，乳食定时定量，按时按序添加辅食。

（2）合理安排孩子的生活起居，保证小儿有充足的睡眠时间。

（3）纠正孩子贪吃零食、饥饱无常等不良饮食习惯。

（4）发现孩子体重不增或减轻，食欲减退时，要尽快查明原因，及时治疗。

（5）经常让孩子进行户外活动，呼吸新鲜空气，增强体质。

七味肥儿丸 《灵验良方汇编》

方剂组成 黄连、神曲、木香、槟榔、肉豆蔻各 30 克，使君子、麦芽各 60 克。

制法用法 将上述中药材共研为细末，面糊为丸，麻子大小，每服 30~50 丸，米汤送服。

适用病症 小儿食积五疳、颈项结核、发稀成穗、发热作渴、消瘦等症。

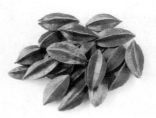

使君子

消积外敷方 《中医临床验方集》

方剂组成 桃仁、栀子、芒硝、大黄各 10 克，杏仁 6 克。

制法用法 将上述中药材共研为细末，用鸡蛋清加面粉，调敷于肚脐。

适用病症 小儿疳积，症见肚腹膨大。

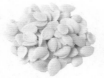

桃仁

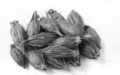

栀子

山楂鸡金糕 《中国中医报》

方剂组成 山楂粉、糯米粉各 250 克，鸡内金粉 30 克，白糖适量。

制法用法 将上述中药材揉成面团，放入蒸锅蒸熟，分次随量服食。

适用病症 积滞伤脾型小儿疳积。

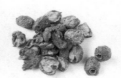

山楂

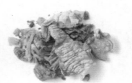

鸡内金

健脾导滞汤 《中国中医报》

方剂组成 党参、白芍、焦白术、谷芽各 10 克，苍术、陈皮、连翘、甘草各 5 克，山楂炭 12 克。

制法用法 将上述中药材加水煎服。

适用病症 小儿缺锌型疳积。

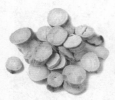

白芍

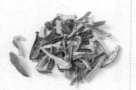

陈皮

九味消积散 《中西医结合儿科试用新方》

方剂组成 人参、鸡内金、槟榔、神曲、麦芽各 10 克，制附子、僵蚕、甘草各 6 克，山楂 15 克。

制法用法 将上述中药材共研为细末，每日 3 次，开水冲服。1~3 岁小孩每次服用 0.12~0.3 克，4~6 岁小孩每次服用 0.3~0.5 克，7~9 岁小孩每次服用 0.5~1 克。

适用病症 小儿疳积。

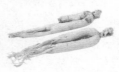

人参

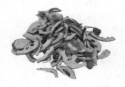

槟榔

消滞杀虫汤 《临证会要》

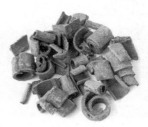

方剂组成 胡黄连、白芜荑、鹤虱、槟榔、榧子肉、炒神曲、炒麦芽、雷丸、焦山楂、白术各10克，花椒炭1.5克，厚朴、枳实各6克，苦楝根皮15克。

制法用法 将上述中药材加水煎服，每日空腹服3次。3岁以内小儿，可分2日6次服。

适用病症 小儿疳积。

厚朴

健脾补肾消疳汤 《食物疗法》

方剂组成 紫河车4克，巴戟天、石斛各6克，狗脊10克，党参、白术各9克，橘白3.5克。

制法用法 将上述中药材加水煎服，每日1剂，分2次服用。

适用病症 小儿疳积，症见消瘦明显。

三仙饮 《中国中医报》

方剂组成 鲜山楂20克，鲜白萝卜30克，鲜橘皮6克。

制法用法 将上述中药材加水煎后，取汁加入少量冰糖，代茶饮。

适用病症 积滞伤脾型小儿疳积。

红薯叶煎 《食物疗法》

方剂组成 鲜红薯叶95克，鸡内金2克。

制法用法 将上述中药材加水煎服。

适用病症 小儿疳积。

疳积散 《家庭医生》

方剂组成 鸡内金30克，神曲、麦芽、山楂各100克。

制法用法 将上述中药材共研为细末，每次1.5~3克，以糖水调服，日服3次。

适用病症 小儿疳积。

中药档案·使君子

【别名】索子果、留球子、君子仁、五棱子、史君子、冬君子、病柑子、山羊屎。

【入药】种子。

【性味】性温，味甘，有毒。

【归经】归脾、胃经。

【功效】健脾、健胃、消积、驱虫、杀虫。

【主治】小儿疳积、呃逆、咳嗽、蛔虫腹痛、乳食停滞、腹胀及泻痢等症。

【禁忌】服药时忌饮热茶、浓茶，且不宜大量服用。

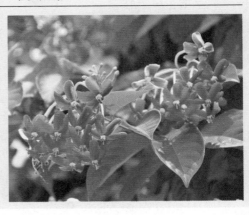

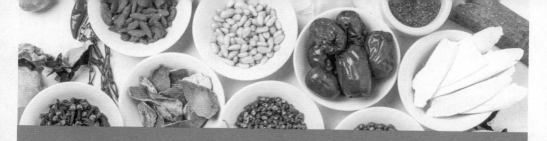

小儿荨麻疹

小儿荨麻疹俗称风疹团，是一种过敏性皮肤病，好发于冬、春两季。本病多数是由变态反应引起的，急性荨麻疹大多预后良好。少数慢性荨麻疹患者也可表现为间歇性发作。

推荐药材

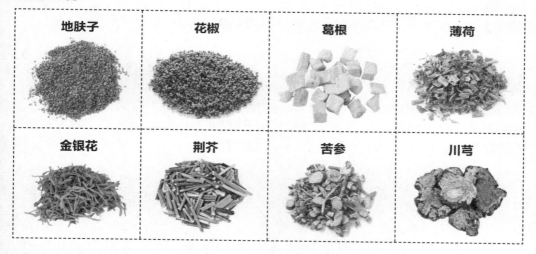

| 地肤子 | 花椒 | 葛根 | 薄荷 |
| 金银花 | 荆芥 | 苦参 | 川芎 |

病因探析

小儿荨麻疹病因复杂，不易明确病因，仅10%~25%的患儿可有明确病因。主要病因有细菌、病毒、寄生虫、花粉、灰尘、化学物质，有时食物也能成为过敏原。

症状表现

小儿荨麻疹的典型症状为红斑与风团。患者在接触过敏原后，先出现红斑，然后出现风团。风团可出现于红斑中心，并向周围扩散。婴幼儿在临床上有时仅有红斑而无风团，年长儿及成年人有时仅见风团而无红斑。

预防护理

（1）注重饮食，少食或不食鱼虾等海鲜及含有人工添加剂的罐头、腌腊食品、饮料等。

（2）注意卫生，家中少养猫、狗等宠物。

（3）避免孩子接触花粉类物质，避免让其在树底下、草丛中等处活动。

（4）注意天气变化，做好保暖工作，以免引起寒冷性荨麻疹。

（5）注意休息，保证孩子有充足的睡眠，以增强机体免疫力。

地肤子洗剂 《中医临床验方集》

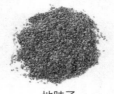

地肤子

方剂组成 地肤子、刺蒺藜各 16 克，浮萍 15 克，花椒 3 克。

制法用法 将上述中药材水煎外洗，每日数次。

适用病症 小儿麻疹。

除风汤 《奇方类编》

方剂组成 生黄芪、防风、荆芥、苦参、蝉蜕、刺蒺藜、制何首乌、僵蚕、当归、生地黄、赤芍、川芎各等份。

制法用法 将上述中药材加水煎服。

适用病症 小儿全身风疹。

苍耳子洗剂 《中医临床验方集》

方剂组成 苍耳子根叶、苦参各 24 克，花椒 6 克，紫草 10 克。

制法用法 将上述中药材水煎外洗瘙痒部，每日不计次数。

适用病症 小儿风疹。

葛荷银花饮 《常见病中医简易疗法》

方剂组成 葛根 30 克，薄荷 3 克，金银花 15 克。

制法用法 将上述中药材加水煎服。

适用病症 小儿麻疹、药疹、水痘。

三味汤 《中医儿科学》

方剂组成 野菊花、千里光、咸虾菜各 15 克。

制法用法 将上述中药材加水煎服，每日 1 剂。

适用病症 小儿风疹。

中药档案·千里光

【别名】九里光、黄花母、九岭光、九里明、黄花草、九龙光。

【入药】干燥地上部分。

【性味】性寒，味苦。

【归经】归肺、肝经。

【功效】清热、解毒、明目、清肝、利湿、止痒。

【主治】痈肿疮毒、感冒发热、风热感冒、毒血症、败血症、目赤肿痛、泄泻痢疾、皮肤湿疹等症。

【禁忌】中寒泄泻者勿服。

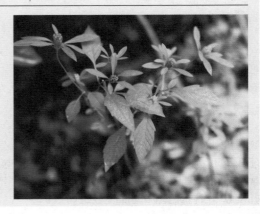

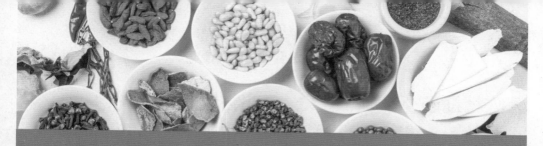

小儿汗证

　　小儿汗证，是指一种不正常出汗的病症，即小儿在安静状态下、日常环境中，全身或局部出汗过多，甚至大汗淋漓，多发生于5岁以下小儿。要与因维生素D缺乏性佝偻病及结核感染而引起的多汗区分开。当家长发现小儿多汗时要注意鉴别，及时就医诊断，以免贻误治疗。

推荐药材

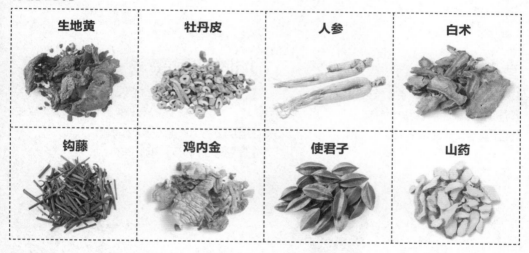

| 生地黄 | 牡丹皮 | 人参 | 白术 |
| 钩藤 | 鸡内金 | 使君子 | 山药 |

病因探析

　　小儿汗证的主要原因为体质虚弱、阴阳失调、气血受损、调护失宜、饮食不调等。某些胃肠道疾病也可能引发病症。

症状表现

　　小儿汗证的主要症状表现为：第一，小儿在安静状态下、正常环境中，全身或局部出汗过多，甚至大汗淋漓；第二，小儿在睡眠中出汗，醒则汗止。

预防护理

　　（1）进行适当的户外活动和体育锻炼，以增强小儿体质。

　　（2）注意孩子的个人卫生，勤换衣被，保持其皮肤清洁和干燥，拭汗用柔软干毛巾或纱布擦干，勿用湿冷毛巾，以免受凉。

　　（3）汗出过多者，应为其补充水分及容易消化而营养丰富的食物。

　　（4）室内温度、湿度要适宜。

茵陈牡蛎汤 《中国中医报》

方剂组成 绵茵陈、生地黄各 6~10 克，牡丹皮、五味子各 3~6 克，生牡蛎 15~30 克，焦山楂 6~12 克，山栀子、甘草各 3 克。

制法用法 将上述中药材水煎温服，每日 1 剂。

适用病症 小儿盗汗。

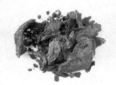

生地黄　　　　　　牡丹皮

四物牡蛎汤 《婴童类萃》

方剂组成 当归、生地黄、牡蛎各 3 克，黄芪 3.6 克，白芍、川芎各 1.8 克，桂枝 0.9 克，龙眼肉 5 颗，浮小麦 100 粒。

制法用法 将上述中药材加水煎服。

适用病症 睡则出汗，面黄肌瘦。

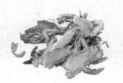

当归　　　　　　　黄芪

参苓大枣汤 《浙江中医杂志》

方剂组成 人参须 6 克，茯苓 10 克，大枣 7 枚。

制法用法 将上述中药材加水煎服。

适用病症 小儿气虚盗汗。

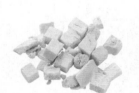

茯苓　　　　　　　大枣

加味四君子汤 《婴童类萃》

方剂组成 人参、白术、茯苓、甘草、黄连、黄芪、白芍各 3 克，桂枝 1.2 克，浮小麦 100 粒。

制法用法 将上述中药材加水煎服。

适用病症 小儿盗汗不止。

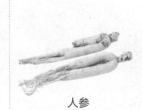

人参　　　　　　　白术

双五茱萸汤 《浙江中医杂志》

方剂组成 五味子、山茱萸各 8 克，五倍子 3 克，牡蛎 15 克。

制法用法 将上述中药材加水煎服。

适用病症 小儿阴虚盗汗。

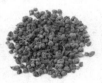

五味子

黄芪汤 《婴童类萃》

方剂组成 黄芪3克，茯苓、熟地黄、麻黄根、天冬、防风、当归各2.1克，甘草1.5克，五味子、桂枝各0.9克，牡蛎3.6克，生姜3片，大枣1枚，浮小麦100粒。

制法用法 将上述中药材加水煎服。

适用病症 自汗、盗汗。

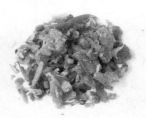

天冬

芍麦钩藤汤 《浙江中医杂志》

方剂组成 白芍、钩藤各6克，麦冬10克，连翘3克，竹叶5克。

制法用法 将上述中药材加水煎服。

适用病症 肝热郁蒸型小儿汗证。

黑豆小麦煎 《中医小儿食物保健疗法》

方剂组成 黑豆、浮小麦各30克。

制法用法 将上述中药材加水煎服，每日2~3次。

适用病症 小儿自汗、盗汗。

五倍子敷剂 《陕西中医》

方剂组成 五倍子、赤石脂、没食子、煅龙牡各100克。

制法用法 将上述中药材共研为细末，用凉水、食醋各半调药成稀糊状，每晚临睡前敷肚脐，用纱布绷带固定，次日清晨揭去，3~5夜为1个疗程。

适用病症 小儿顽固性盗汗。

健脾益胃止汗方

《赵心波儿科临床经验选编》

方剂组成 炒鸡内金、焦麦芽、煅牡蛎、浮小麦、使君子、茯苓各10克，山药12克，炒白术、龟板胶、知母各6克，炙甘草3克。

制法用法 将上述中药材加水煎服。

适用病症 小儿脾虚盗汗。

中药档案·山茱萸

- 【别名】山萸肉、药枣、肉枣、山芋肉、枣皮。
- 【入药】果肉。
- 【性味】性微温，味酸。
- 【归经】归肝、肾经。
- 【功效】止咳、收敛、补益肝肾、固肾涩精。
- 【主治】腰膝酸痛、头晕、耳鸣、遗尿、尿频、崩漏、遗精、滑精、带下、月经不调、内热消渴、大汗虚脱等症。
- 【禁忌】凡命门火炽、强阳不痿、素有湿热、小便淋涩者忌服；不可与桔梗、防风、防己一同服用。

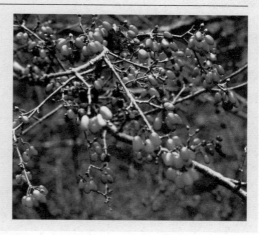

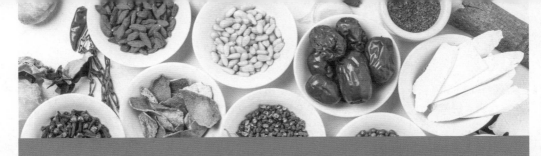

夜啼

夜啼是指小儿在晚上睡眠时，出现间歇哭闹或抽泣。此病多见于半岁以内婴儿，会影响孩子的生长发育。

推荐药材

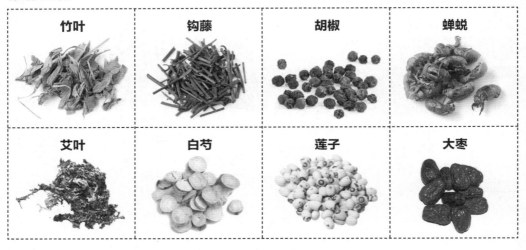

竹叶	钩藤	胡椒	蝉蜕
艾叶	白芍	莲子	大枣

病因探析

中医认为，夜啼主要由脾寒、心热、惊骇、积滞等所致，多与饥饿、口渴、闷热、尿布潮湿、白天过度兴奋等有关，有的也与发热、佝偻病、蛲虫病、扁桃体肥大妨碍呼吸等有关。

症状表现

夜啼的主要症状为婴儿白天能安静入睡，入夜则啼哭不安，时哭时止，或每夜定时啼哭，甚则通宵达旦。

预防护理

（1）孕妇及哺乳期女性不可过食寒凉及辛辣热性食物。

（2）不要将婴儿抱在怀中睡眠，不要通宵开启灯具，让婴儿养成良好的睡眠习惯。

（3）注意防寒保暖，但也勿衣被过暖。

（4）注意保持周围环境安静，并检查衣服被褥有无异物，以免刺伤皮肤。

（5）婴儿无故啼哭不止时，要注意寻找原因，如饥饿、过饱、闷热、寒冷、虫咬、尿布浸渍、衣被刺激等。

实用名方验方偏方推荐

清热镇静汤 《中医临床验方集》

方剂组成 灯心草1克，竹叶、钩藤、茯神各6克。

制法用法 将上述中药材加水煎服，每日1剂，分3次服用，连服2剂。

适用病症 小儿夜间惊哭。

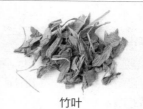

竹叶

椒艾葱白敷脐方 《中医临床验方集》

方剂组成 胡椒6粒，艾叶6片，葱白2个。

制法用法 将胡椒研为末，艾叶、葱白捣烂，3者同入热米饭内，趁热放在小儿脐孔上，用布带扎紧固定，每日换1次。

适用病症 小儿夜啼，不发热。

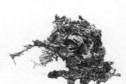

胡椒

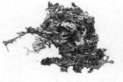

艾叶

钩藤饮 《名中医治病绝招》

方剂组成 钩藤、益元散各10克，蝉蜕、木香、槟榔各3克，乌药6克。

制法用法 将所有中药材加水煎服。

适用病症 小儿夜啼。

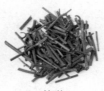

钩藤

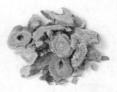

木香

莲米百合粥 《中国中医报》

方剂组成 莲米、百合各适量。

制法用法 将上述中药材炖成糊状，加白糖拌食，每日1~2次。

适用病症 小儿夜啼，心中烦热。

百合

莲枣元肉粥 《中国中医报》

方剂组成 莲子、龙眼肉、大枣、糯米各适量。

制法用法 将上述中药材煎煮成粥，加糖服食，每日1~2次。

适用病症 惊恐所致小儿夜啼。

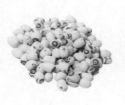

莲子

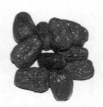

大枣

镇静安神和胃汤 《简易中医疗法》

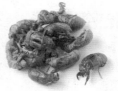

蝉蜕

方剂组成 蝉蜕 7 个，薄荷 1.5 克，槟榔、枳壳各 3 克，灯芯草 10 茎。

制法用法 将所有中药材加水煎服。本方为 6 个月大小儿量。

适用病症 小儿夜啼。

清热安神和胃煎 《中医临床验方集》

方剂组成 麦冬、炒酸枣仁、木通、焦麦芽、神曲各 6 克，滑石 10 克，莲子心 3 克，知母 5 克。

制法用法 将上述中药材加水煎服，每日 1 剂，分 3 次服用。

适用病症 小儿夜啼。

疏风清热镇惊汤 《中国中医报》

方剂组成 荆芥、防风、焦三仙各 5 克，蝉蜕、薄荷、黄连各 3 克，琥珀 1 克，甘草 2 克。

制法用法 将上述中药材加水煎服，每日 1 剂，分 2~3 次服用。

适用病症 小儿夜啼。

粳米桂末粥 《中国中医报》

方剂组成 粳米适量，桂心末 3 克，红糖少许。

制法用法 将粳米加水煮粥，待粥半熟时加入桂心末，熟后调入红糖拌食，每日 1~2 次。

适用病症 小儿夜啼。

枣仁煎 《中医小儿食物保健疗法》

方剂组成 酸枣仁 10~20 克，白糖适量。

制法用法 将上述中药材加水煎服；或将酸枣仁研为细末，每次取 1.5~3 克，睡前服用。

适用病症 小儿夜啼、虚烦不眠。

中药档案·酸枣仁

【别名】枣仁、山枣仁、酸枣核。

【入药】干燥成熟种子。

【性味】性平，味甘、酸。

【归经】归心、肝、胆经。

【功效】益肝、滋阴、敛汗、镇静、生津、宁心安神。

【主治】虚烦不眠、惊悸多梦、体虚多汗、津伤口渴等症。

【禁忌】大便溏泄者慎用。

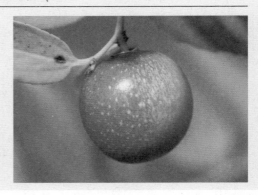

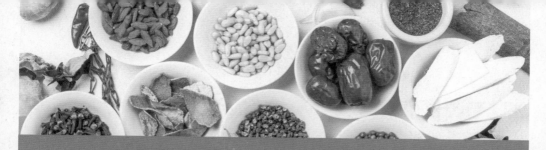

遗尿症

遗尿症俗称尿床，是指 3 岁以上的小儿在熟睡时不自主地排尿。据统计，一般小儿至 4 岁时仅 20% 有遗尿，10 岁时 5% 有遗尿，有少数患者遗尿症状会持续到成年期。

推荐药材

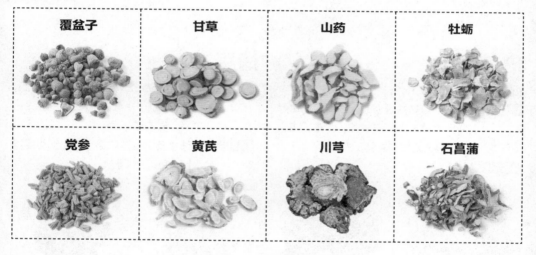

覆盆子	甘草	山药	牡蛎
党参	黄芪	川芎	石菖蒲

病因探析

遗尿症主要是由膀胱炎、包茎、龟头炎、蛲虫病刺激局部或中枢神经系统而引起的，心理因素和遗传因素也会增加遗尿症的发病率。此外，睡觉前饮用大量水也会导致遗尿。

症状表现

遗尿症的主要表现为小儿在熟睡时不自主地排尿。除夜间尿床外，日间常有尿频、尿急或排尿困难、尿线细等症状。

预防护理

（1）让孩子养成良好的作息制度和卫生习惯，夜间用闹钟唤醒患儿起床排尿 1~2 次。

（2）白天避免过度兴奋或剧烈运动，以防夜间睡眠过深。

（3）纠正孩子害羞、焦虑、恐惧及畏缩等情绪或行为，家长要多劝慰鼓励，少斥责、惩罚，要耐心地对患儿进行教育，以消除其精神紧张，以免引起情绪不安。

（4）晚饭后避免大量饮水，睡觉前排空膀胱内的尿液，可减少尿床的次数。

加味芍药甘草汤《浙江中医杂志》

方剂组成 芍药 15~60 克, 炙甘草、覆盆子、益智仁、
山药各 9 克, 桂枝 3~6 克。

制法用法 将上述中药材加水煎服, 每日 1 剂。

适用病症 遗尿症。

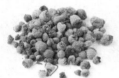

覆盆子　　　　　　　益智仁

鸡肠散《浙江中医杂志》

方剂组成 鸡肠 1 具, 牡蛎、茯苓、桑螵蛸各 15 克,
龙骨、桂枝各 45 克。

制法用法 将上述中药材研为细末, 每服 3~6 克,
生姜、黑枣煎汤, 空腹送下。

适用病症 遗尿症。

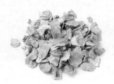

牡蛎

倍乌敷剂《中医儿科学》

方剂组成 五倍子、何首乌各 3 克。

制法用法 将上述中药材共研为细末, 每晚加食醋
调敷于肚脐, 以纱布覆盖, 胶布固定,
第二天早上去掉, 连用 3~5 次。

适用病症 遗尿症。

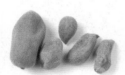

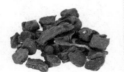

五倍子　　　　　　　何首乌

遗尿方《新中医》

方剂组成 党参、菟丝子各 12 克, 蚕茧 10 只, 补骨脂、
金樱子、覆盆子各 9 克, 炙甘草 45 克,
桑螵蛸、黄芪各 15 克。

制法用法 将上述中药材制成浓缩煎剂, 加适量糖
浆服用, 每剂 20 毫升。

适用病症 遗尿症。

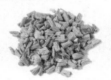

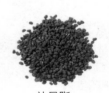

党参　　　　　　　补骨脂

遗尿汤《上海中医药杂志》

方剂组成 补骨脂、金樱子、防风、藁本、浮萍、石菖蒲各 10 克, 甘
草 5 克。

制法用法 将上述中药材加水煎服, 每日 1 剂, 7 剂为 1 诊, 4 诊为 1
个疗程。

适用病症 3 岁以上儿童夜间或白天睡眠时小便自遗。

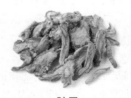

防风

麻黄止遗汤 《中国中医报》

方剂组成 麻黄、钩藤、益智仁、桑螵蛸各 10 克。

制法用法 将上述中药材加水煎服，晚上睡前 1 小时服用，并在睡后每隔 1~2 小时唤醒患儿 1 次，连服 1 周为 1 个疗程。

适用病症 遗尿症。

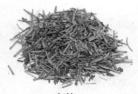

麻黄

固泉散 《中国中医报》

方剂组成 生黄芪 150 克，山药、菟丝子各 60 克，金樱子 50 克，炙川芎 100 克，陈皮 30 克。

制法用法 将上述中药材共研为粉末，和匀后加适量白蜜搅拌，装入瓶中密封，小儿每服 10 克，每日 3 次，盐水送服。

适用病症 遗尿症。

益肾固脬汤 《六十年行医经验谈》

方剂组成 补骨脂、菟丝子、覆盆子、金樱子、芡实、黄芪各 9 克，五味子 2 克，桑螵蛸、陈皮各 6 克，熟地黄 10 克。

制法用法 将上述中药材加水煎服，每日 1 剂，早、午后各 1 服。

适用病症 10 岁左右的儿童自幼遗尿未愈。

活血醒脑片 《三宝合璧》

方剂组成 黄芪 100 克，马钱子 75 克，九香虫 125 克，川芎 45 克，石菖蒲 35 克。

制法用法 将上述中药材共研为细末，和匀后打成片状，每片重 0.5 克，每晚临睡前服 2 片，连服 1 个月。

适用病症 遗尿症。

金樱子粥 《中国中医报》

方剂组成 金樱子 30 克，白米适量。

制法用法 将金樱子和白米共煮成粥，食用。

适用病症 肾虚不固型遗尿症。

中药档案·芡实

【别名】鸡头米、鸡头苞、鸡头莲、南芡实、北芡实、芡子。

【入药】成熟种仁。

【性味】性平，味甘、涩。

【归经】归脾、肾经。

【功效】补中益气、除湿止带、固肾涩精、健脾止泻。

【主治】肾虚引起的梦遗、遗精、遗尿、尿频，并伴有腰膝酸软、耳鸣、耳聋、头晕目眩等症。

【禁忌】疟疾疳痔、气郁痞胀、尿赤便秘、消化不良患者及女性生产后瘀阻腹痛等情况，都不适合服用。

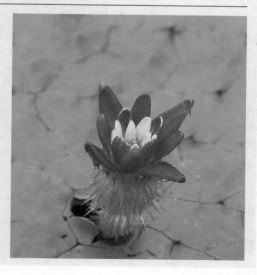

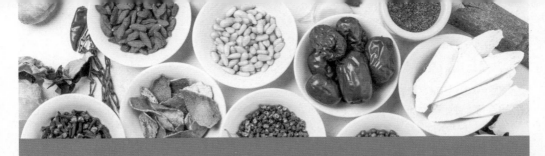

流涎

流涎是幼儿最常见的疾病之一，多见于1岁左右的婴儿，常发生于断奶前后，是一种以流口水较多为特征的病症。

推荐药材

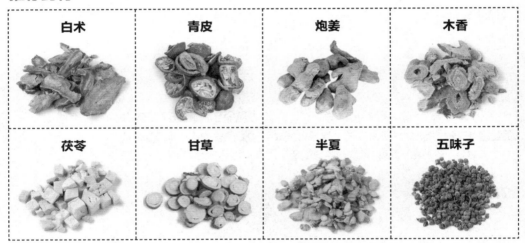

白术	青皮	炮姜	木香
茯苓	甘草	半夏	五味子

病因探析

流涎的原因很多，一般分为生理性和病理性两大类。生理性流涎是指婴儿口腔浅，唾液腺发育不完善，牙齿萌出时唾液分泌增多而无法调节的现象。病理性流涎是指由口腔炎、面神经麻痹、延髓麻痹、脑炎后遗症等疾病引起的不正常流口水现象。

症状表现

流涎主要表现为流口水较多。

预防护理

对患有流涎的孩子，家长可从以下几个方面进行护理：

（1）注意护理好孩子口腔周围的皮肤，每天至少用清水清洗两遍，保持脸部、颈部干爽。

（2）及时给孩子涂一些婴儿护肤膏。

（3）用柔软的手帕或餐巾纸蘸去流在嘴巴外面的口水，让口周保持干燥。

（4）给孩子围上全棉的小围嘴。

（5）如果孩子是在乳牙萌出期口水增多，可给其使用软硬适度的口咬胶，6个月以上的孩子啃点磨牙饼干，能刺激乳牙尽快萌出，减少流口水。

（6）如果皮肤已经出疹子或糜烂，最好及时去医院诊治。

实用名方验方偏方推荐

暖脾控涎汤 《中医临床验方集》

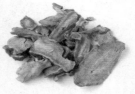

白术

方剂组成 白术 10 克，青皮、炮姜、木香、茯苓、炙甘草各 6 克，半夏 8 克，丁香 3 克。

制法用法 将上述中药材加水煎服，每日 1 剂，分 3 次服用，连服 4 日。

适用病症 小儿口角流涎。

石斛单方 《中医儿科学》

方剂组成 石斛适量。

制法用法 将石斛加水煎服，常服。

适用病症 流涎不收。

姜草煎 《中医儿科学》

方剂组成 生姜 3 克，甘草 6 克。

制法用法 将上述中药材加水煎服，频服。

适用病症 流涎不收。

抑制唾液饮 《中西医结合儿科试用新方》

方剂组成 益智仁 5 克，五味子 3 克，诃子、甘草各 2 克。

制法用法 将上述中药材工研为粗末，用纱布包裹，开水冲泡，代茶频频喂饮。

适用病症 小儿流涎。

摄涎散 《中医临床验方集》

方剂组成 炒白术 60 克，雄黄 1 克，吴茱萸、法半夏各 6 克，芒硝、天生草各 3 克。

制法用法 将所有中药材共研细末，每次服 3 克，每日服 2 次。

适用病症 流涎。

中药档案·石斛

【别名】金石斛、金钗石斛、林兰、金钗花、千年润、大黄草、石兰、禁生、杜兰、吊兰花。

【入药】干燥茎。

【性味】性微寒，味甘。

【归经】归胃、肾经。

【功效】养胃生津、滋阴清热。

【主治】阴伤津亏、口干烦渴、食少干呕、病后虚热、目暗不明等症。

【禁忌】感冒初起、痰湿体质者慎用；虚而无火、中气不足、喘促胀满、脾胃虚寒、大便溏薄、舌苔厚腻者忌用。

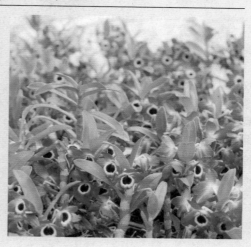

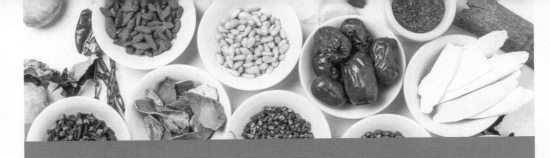

泄泻

　　泄泻的主要致病因素为湿,《难经》有云:"湿多成五泄。"在中医治疗上应明确证型,正确辨证从而选方用药,如针灸治疗急慢性泄泻效果较好;对严重失水或由恶性病变所引起的泄泻,则应采用综合性治疗。一般情况下,可根据病因病机运用淡渗、升提、清凉、疏利、甘缓、酸收、燥脾、温肾、固涩等方法治疗。

推荐药材

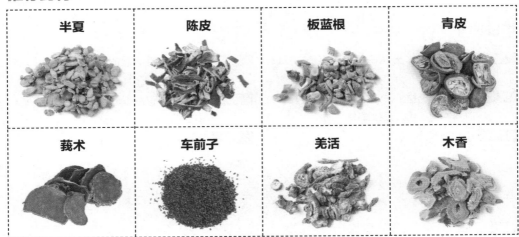

| 半夏 | 陈皮 | 板蓝根 | 青皮 |
| 莪术 | 车前子 | 羌活 | 木香 |

病因探析

　　泄泻的病位主要在脾胃和大小肠,其主要致病因素包括感受外邪、饮食所伤(包括饮食过量、过食肥甘厚味、误食馊腐不洁之物、过食生冷)、情志失调(包括愤怒、忧思、精神过于紧张等)、脾胃虚弱、脾肾阳虚等。

症状表现

　　泄泻的主要症状为排便次数增多、粪便稀溏,严重时如水样,腹痛,伴有肠鸣、痞满、脘腹胀闷、食少,或兼有外感症状,即恶寒发热、鼻塞头痛、肢体酸痛等症。

预防护理

　　(1)注意饮食卫生,不暴饮暴食,不吃腐败变质食物,不喝生水,不吃甜、冷、肥腻的食物。
　　(2)加强锻炼,增强体质。
　　(3)平时注意根据天气变化而增减衣物,以防外感引起泄泻。

病毒腹泻饮 《中西医结合儿科试用新方》

方剂组成 半夏、陈皮、板蓝根、连翘、白术、茯苓各10克，木香9克，茵陈、党参各12克，甘草6克。

制法用法 将上述中药材加水煎服。1岁以下幼儿每次服1/4~1/3剂，1~2岁服1/2~2/3剂，2~3岁服2/3~1剂。

适用病症 婴幼儿秋季腹泻。

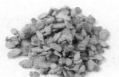

半夏

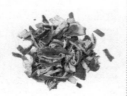

陈皮

保安丸 《医宗金鉴幼科心法要诀白话解》

方剂组成 香附、缩砂仁各30克，白姜、青皮、陈皮、三棱、莪术、炙甘草各15克。

制法用法 将上述中药共研为细末，面糊为丸，白汤化下。

适用病症 小儿伤乳食泻。

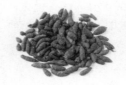

香附

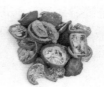

青皮

小儿止泻散 《中国中医报》

方剂组成 苍术90克，车前子、羌活各60克，川乌、生甘草各45克，生大黄、熟地黄各30克。

制法用法 将上述中药材共研为细末。1~4岁每次服0.5克，5岁以上每次服0.6克。

适用病症 小儿腹泻。

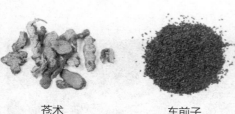

苍术　　　　　　　车前子

银白散 《灵验良方汇编》

方剂组成 糯米（炒）、白扁豆（炒）各60克，白术（炒）30克，甘草（炙）、丁香、藿香各6克。

制法用法 将上述中药材共研为细末，每次服6~9克，米饮调下。

适用病症 小儿胃虚吐泻。

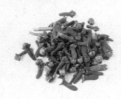

丁香

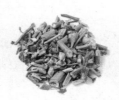

藿香

三石汤 《名医特色经验精华》

方剂组成 生石膏、滑石各30克，寒水石90克，绿茶5克。

制法用法 将上述中药材加水煎汤，渴则饮服。

适用病症 小儿热泻。

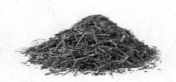

绿茶

清热止泻汤 《明医指掌》

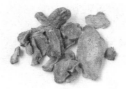

白术

方剂组成 滑石、茯苓各3克,白术18克,黄连(姜炒)1.2克,泽泻2.1克。

制法用法 将上述中药材加生姜煎服。

适用病症 小儿热泻。

绿豆敷剂 《中医杂志》

方剂组成 绿豆粉、鸡蛋清各适量。

制法用法 用绿豆粉调鸡蛋清,敷于囟门,泻止去药。

适用病症 小儿泄泻。

敷脐方 《名医特色经验精华》

方剂组成 罂粟壳5克。

制法用法 将罂粟壳煎成汁,用纱布浸汁后敷于脐部,每日调换数次。

适用病症 小儿久泻不止、滑泄无度、胃不受纳。

山药糊 《名医特色经验精华》

方剂组成 山药粉适量。

制法用法 将山药粉加适量白糖水,调成糊状服用,每次6~12克,每日数次。

适用病症 小儿轻症脾虚泄泻。

六味泄泻汤 《常见病中医简易疗法》

方剂组成 火炭母、谷芽、樟木子各9克,晚蚕沙4克,扁豆、鸡蛋花各6克。

制法用法 将上述中药材加水2碗,煎取半碗,空腹服用。

适用病症 小儿泄泻。

中药档案 · 白扁豆

【别名】白藕豆、南扁豆、沿篱豆、蛾眉豆、羊眼豆、凉衍豆、茶豆、小刀豆、树豆、藤豆、眉豆。

【入药】种子。

【性味】性微温,味甘。

【归经】归胃、脾经。

【功效】和中、解暑、健脾化湿。

【主治】脾胃虚弱、食欲不振、大便溏泄、白带过多、暑湿吐泻、胸闷腹胀等症。

【禁忌】腹胀、腹痛、面色发青、手脚冰凉者不宜食用。

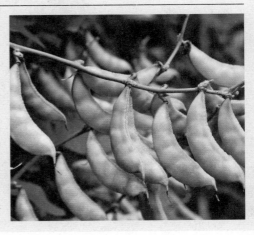

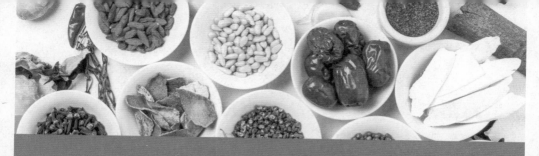

水痘

　　水痘是一种主要发生在婴幼儿和学龄前儿童，成年人发病症状比儿童更严重的急性传染病。冬春两季多发，传染力强，水痘患者是唯一的传染源。该病为自限性疾病，一般不留疤痕，病后可获得终身免疫。

推荐药材

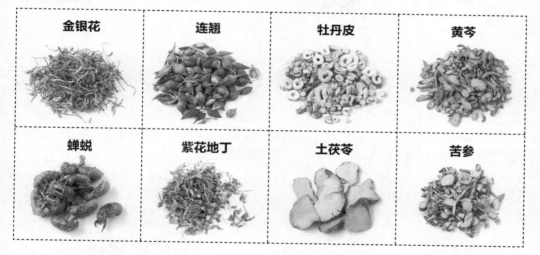

| 金银花 | 连翘 | 牡丹皮 | 黄芩 |
| 蝉蜕 | 紫花地丁 | 土茯苓 | 苦参 |

病因探析

　　该病是感染水痘-带状疱疹病毒所致。人类是该病毒的唯一宿主，患者为唯一传染源，传播途径主要是呼吸道飞沫或直接接触传染。

症状表现

　　水痘的主要症状为发热及皮肤和黏膜成批出现周身性红色斑丘疹、疱疹、痂疹，皮疹呈向心性分布，主要发生在胸、腹、背，四肢很少。

预防护理

　　（1）注意消毒与清洁，接触水痘疱疹液的衣服、被褥、毛巾等，避免让健康人触碰。

　　（2）注意房间空气流通，但要避免患者受凉。

　　（3）让患儿多休息，吃富有营养且易消化的食物，多喝开水和果汁。

　　（4）把孩子的指甲剪短，保持手部清洁，注意不要让其抓破面部的痘疹，以免引起化脓感染。

　　（5）患儿应尽早隔离，直到全部皮疹结痂为止，防止传染。

凉散解毒方 《临证会要》

方剂组成 金银花、生石膏末、连翘、牡丹皮、赤芍、淡竹叶、蝉蜕各10克，淡豆豉、甘草、桔梗各6克，荆芥2克，鲜苇根30克。

制法用法 将上述中药材加水煎服，2日1剂，分8次服完，3剂为1个疗程。

适用病症 湿热内伏、风邪外侵所致水痘。

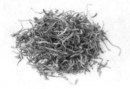
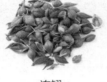

金银花　　　　　　　连翘

水痘初期方 《常见病中医简易疗法》

方剂组成 葛根、桑叶、菊花、黄芩各12克，蝉蜕6克，甘草3克。

制法用法 将上述中药材加水煎服，每日1剂，分3次服用。

适用病症 水痘初起，全身有水疱，伴有发热、烦躁不宁症状。

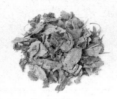
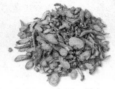

桑叶　　　　　　　黄芩

紫花蜡梅汤 《常见病中医简易疗法》

方剂组成 紫花地丁、蜡梅花各9克，甘草3克，土茯苓15克。

制法用法 将上述中药材加水2碗煎存大半碗，不拘时服。

适用病症 水痘或兼发热、咳嗽。

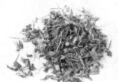

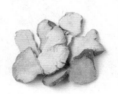

紫花地丁　　　　　土茯苓

银花甘草汤 《中医儿科临床手册》

方剂组成 金银花18克，甘草1.8克。

制法用法 将上述中药材加水煎服，每日服2~3次。

适用病症 水痘。

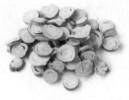

甘草

二根栀子汤 《中医儿科临床手册》

方剂组成 海金沙根30克，野菊根9克，栀子3克。

制法用法 将上述中药材加水煎服，每日1剂，连服2~3日。

适用病症 水痘。

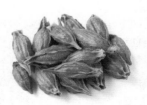

栀子

银石汤《浙江中医杂志》

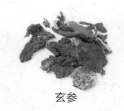
玄参

方剂组成 金银花、石膏各30克，玄参、紫草、泽泻各15克，薄荷9克，荆芥6克。

制法用法 将上述中药材水煎2次，混合均匀后取250毫升，分服。

适用病症 水痘。

苦参外洗方《中医儿科学》

方剂组成 苦参、芒硝各30克，浮萍15克。

制法用法 将所有中药材加水煎煮，取药液外洗，每日2次。

适用病症 水痘。

三石粉擦剂《简易中医疗法》

方剂组成 煅赤石脂、煅炉甘石、煅石膏各3克。

制法用法 将上述中药材共研为细末，擦患处。

适用病症 水痘化脓溃烂。

银翘二丁汤《中医杂志》

方剂组成 金银花、连翘、六一散、车前子各6~10克，紫花地丁、黄花地丁各10~15克。

制法用法 将以上中药材加水煎取50~100毫升药汁，分2~3次服，还可外洗患部。

适用病症 水痘。

水痘外洗方《常见病中医简易疗法》

方剂组成 荆芥、防风、甘草、薄荷、蝉蜕、大青叶各15克。

制法用法 将所有中药材加水煎煮，取药液外洗。

适用病症 水痘。

中药档案·蜡梅花

【别名】黄梅花、雪里花、巴豆花、蜡花、唐梅、香梅。

【入药】花蕾。

【性味】性凉，味微甘、辛。

【归经】归肺、胃经。

【功效】解暑生津、开胃散郁、解毒生肌、止咳。

【主治】暑热头晕、热病烦渴、呕吐、气郁胃闷、咳嗽、小儿麻疹等症。

【禁忌】无。

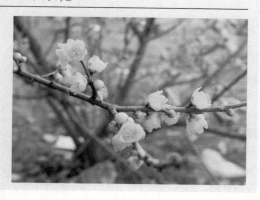

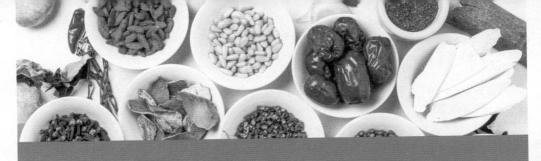

猩红热

猩红热是一种急性呼吸道传染病，中医称之为"烂喉痧"。本病一年四季都会发生，尤以冬春两季发病为多。人们普遍易被感染，但发病多见于小儿，尤以5~15岁者居多。患者和带菌者是主要传染源，经由空气、飞沫传播，也可经由皮肤伤口或产道感染。

推荐药材

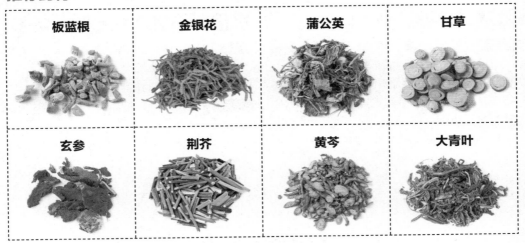

| 板蓝根 | 金银花 | 蒲公英 | 甘草 |
| 玄参 | 荆芥 | 黄芩 | 大青叶 |

病因探析

猩红热主要是由 A 组链球菌感染所致，可侵及人体各种部位，以侵及上呼吸道最常见。

症状表现

猩红热的潜伏期一般为 2~5 日，也可少至1 日，多至 7 日。前期症状主要表现为畏寒、发热，伴头痛、咽痛、食欲减退，全身不适，恶心呕吐。皮疹为猩红热最重要的症候之一。多数自起病第 1~2 日出现。从耳后、颈底及上胸部开始，蔓延及胸、背、上肢，最后及于下肢。出疹时体温更高，皮疹遍布全身时，体温逐渐下降，中毒症状消失，皮疹隐退。退疹后一周内开始脱皮，脱皮部位的先后顺序与出疹的顺序一致。

预防护理

（1）猩红热流行期间，对可疑猩红热、急性咽炎和扁桃体炎患者，均应隔离治疗。

（2）疾病流行期间，应避免去拥挤的公共场所。

加减银翘散 《中医儿科临床手册》

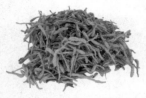

金银花

方剂组成 金银花、连翘各 9~15 克，生甘草、射干、马勃（包）、桔梗各 3~4.5 克，赤芍、淡豆豉、荆芥、牛蒡子各 9 克，大青叶 15~30 克。

制法用法 将上述中药材加水煎服，每日 1 剂，分 3 次服用。

适用病症 邪在肺卫型猩红热。

解毒清热汤 《中医临床验方集》

方剂组成 板蓝根、蒲公英、石膏各 50 克，玄参、金银花、黄芩各 20 克，连翘 15 克，荆芥 10 克。

制法用法 将上述中药材加水煎服，每日 1 剂，分 3 次服用，连服 3 日。

适用病症 小儿猩红热。

樱桃煎 《中医小儿食物保健疗法》

方剂组成 樱桃核 10 克或樱桃适量。

制法用法 将樱桃核加水煎煮，取药汁加糖后服用；或将樱桃挤汁，炖热后服用。

适用病症 猩红热发病初期。

穿心莲单方 《中国儿科临床手册》

方剂组成 穿心莲 10~15 克。

制法用法 将穿心莲加水煎服，每日 1 剂，分 3 次口服。

适用病症 猩红热。

土牛膝汤 《中医临床验方集》

方剂组成 土牛膝根、板蓝根、蒲公英各 15 克。

制法用法 将上述中药材加水煎服，每日 1 剂，分 3 次服用。

适用病症 小儿猩红热。

中药档案·穿心莲

【别名】行干里、四方莲、斩蛇剑、金香草、榄核莲、圆锥须药草、金耳沟、春莲夏柳、印度草、苦草。

【入药】全草或叶。

【性味】性寒，味苦。

【归经】归心、肺、胃、大肠、小肠、肝、胆、膀胱经。

【功效】清热、消肿、消炎、燥湿、解毒、凉血。

【主治】急性细菌性痢疾、胃肠炎、感冒、肺炎、气管炎、百日咳、肺结核等症。

【禁忌】阳虚证及脾胃虚弱者慎服。

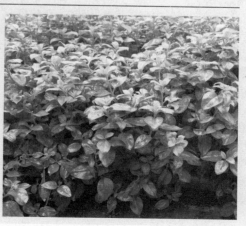

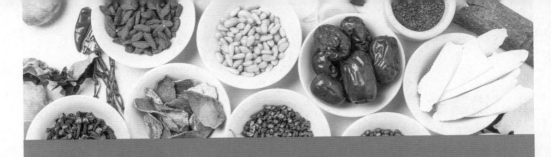

麻疹

麻疹，俗称痧子、出疹子，是由麻疹病毒引起的一种急性呼吸道传染病。本病由麻疹病毒感染呼吸道而致，好发于冬、春两季。在我国，自从小儿普遍采用麻疹疫苗预防接种后，小儿麻疹的发病率明显降低。

推荐药材

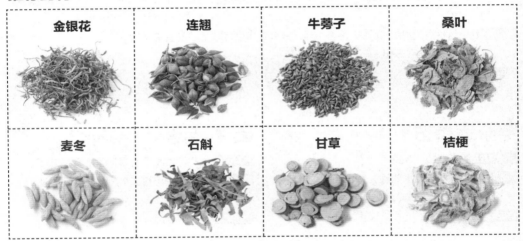

金银花	连翘	牛蒡子	桑叶
麦冬	石斛	甘草	桔梗

病因探析

麻疹主要是由麻疹病毒引起的。此病毒抵抗力不强，对干燥、日光、高温均敏感，紫外线、过氧乙酸、甲醛、乳酸和乙醚等对麻疹病毒均有杀灭作用，但其在低温中能长期存活。

症状表现

麻疹的症状表现可分为四个时期：第一，潜伏期内表现为轻度体温上升；第二，前驱期也称发疹前期，表现为咳嗽、流涕、流泪、咽部充血等；第三，在发疹前 24~48 小时，出现麻疹黏膜斑和皮疹，遍及面部、躯干及上肢；第四，恢复期，出疹 3~4 日后皮疹开始消退，消退顺序与出疹顺序相同。疹退后，皮肤留有色素沉着。

预防护理

（1）卧床休息，房内保持适当的温度和湿度，常通风以保持空气新鲜。

（2）多吃容易消化且富含营养的食物，并补充足量水分。

（3）保持皮肤、黏膜清洁，保持口腔湿润清洁，可用盐水漱口。

（4）在麻疹流行季节，尽量少去拥挤的公共场所。

清热疏散汤 《浙江中医杂志》

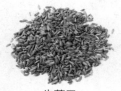

牛蒡子

方剂组成 金银花、连翘各10克，牛蒡子、蝉蜕各6克，桑叶5克。

制法用法 将上述中药材加水煎服，每日1剂。

适用病症 肺热壅盛型麻疹。

竹笋豆方 《中国中医报》

方剂组成 鲜竹笋芽10~15个，黄豆60克。

制法用法 将上述材料加适量清水，煮沸后喝汤吃笋、豆，日服3次。

适用病症 麻疹不透。

益气养阴汤 《浙江中医杂志》

方剂组成 沙参、麦冬、石斛、扁豆各10克，川贝母5克，桑叶6克，甘草3克。

制法用法 将上述中药材加水煎服，每日1剂。

适用病症 麻疹。

三豆一草粉 《中医小儿食物保健疗法》

方剂组成 赤小豆、绿豆、黑豆、甘草各适量。

制法用法 将赤小豆、绿豆和黑豆煮熟、晒干，和甘草共研细末，以开水冲服，1岁每服3克，2岁6克，3岁9克，每日3次，连服7日。

适用病症 麻疹流行期间用于预防麻疹。

宣肺清热汤 《临证会要》

方剂组成 麻黄、桔梗、杏仁泥、牛蒡子、前胡、桑叶、甘草、枳壳各10克，石膏15克，鲜芦苇根60克。

制法用法 将所有中药材加水煨1小时，去浮沫，代茶频服，每日1剂，3日为1个疗程。

适用病症 麻疹后遗咳喘。

中药档案·牛蒡子

【别名】恶实、大力子、东洋参。

【入药】成熟果实。

【性味】性寒，味辛、苦。

【归经】归肺、胃经。

【功效】疏散风热、宣肺透疹、消肿解毒。

【主治】风热感冒、麻疹不透、风疹瘙痒、咳嗽痰多、咽喉肿痛、腮腺炎等症。

【禁忌】脾胃虚寒、气虚泄泻者不能服用；痈疽已溃疡者不能服用。

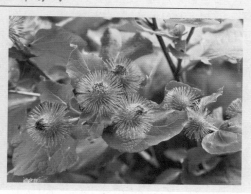

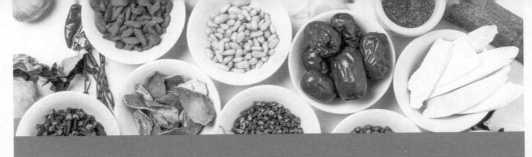

佝偻病

　　佝偻病即维生素 D 缺乏性佝偻病，多发于婴幼儿、儿童、青少年，特别是 2 岁以内（尤其是 3~18 个月）的婴幼儿。近年来，轻、中度佝偻病发病率高于重度佝偻病发病率。

推荐药材

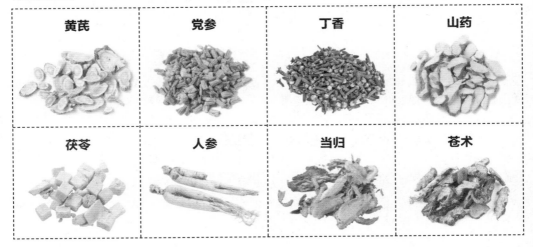

| 黄芪 | 党参 | 丁香 | 山药 |
| 茯苓 | 人参 | 当归 | 苍术 |

病因探析

　　佝偻病的病因主要包括：孕期母体维生素 D 缺乏；日照不足；婴儿生长速度快，如低体重、早产、双胎等婴儿恢复后，生长发育相对更快，但体内贮存的维生素 D 不足；所吃食物中维生素 D 含量不足，纯母乳喂养，没有充足的户外活动。

症状表现

　　佝偻病的主要症状表现为：初期多易激惹、烦闹、多汗刺激头皮而摇头等；活动期以颅骨改变为主，前颅边缘软，颅骨薄，轻按有"乒乓球"样感觉，在手腕、足踝部亦可形成钝圆形环状隆起。

预防护理

　　（1）婴幼儿平时应注意加强营养，保证足够奶量，及时添加转乳期食物，每日坚持户外活动。

　　（2）对已有骨骼畸形的后遗症期患儿应加强体格锻炼，可采用主动或被动运动的方法矫正。

　　（3）青少年应注意多吃富含维生素 D 的食物，如奶制品、鸡蛋等。

壮骨封囟煎 《食物疗法》

方剂组成 龟板、骨碎补、党参各9克。

制法用法 将以上中药材加水煎服，每日1剂，分2~3次服用。

适用病症 佝偻病、小儿囟门不合。

佝偻糖浆 《上海中医药杂志》

方剂组成 黄芪、菟丝子、白术各10克。

制法用法 将以上中药材加水煎汁，装入瓶中备用。每日3次，每次服10毫升。

适用病症 佝偻病。

地黄丸 《婴童类萃》

方剂组成 鹿茸（酥炙）、山药、茯苓、人参、熟地黄、山茱萸各30克，牡丹皮、桂枝各15克。

制法用法 将以上中药材研末、蜜丸，清米汤下，日服2~3次。

适用病症 佝偻病。

益气温中糖浆 《中医杂志》

方剂组成 黄芪、党参各9克，丁香1.5克。

制法用法 将以上中药材制成口服中药糖浆，每剂15毫升，每次服5毫升，每日3次。

适用病症 佝偻病。

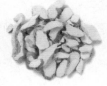

山药

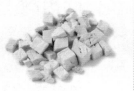

茯苓

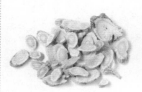

黄芪

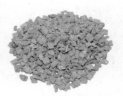

党参

玉乳丹 《婴童类萃》

方剂组成 钟乳粉（煅）15克，柏子仁、熟地黄、当归、补骨脂、茯苓、黄芪、防风各6克。

制法用法 将所有中药材共研为末，炼蜜为丸，用茴香汤送下。

适用病症 佝偻病。

消佝散 《湖南中医杂志》

方剂组成 黄精、苍术、夜明砂、生石决明、生牡蛎、醋炒五谷虫、四叶菜各10克，望月砂6克。

制法用法 将上述中药材共研细末，用第二道淘米水蒸药粉，蒸沸后加瘦肉或猪肝末适量、白糖10克，早、晚各服1次，连续服药10日，停药10日，继续服10日为1个疗程。

适用病症 佝偻病。

稻麦桃枣四味煎 《中医儿科临床手册》

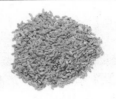

浮小麦

方剂组成 糯稻根 30 克,浮小麦、瘪桃干各 9 克,大枣 5 枚。

制法用法 将上述中药材加水煎服,每日 1 剂,分 2~3 次服用。

适用病症 佝偻病。

蛋壳粉 《中医儿科临床手册》

方剂组成 鸡蛋壳、米醋各适量。

制法用法 将鸡蛋壳炒黄,研为细末,用米醋调服,每次 1.5 克,每日 3 次。

适用病症 佝偻病。

海螺壮骨散 《中医儿科临床手册》

方剂组成 苍术 9 克,海螺壳、龙骨各 30 克,五味子 3 克。

制法用法 将上述中药材共研为细末,每次口服 1.5 克,每日 3 次。

适用病症 佝偻病。

益骨散 《中医儿科学》

方剂组成 乌贼骨、白糖各适量。

制法用法 将上述中药材共研为细末,混合均匀,每次取 0.5 克,每日 3 次,口服。

适用病症 佝偻病。

鱼骨胎盘散 《中医儿科学》

方剂组成 醋炒鱼骨 50 克,胎盘粉 7 克,炒鸡蛋壳 18 克,白糖 25 克。

制法用法 将上述中药材研为细末,每次口服 0.5 克,每日 3 次,宜久服。

适用病症 佝偻病。

中药档案·鸡蛋壳

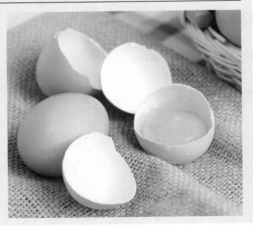

【别名】鸡子壳、鸡卵壳。

【入药】蛋壳。

【性味】性平,味淡。

【归经】归肾、胃经。

【功效】收敛制酸、止痛、固涩收敛、滋阴润燥、润肺止咳。

【主治】胃溃疡反酸、胃炎疼痛、风燥干咳、乳头皲裂、下肢皮肤溃疡、心血不足、失眠烦热、慢性胃炎、胃及十二指肠溃疡、佝偻病等症。

【禁忌】无。

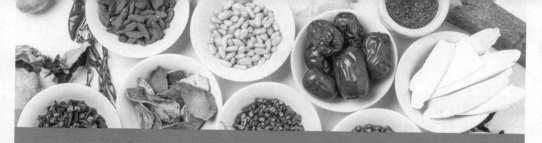

鹅口疮

鹅口疮又名雪口病、白念菌病，是一种儿童口腔疾病，通常多发生在口腔不清洁、营养不良的婴儿中，在体弱的成年人中亦可发生。

推荐药材

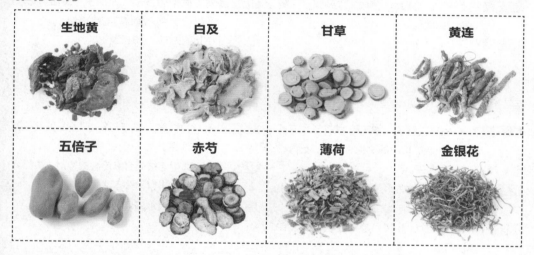

生地黄	白及	甘草	黄连
五倍子	赤芍	薄荷	金银花

病因探析

鹅口疮由白色念珠菌感染所引起，白色念珠菌在健康儿童的口腔里也常发现，但并不致病。以下情况可引起感染：母亲阴道有霉菌感染；奶瓶、奶嘴消毒不彻底，母乳喂养时，妈妈的乳头不清洁；接触感染白色念珠菌的食物、衣物和玩具。

症状表现

鹅口疮的主要症状表现为：口腔黏膜出现乳白色、微隆起斑膜，周围无炎症反应，形似奶块，擦去斑膜后，可见下方不出血的红色创面，伴有烦躁不安、胃口不佳、啼哭、哺乳困难，有时还伴有轻度发热。

预防护理

（1）产妇有阴道霉菌病时应积极治疗，切断传染途径。

（2）婴幼儿进食的餐具清洗干净后再进行高温消毒，婴幼儿的洗漱用具尽量和家长的分开，并定期消毒。

（3）哺乳期的母亲在喂奶前应用温水清洗乳晕和乳头，经常洗澡、换内衣、剪指甲，每次抱孩子时要先洗手。

（4）对于婴幼儿的被褥和玩具要定期拆洗、晾晒。

加味清热泻脾散 《实用专病专方临床大全》

方剂组成 黄连1.5克，黄芩、生大黄各3克，山栀子、生石膏、生地黄、茯苓、金银花、灯心草各5克。

制法用法 将上述中药材加水煎2次，取药汁混合后服用，每日1剂，少量多次分服。

适用病症 心脾积热型新生儿鹅口疮。

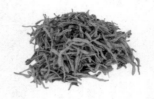

金银花

内服外涂方 《简易中医疗法》

方剂组成 黄连、薄荷、甘草各1.5克，五倍子4.5克。

制法用法 将上述中药材加水浓煎，1次顿服，另用药液涂抹口腔。

适用病症 鹅口疮。

白及连冰粉 《中医简易外治法》

方剂组成 白及15克，黄连9克，冰片2克。

制法用法 将上述中药材共研为细粉，装瓶，每次取药粉2克，撒在口腔溃疡处。

适用病症 小儿鹅口疮、小儿口腔炎。

青黛蚤休饮 《中西医结合儿科试用新方》

方剂组成 青黛4.5克，蚤休、知母、甘草各6克，连翘、黄连、竹叶各9克，黄芩、石膏、神曲各15克。

制法用法 将上述中药材加水煎后分4次，每6小时服1次。

适用病症 小儿疱疹性口腔炎、疱疫性咽峡炎、单纯性疱疹。

疱疹净冲剂 《中医杂志》

方剂组成 紫草、水蜈蚣、赤芍各9克，蒲公英15克，薄荷3克。

制法用法 将上述中药材配合糖粉制成冲剂，每日4次，每次半包，开水冲服。

适用病症 儿童口腔病毒感染。

中药档案·白及

【别名】白芨、白及子、甘根、白鸡儿、呼良姜。

【入药】块茎。

【性味】性寒，味苦、涩、甘。

【归经】归肺、肝、胃经。

【功效】收敛止血、消肿生肌。

【主治】肺结核、肺虚久咳、吐血、外伤出血、鼻衄、便血、痈肿溃疡、烫伤、皮肤燥裂、肛裂等症。

【禁忌】外感咯血、肺痈初起及肺胃有实热者忌服；不宜与乌头类药材同用。

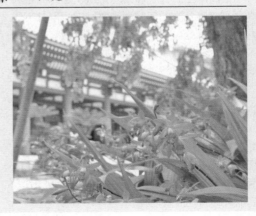